Pädagogische Praxisimpulse

Band **3**

AF215696

Vorbild und Professionalisierung in der Ausbildung zum Notfallsanitäter:

Pädagogische Haltung, Wirkfaktor Beziehung und Lehr-Lernprozess im präklinischen Tätigkeitssystem

Thomas Prescher, Julia Schäffer und Ingo Winterstein

Reihe: Pädagogische Praxisimpulse

Herausgeber: Prof. Thomas Prescher

Foto Umschlagseite mit freundlicher Genehmignug von Heiko König, ASB Baden-Württemberg

Bibliografische Information der Deutschen Nationalbibliothek: Die Deutsche Nationalbibliothek verzeichnet diese Publikation in der Deutschen Nationalbibliografie; detaillierte bibliografische Daten sind im Internet über dnb.dnb.de abrufbar.

© 2020 Thomas Prescher

Herstellung und Verlag: BoD – Books on Demand, Norderstedt

ISBN 9783751917421

THOMAS PRESCHER

Pädagogische Haltung in der Notfallsanitäterausbildung: Intuitive Pädagogik als Unterstützungselement im schulischen Lehr-Lernprozess und der Lehrkräfteprofessionalisierung

Zusammenfassung

Pädagogische Haltung in der Notfallsanitäterausbildung dient dazu, sich als LehrerInnen, die gleichzeitig NotfallsanitäterInnen sind, situationsangemessen und schülerorientiert zu verhalten. Voraussetzung ist dafür eine Persönlichkeitsentwicklung, die dazu dient, persönliche mentale Modelle zu erkennen und eine defiziente Mentalität zu überwinden. Im Beitrag wird dazu die pädagogische Haltung als Element professioneller Handlungskompetenz thematisiert und danach gefragt, wie Aspekte der Identität der Lehrkraft, die gleichzeitig ein Notfallsanitäter ist, mit den sich zum Teil wiedersprechenden Situationsanforderungen des Lehr-Lernsettings gegenüber dem Inhaltszusammenhangs eines präklinischen Notfallsettings zusammengeführt werden können? Dazu wird der Gegenstand der Intuition in der Pädagogik mit Hilfe einer systemischen Perspektive eingeführt und ein Modell der Intuitiven Pädagogik entwickelt, um in nichtstandardisierten Situationen das Potential der pädagogischen Haltung als Professionsmerkmal zu entfalten und eine effiziente

schülerorientierte Unterrichtsgestaltung und -durch-
führung zu ermöglichen.

**1 Identität und doppelte Authentizität: In der Welt fühlen
und handeln**

Die eigene Identität ist ein Konstrukt, das aus einem Individuum heraus durch das kulturell-soziale Wechselspiel
in der eigenen biographischen Entwicklung entsteht. Das
Konstrukt der Identität verhilft aus erziehungswissen-
schaftlicher Sicht zu einer Entwicklungsperspektive, denn
es

> „(…) ist eher Prozess als Struktur, eher ein lebenslanges Projekt
> als ein Fundament, das durchs Leben trägt und von dem aus die
> Zukunft entworfen werden kann." (Born 2002, S. 13)

Die Dynamik der Entwicklung ergibt sich aus der starken
Verbindung zu den sozialen Rollen eines Individuums in
einem professionellen Kontext, wie KollegIn sein, NotfallsanitäterIn oder LehrerIn sein, und den sich daraus
ergebenden Konflikten und Krisen, wenn Differenzen
zwischen der inneren Entwicklung und den äußeren Anforderungen bestehen.

Es lassen sich dazu zwei Bereiche unterscheiden: einerseits die personale Identität, andererseits die soziale
Identität. Erstere resultiert aus Quellen, die im persön-
lichkeitspsychologischen Sinn als Eigenschaft aufgefasst
werden können und beinhaltet Faktoren, die Personen
ähnlich zu sich selbst und verschieden zu anderen konsti-
tuieren. Die soziale Identität, wie z.B. die Rolle als NotfallsanitäterIn und LehrerIn an einer Berufsfachschule,
kann als Umstand der sozialen Umwelt angesehen wer-

den. Diese beiden Aspekte dürfen nicht isoliert betrachtet werden, sondern unterliegen einer Interaktion und wechselseitigen Beeinflussung, weil eine Person im Sinne einer inneren Stimmigkeit zwischen der personalen und sozialen Identität vermitteln muss (vgl. Wenzler-Cremer 2005, S. 69ff.) Dieses Vermitteln zeigt sich im Selbst als Bezug zum eigenen Gefühl und in den handelnd ausgeführten Rollen/Gewohnheiten als Bezug zur Welt (siehe Abbildung 1).

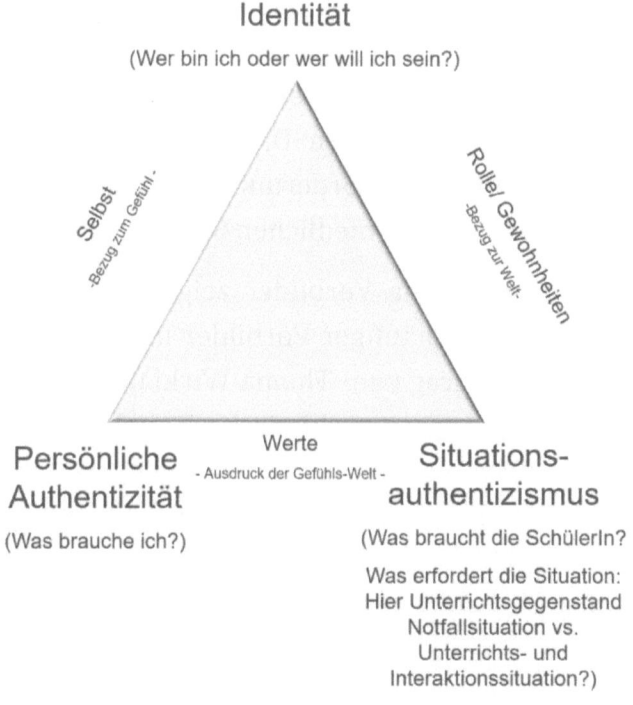

Abbildung 1: Spannungsfeld Identität und Authentizität an Rettungsdienstschulen. Quelle: Eigene Darstellung.

Ein Diskrepanzgefühl des Lehrenden zwischen „Was

brauche ich?" und „Was braucht die SchülerIn bzw. was erfordert die Situation", die gerade Gegenstand des Unterrichts ist, kann dabei in Form einer positiven Dissonanz als Ursache für Entwicklungsprozesse dienen. Als negativ erlebte Dissonanz und zu stark erlebte Diskrepanz durch einen Widerspruch zwischen der eigenen wahrgenommenen Identität und einer möglichen Soll-Identität kann dies auch in Gefühle der Hilflosigkeit, Überforderung und Enttäuschungen, aber auch Traurigkeit, Depressionen oder Wut münden. Darin werden die Aspekte Vorbilder und pädagogische Beziehung sichtbar wie sie in den Beiträgen von Winterstein und Schäffer in diesem Band angedeutet werden. Die Autoren sprechen hier von einem generellen Anforderungs- und Erwartungswiderspruch in den unterschiedlichen Settings der Lernorte.

Im Beitrag zum Thema Vorbilder zeigt sich dies daran, dass Auszubildende häufiger Vorbilder im Lernort Praxis auswählen. Im Beitrag zum Thema Wirkfaktor Beziehung wird dies sichtbar, dass präklinische Beziehungsmaßstäbe am Lernort Schule eher für Schwierigkeiten und Spannungen im Tätigkeitssystem des Lernortes Schule erzeugen. Die in unmittelbarem Zusammenhang zur an Berufsfachschulen des Rettungsdienstes stehenden Werte als Vermittlungsvariable zwischen Person und Situation sind jedoch die Voraussetzung für einen schülerzentrierten Unterricht und eine patientenprozessorientierte Einsatzbearbeitung (vgl. Müller et al. 2020). Die dafür relevante Bezugssituation ist dabei zum einen die konkrete Notfallsituation zwischen Auszubildenden und PatientIn, aber auch der generelle institutionelle Kontext, wie das pädagogische Zusammenspiel am Lernort Schule.

Der persönlichen Authentizität kommt hier eine doppelte Bedeutung aber auch Herausforderung zu, die Parthe (2011, S. 173) als Unterscheidung „Authentizität" und „Öffentlichkeit" beschreibt. Der Begriff der Authentizität steht hier für Elemente der Selbstverwirklichung und Selbstbestimmung, dabei soll sich das Wesen und die Tätigkeit als LehrerIn in die Gesamtperson einordnen (vgl. Fuchs 1977, S. 60). Die eigene öffentliche Selbstdarstellung sollte in diesem Sinne als persönliche Authentizität konsistent sein. Gleichzeitig bewegen sich LehrerInnen immer in einer Organisation bzw. Institution, die eine bestimmte Funktion innehat, so dass die Rollenausgestaltung diese Funktion erfüllen muss. Und hier schlägt sich der Begriff der „Öffentlichkeit" als „Situationsauthentizismus" (Prescher 2009, S. 207) nieder, der aussagt, dass sich eine Person innerhalb eines institutionellen Bezugsrahmens nicht in jedem Fall authentisch gegenüber sich selbst, auch nicht immer authentisch als situationsangemessen – im sozial-interaktiven Sinne gegenüber den SchülerInnen oder KollegInnen – verhalten kann.

Die Bildung mentaler Modelle findet über eine Generalisierung bisheriger Erfahrungen in Übertragung auf zukünftiges Handeln statt, das nach den Regeln und Routinen der Organisation und zum Erhalt der „Mitgliedschaftsbedingung" (Luhmann 1994, S. 210) erfolgversprechend ist. Im Rettungsdienst sind das immer wieder die Werte, Regeln und Normen die sich auf den Rettungswachen im täglichen Einsatz etabliert haben. Dies führt an den Schulen zu einem permanenten Vergleich – was brauche ich, was braucht die SchülerIn und was erfordert die zukünftige Situation. Widersprüche in den Lehrausaussagen gehören hier immer wieder zum Alltag (vgl. Karutz 2011, S. 255) Damit erhöhen sich die Verweisungsmöglichkeiten. Es werden nicht nur die aktuellen Situationsanforderungen im Kontext des schulischen Unterrichts innerhalb einer Klasse berücksichtigt, sondern auch zukünftige aus dem jetzigen Handeln möglicherweise resultierende „Verhaltenszumutungen" (Krause 1996, S. 156) durch den Rettungsdienst mit seinen PatientInnen und Notfallbildern.

In Bezug auf die Gegenstände der Identität, persönlichen Authentizität und des Situationsauthentizismus ist die Fragestellung ausschlaggebend, wie überhaupt eine Sensibilität für Informationen und sprachliche Interaktion zu erzeugen ist, damit diese wahrgenommen werden. Unter dem Aspekt des Modells verschiedener Ebenen der Komplexitätsbewältigung im Sozialen spielt dies eine nicht zu vernachlässigende Rolle, denn was möglich ist und was nicht wird in Anlehnung an Luhmann (1997, S. 829) durch das soziale System mit vorbestimmt, da das soziale System vorselektiert, was alle sehen, was niemand sieht und was nur einzelne sehen:

> „Als Systemform gesehen markiert Mitgliedschaft die ́Innenseite ́ der Form, also das, was im System primär interessiert und in seinen Konsequenzen zu beachten ist." (ebd.)

Es findet dahingehend ein Vergleich mit der bisher nach außen präsentierten Selbstbeschreibung von sich selbst statt, die es über die verschiedenen Situationen hinweg stabil zu halten gilt, um für den unterstellten Bereich der Klasse und die PatientInnen im Einsatz berechenbar zu sein. Die persönliche Authentizität und der Situationsauthentizismus haben damit in hohem Maße einen vergangenheits- und zukunftsorientierten Bezug, wodurch sich an den Anspruch der Angemessenheit des Verhaltens nicht ein unmittelbares, sondern auch ein mittelbares Verhältnis im Sinne des Kontextbezuges ergibt. Dies kann – wie im folgenden Abschnitt herausgearbeitet wird - durch eine entsprechende pädagogische Haltung ausgestaltet werden.

2 Pädagogische Haltung: Garant für situationsangemessenes Verhalten

Pädagogische Haltung wirkt zunächst als ein unscharfer fast provozierender Begriff, der überall dort zu wirken scheint, wo Menschen in verschiedenen sozialen Kontexten mit SchülerInnen interagieren. Der Begriff pädagogische Haltung, so die Annahme, ist für eine LehrerIn besser als keine pädagogische Haltung. Die pädagogische Haltung wird dazu als ein Phänomen der Ausdruckskontrolle verstanden, bei dem in einem „Quasi-Schonraum" den LehrerInnen die Chance gegeben wird, sich mit den unterschiedlichen und auch „harten" Realitäten auseinanderzusetzen und eine gemeinsame Interaktionsbasis zu finden (vgl. Jaun 1999, S. 261ff.).

LehrerInnen unterscheiden sich dabei dahingehend, wie sensibel sie in pädagogischen Situationen und Beziehungen für Hinweisreize bzw. die Bedürfnisse, Werte und Gewohnheiten anderer sein können. Sie sollen aber auch die Perspektive darauf richten, wie gewandt sie sich situationsangemessen pädagogisch verhalten können, um im Sinne „professioneller Ermöglichung von Bildung, Selbstbestimmung (...), die Neues hervorbringt und damit auch Altes in Frage stellt" (King 2006, S. 63), zu agieren.

Im Arbeitsalltag finden sich unzählige Beispiele, die bei genauerer Betrachtung die bestehende als „pädagogisch" angesehene Haltung vehement in Frage stellen. Gehäuft finden sich folgende Erkennungszeichen:

- Unzureichende Zurückhaltung gegenüber intrusivem Agieren (Den Auszubildenden werden stetig die gleichen Fehler auf unpädagogische, machtdemonstrierende Art vorgehalten, die er vor mehreren Wochen oder Monaten begannen hat.)

- Ausbleiben pädagogischer Verantwortungsübernahme (Auszubildende streiten sich, der Streit eskaliert und die pädagogische Fachkraft sieht tatenlos zu.)

- Ambiguitätstoleranz und mangelndes Einfühlungsvermögen (Pädagogische Fachkräfte senden bewusste Doppelbotschaften oder reagieren mit Sarkasmus.)

- Unzureichendes Verständnis für differente Lebensweisen (Pädagogische Fachkräfte sind nicht in der Lage, sich empathisch und respektvoll ihren Auszubildenden zuzuwenden.) u.a.m.

Oftmals besteht zwischen den Lehrkräften und den Auszubildenden eine vertikal-hierarchische Machtverteilung, die auf Überlegenheits- bzw. Abhängigkeitsverhältnissen beruht. Die pädagogische Haltung kann demgegenüber als innerer Filter verstanden werden, der in pädagogisch relevanten Situationen auf das Verhalten der LehrerInnen regulierend wirkt und damit die Art und Weise des Handlungsvollzuges bestimmt. Hierzu kann die pädagogische Haltung selbst als „Kontingenzformel" (Luhmann & Schorr 1999, S. 61) für pädagogische Fachkräfte bezeichnet werden, wenn es darum geht, die starke Ausdifferenzierung sozialer Realitäten und Lebensweisen, das starke Anwachsen von möglichen Inhalten und Themen sowie die funktionale Relevanz von verschiedenen sich überschneidenden Lebensbereichen zu bewältigen. Eine solche Kontingenzformel zeichnet sich dadurch aus, dass im pädagogischen Handeln immer ein reflexives Bewusstsein vorhanden ist, das Erziehung und Bildung als „selektives Verfahren" unterstützt.

Systematisch betrachtet Treml (2000, S. 183ff.) diese Art der pädagogischen Intervention als die gezielte Verwendung pädagogischer Medien, als „(...) generalisierte Form von Selektionsübertragungen in pädagogischen Kontexten." Die pädagogische Haltung umfasst hier den verantwortungsvollen Umgang mit der pädagogischen Macht, die pädagogische Liebe, den pädagogischen Humor, den pädagogischen Takt sowie den pädagogischen Optimismus. Die persönliche Intuition greift im Idealzustand persönlicher Reife bei kritischen Situationen ein und wirkt sich somit regulierend auf die interaktionellen Handlungen zwischen LehrerInnen und SchülerInnen aus.

Dabei liegt es i.w.S. an jeder pädagogischen Fachkraft selbst, ob sie eine hohe oder eine niedrige Ausprägung in der pädagogischen Haltung hat, die ihr dazu verhilft, sich in kritischen Aktionen situationsangemessen und schülerzentriert zu verhalten, denn die Ausprägung der pädagogischen Haltung hängt in großem Maße von der eigenen Persönlichkeitsbildung ab, die die Voraussetzung für ein reflexives Bewusstwerden der eigenen Muster darstellt. Dieses reflexive Moment in der pädagogischen Haltung kann im Hinblick auf vier Leistungen beschrieben werden (siehe Abbildung 2):

- Identität - Die Perspektive über die Wirkung der eigenen Person: Wer bin ich und wer will ich sein? Was denke ich, was andere über mich denken?

- Persönliche Authentizität - Die Reflexion über die eigene Person und die pädagogische Situation: Was brauche ich und will ich?

- Situationsauthentizismus - Die Fremdwahrnehmung meines Gegenübers mit dessen Erwartungen sowie die generelle Rollenerwartung: Was brauchen die SchülerInnen und was erfordert die Situation, insbesondere der Lerngegentand präklinischer Notfallversorgung?

- Und zum Schluss das darauf bezogene Verhalten – als möglichst situationsangemessenes pädagogisches Verhalten: Wie handele ich im Sinne einer pädagogischen Haltung, die das Lernen der Lernenden in Bezug auf den Lerngegenstand präklinische Notfallversorgung im Blick hat?

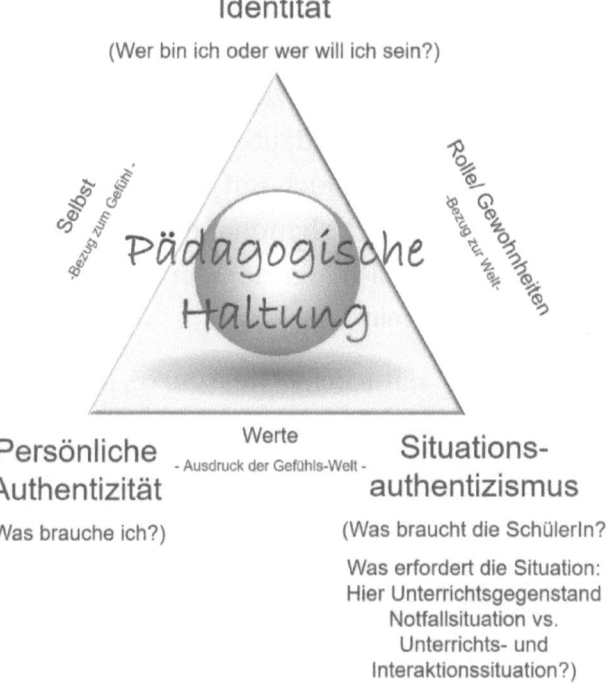

Identität

(Wer bin ich oder wer will ich sein?)

Selbst
-Bezug zum Gefühl-

Rolle/ Gewohnheiten
-Bezug zur Welt-

Pädagogische Haltung

Persönliche Authentizität

Werte
- Ausdruck der Gefühls-Welt -

Situations- authentizismus

(Was brauche ich?)

(Was braucht die SchülerIn?

Was erfordert die Situation: Hier Unterrichtsgegenstand Notfallsituation vs. Unterrichts- und Interaktionssituation?)

Abbildung 2: Pädagogische Haltung für ein schülerzentriertes und situationsangemessenes Lehrerverhalten. Quelle: Eigene Darstellung.

Hinsichtlich der Orientierung auf die Kontingenzformel der pädagogischen Haltung entsteht damit in der Literatur der Eindruck, dass es sich hier um die Verbesserung von Anschlusswahrscheinlichkeiten in der Kommunikation von pädagogischen Fachkräften gegenüber SchülerInnen handelt. Eine pädagogische Haltung, so scheint es, schöpft vorhandene Sensibilitätspotentiale für soziale Vergleichsinformationen durch flexibles Verhalten besser aus, um Anschlussselektionen von pädagogischer Kommunikation wahrscheinlicher werden zu lassen.

Für eine gute pädagogische Haltung ist es insofern unablässig, dass die LehrerInnen seine emotionalen Impulse (z.b. Aggression, Gereiztheit) zügeln, die inneren Gefühle einer anderen Person exakt deuten und zwischenmenschliche Beziehungen im Abgleich mit institutionellen Anforderungen intuitiv geschickt handhaben kann.

3 Intuition spüren: Mit sich, den SchülerInnen und der Institution in Verbindung sein

Intuition ist eine natürliche Ressource, auf die jeder Mensch in jeder Lebenslage zugreifen kann. „Unter Intuition wird eine spezifische Weise des Erkennens verstanden, die im Gegensatz zum diskursiven Denken steht" (Friesacher 2008, S. 219). Damit Menschen in Situationen richtig entscheiden können, müssen sie ihr Urteilsvermögen mit der Kraft der Intuition leiten (vgl. Mata 2011, S. 11ff.).

„Wenn wir über Intuition sprechen, so sprechen wir über eine höhere Form der Kommunikation. Die Intuition ist kein Monolog und keine Einbahnstraße, sondern ein Dialog, ein Zwiegespräch" (Tepperwein & Aeschbacher 2006, S. 26f.). Sie ermöglicht den Lehren, mit ihrer Identität „Ich bin" in Verbindung zu stehen und einen Tatbestand, eine Situation oder einen Vorgang unmittelbar zu erkennen und adäquat einzuschätzen. Er erweitert dadurch seine

Handlungsperformanz, gewinnt neue Einsichten und kann innovative Behandlungs- und Unterrichtsansätze in seinen Berufsalltag integrieren. Die Intuition ist dabei nicht nur bei Entscheidungsprozessen hilfreich, sondern auch bei der Suche nach Lösungsansätzen. Persönliche Authentizität unterstützt diesen Prozess und bewirkt, dass eingefahrene und scheinbar interventionsressistente Situationen erkannt, aufgebrochen und durch kreativ-innovative Angebote neu belebt werden.

Dazu ein Beispiel:

Zwei Lehrkräfte einer Rettungsdienstschule stehen vor der Aufgabe und Herausforderung, dass sie neben einer Fachkompetenz im notfallmedizinischen Bereich auch eine Personal- und Sozialkompetenz bei ihren SchülerInnen entwickeln sollen. Die SchülerInnen sind im ersten Schuljahr und beginnen gerade mit dem dritten Ausbildungsblock an der Schule und hinsichtlich der Gruppendynamik sind deutliche Spannungen spürbar. Die Lehrkräfte erfassten intuitiv, dass sich sowohl das Lernklima als auch das Lernverhalten der Klasse veränderte, wenn sie jeweils tageweise als LehrerInnen ihren Hund mit in den Unterricht brachten. Nach zufälligen und eher intuitiven Beobachtungen spielten sie bewusst mit dem didaktischen Instrument (Schul-)Hund und entwickelten daraus ein Projekt an ihrer Schule, dass eine positive Wirkung hat (vgl. Müllerleile et al. 2019).

Intuition kann hier als Folge von „evolvierten Fähigkeiten" (Gigerenzer 2008, S. 69) angesehen werden und LehrerInnen dabei unterstützen innerhalb von Situationen Strukturen wieder zu erkennen, die bestimmte Fähigkeiten abrufen und damit Entscheidungen ermöglichen, ohne dass ein bewusstes „Durchdenken" zunächst nötig ist. Die evolvierten Fähigkeiten stehen eng im Zusammenhang mit Heuristiken menschlichen Verhaltens, die – an dieser Stelle kritisch betrachtet - als vereinfachende Annahmen entscheidungsrelevant sein können. LehrerInnen, die bspw. auch noch nach Jahren im Rettungsdienst aktiv tätig sind, beurteilen Situationen durch die „Brille" der üblichen „Geschwindigkeit der Kommunikation" wie sie beim Abarbeiten einer Notfallsituation im Rahmen des Crew Ressource Management gefordert ist. Die Güte der Intuition hängt dabei daher von der sinnvollen Anwendung von Entscheidungsheuristiken innerhalb bestimmter Umweltkonstellationen ab, da häufig unvollständige Informationen über die Umwelt zu intuitiven Vermutungen als Anwendung der Heuristiken führen (Enste & Hüther 2011, S. 12ff.). Vor dem Hintergrund der zur Anwendung kommenden Heuristiken ist Intuition nicht grundsätzlich zu bevorzugen, da eine „defiziente Mentalität" (Bahro 2002, S. 25) die verfügbare Bewusstseinskapazität beeinträchtigt und damit ein integrales Moment des Erlebens und Handelns verhindert. Damit kann Intuition als ein zweifaches verstanden werden:

1. Reaktion auf eine bestimmte Umweltkonstellation, die bei unvollständigen Informationen die Entscheidungen ermöglicht, wenn die individuellen Fähigkeiten zur Situation passen.

2. Intuition basiert auf Erfahrungen und Annahmen über die Umwelt. Je „wahrer" diese Annahmen sind und je weniger gefühlsmäßige Verfärbungen diese Annahmen beeinträchtigen, um so „besser" können Entscheidungen getroffen werden. Die Intelligenz der Intuition ist eng verbunden mit den persönlichen Gefühlen innerhalb von Situationen.

Im Berufsalltag muss der Lehrer Enormes leisten: Zum einen muss er voll mit der Situation assoziiert sein, aktiv zuzuhören, empathisch dem Schüler zu folgen, um seine Situation überhaupt zu verstehen. Und dann, switch, dissoziiert neben dem Setting zu stehen und aus der Metaebene auf sich und den Schüler und präklinische Handlungssituation im Rahmen der Lernsituation zu schauen: Was passiert hier gerade? Wie fühle ich mich gerade? Was höre ich? (vgl. Stephan & Gross 2011, S. 159f.). Diese Art der selbstreflexiven Grundhaltung ermöglicht es, sowohl assoziiert als auch dissoziiert auf den Ebenen der Identität, der persönlichen Authentizität und des Situationsauthentizismus in Verbindung mit der Intuition die bestmögliche pädagogische Haltung zu gewährleisten. Der Schüler fühlt sich verstanden und die Aufgabenerfüllung in der Institution kann sichergestellt werden, so dass die Basis für ein vertrauensvolles Miteinander erreicht ist.

Der bewusste Einsatz der Intuition ist ein Must-have zur Verbesserung der Effizienz und Professionalität im schulischen Kontext (vgl. Zeuch 2010, S. 158) und bündelt sich in einem Ansatz einer Intuitiven Pädagogik für die Sinne (siehe Abbildung 3).

4 Pädagogische Handlungsfähigkeit erweitern: Intuitive Pädagogik für eine Synergetik des Lernens

Nach Heitkämper (2000) finden sich Elemente einer Intuitiven Pädagogik in verschiedenen Ansätzen wieder, wobei als Grundkonsens davon ausgegangen werden kann, dass es sich dabei um das Bemühen handelt, die Intuition als wesentlichen Einfluss auf die Urteilsbildung und damit auf den pädagogischen Handlungsvollzug zu verstehen. Diese Urteilsbildung bezieht sich in einer doppelten Perspektive zum einen auf die Selbstreflexion der LehrerInnen, zum anderen auf die Arbeit mit den SchülerInnen.

Die Intuition in der Pädagogik dient als interne Referenz, um das eigene Selbstbild mit Hilfe eines inneren Dialogs zu kalibrieren und damit gefühlsmäßige Plausibilitätserfahrungen zu stiften. Intuition ist dabei grundsätzlich von reiner Impulsivität getrennt zu verstehen. In der Form des intuitiven Wahrnehmens verbindet sich die Erfahrung mit einem zukünftigen Möglichkeitsraum und sichert diesen gefühlsmäßig ab. Es geht hier um eine Empathie für Situationen und Menschen, um zu Bewertungen zu gelangen, die Handlungsalternativen sowie deren Vollzug ermöglichen. Besonders Situationen, die ein schnelles Handeln bzw. auch einschreiten erfordern, bedürfen eines intuitiven Vollzuges, der auch als pädagogischer Takt beschrieben werden kann, wenn es darum geht situationsangemessen zu handeln. „Der pädagogische Takt basiert (...) in einer konkreten Situation auf einem Gefühl, welches das pädagogische Handeln lenkt" (Gramelt 2010, S.

39). Der pädagogische Takt kann im Sinne des Beitrags von Schäffer in diesem Band als ein Beitrag zum Wirkfaktor Beziehung angesehen werden.

Dieser Takt in der pädagogischen Interaktion ist besonders deswegen von Bedeutung, weil eine zwischenmenschliche Beziehung nicht auf eine „Zweck-Mittel-Relation" (Maschelein 1991, S. 9) reduziert werden kann. Die Intuition ist in Folge reformpädagogischer Ansätze vielmehr ein zentrales Element der „intuitiven Erkundung" (Hopf 2004, S. 254) des Gegenübers in seiner emotionalen Gestimmtheit, die mit wissenschaftlicher Rationalität und Methode allein nicht zu erschließen ist. Intuition, so die Annahme, unterstützt pädagogische Fachkräfte dabei, sich ein Bild von der Situation und den SchülerInnen zu machen und gleichzeitig sich dabei selbst auf die Spur zu kommen, wenn dieses eigene Bild ein „falsches" Bild ist und die angebotenen Hilfen ins Leere laufen.

> „In diesem Wirrsal möglicher Gründe des Versagens sich konkret zurechtzufinden, ist eine Sache der Intuition und der Erfahrung; die Menschenkenntnis und das Lebensverständnis überhaupt sind dabei ebenso entscheidend (...)" (Flitner 1997, S. 87).

Eine Intuitive Pädagogik, wie sie hier verstanden wird, kann somit in einer systemischen Perspektive als „zulassende" Pädagogik (vgl. Arnold 2010) beschrieben werden, die sowohl bei den SchülerInnen als auch bei der LehrerIn die Arten des Selbstausdrucks beobachtet und deren Wirkungen im Blick hat. Hier gerät ein Wechsel der „Lernkultur" (Arnold & Schüßler 1998) in den Blick, den Erpenbeck (2000, S. 87.) als einen Übergang zu einer synergetischen Perspektive beschreibt, welche die Entwicklung von Dispositionen für ein selbstorganisiertes Handeln unterstützt.

Der Begriff der Synergetik bringt hier zum Ausdruck, dass an der Schule im Unterricht verschiedene Wechselwirkungen von Systemelementen in den Blick genommen werden, um Ordnungselemente für „Ordnungsübergänge" (Schiepek et al. 2000, S. 170) als Ausgangspunkt für Selbstorganisationsprozesse gestalten und begleiten zu können. Eine synergetische Perspektive einer intuitiven Pädagogik bietet Anknüpfungspunkte, um „die überholte Spaltung von Gefühl und Ratio" (Burow 1992, S. 10) zu überwinden und im Sinne eines schülerzentrierten Verständnisses das Arrangement der Konstruktion der inneren Wirklichkeit von SchülerInnen als „Synergy and Love" (ebd.) zu unterstützen. Dieses Synergy and Love-Konzept kann im Sinne einer Intuitiven Pädagogik so verstanden werden, dass ein Lehrer sich selbst seinem Spiegelbild mit seinen Projektionen, Schatten und Gefühlsmustern aussetzt beziehungsweise die SchülerInnen dabei unterstützt, ihr eigenes Selbst zu erkunden, und, wie Wilber (2008, S. 162) es formuliert, sich „mit seinem Selbstbild identifiziert. Es schließt die kindlichen, emotionalen, rationalen wie auch irrationalen Aspekte (...) ein."

Zur Entwicklung einer Intuitiven Pädagogik als ein Element der Selbststeuerung in der Notfallsanitäterausbildung kann daher geschlussfolgert werden, dass die Dimensionen stärker in den Blick zu nehmen sind, die eine Gestaltung eines synergetischen Feldes für die SchülerInnen und LehrerInnen fokussieren (siehe Abbildung 3). Diese können dann eine Intuition verwirklichen, da „Veränderung immer auch Selbstveränderung" (Arnold 2011) ist und die Kompetenz einschließt, sich elegant und resonant durch und mit diesen Veränderungen zu bewegen und sich dabei stimmig und authentisch zu verhalten. Die Herausforderung besteht dabei, das intuitive Material zu evozieren (vgl. Hänsel 2002, S. 97). Letztlich steckt darin die Suche und Frage nach der pädagogischen Professionalität in der Notfallsanitäterausbildung, die durch Schäffer im vorliegenden Band kritisch in den Blick genommen wird.

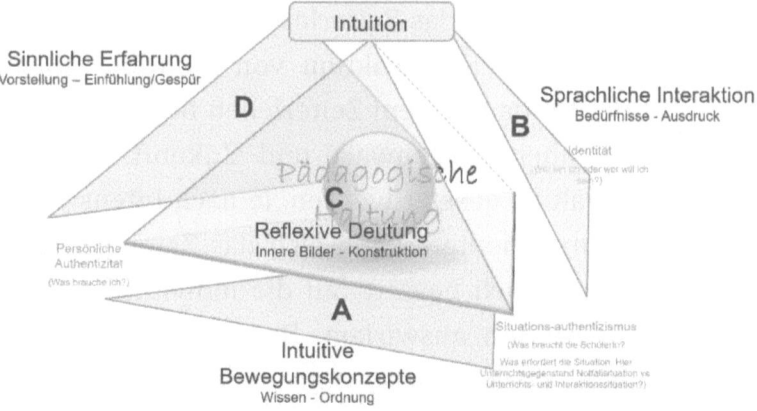

Abbildung 3: Elemente einer intuitiven Pädagogik. Quelle: Eigene Darstellung

Ein zentrales Element des Hervorufens liegt in der Beobachtung der mentalen Modelle der Interaktionspartner, welche unabhängig von formalen und expliziten Aspekten auch in Form eines „intuitiven Wissen" verhaltenssteu-

ernd sind (Fieberg 1998, S. 13). Das Gelingen einer pädagogischen Beziehung hängt davon ab, inwiefern es gelingt,
die Wissensstrukturen zu erkennen und die darunter
verborgenen Ordnungen als Werte, Zugehörigkeit und
angenommene Verpflichtungen bzw. Selbstverpflichtun-
gen zu identifizieren. Lehrende tragen hier die Verantwortung für den Lehr-Lernprozess sowie das Wohlerge-
hen und die Zufriedenheit der SchülerInnen. Das Wissen
um die Ordnungen hat eine Auswirkung auf die Art der
Initiierung von Lehr-Lernprozessen und deren metho-
dengeleitete und intuitive Steuerung, da sich ein Subjekt
nach Tretter (2008, S. 203) durch verschiedene Parame-
ter in seiner Beziehung zur Umwelt als eigene Ordnung
der Wirklichkeit konstituiert.

Exemplarisch soll hier das Zeiterleben genannt sein, was
bedeutsam für die „Konstruktion von Identität" (Sistig
2003, S. 117) ist, da mit dem Zeiterleben bestimmt wird,
wie Vergangenheit, Gegenwart und Zukunft bewertet
bzw. ins Verhältnis gesetzt werden. Je nach Intensität einer dieser Komponenten, kann sich das Zeiterleben sowohl positiv als auch negativ auf die individuelle Wirk-
lichkeitskonstruktion auswirken. Das Erleben in seiner
Direktionalität als Metaprogramm (Kensok & Dyckhoff
2004, S. 48ff.) kann dabei in seiner Tendenz als Weg-von-
Motivation oder Hin-zu-Motivation als hemmend oder
aktivierend wahrgenommen werden. Die verschiedenen
Formen psychischer Entitäten oder auch Metaprogramme
sind für den Zusammenhang aus Denken, Fühlen und
Handeln in einem therapeutischen Kontext von grundle-

gender Bedeutung und markieren für eine intuitive Pädagogik eine Dimension **innerer** mentaler **Bewegungskonzepte** (vgl. Abbildung 3 Fläche A), da sie „(...) Indikatoren für Verhaltenstendenzen (...), von Glaubenssystemen und Identität (...)" (Migge 2007, S. 191) sind.

Der Ausdruck dieser inneren Bewegungen als Dimension der **sprachlichen Interaktion** (vgl. Abbildung 3 Fläche B) ist dabei eine „intuitive Kompetenz" (Thiersch 2008, S. 200) bei der es darum geht, sich auf der Sprachebene auf die existierenden Bedürfnisse einzustellen, die bei den SchülerInnen aus dem zum Teil widersprüchlichen Verhältnis von Identität und Situationsanforderung entstehen können. Häufig ist die „innere Freiheit", bestehender Bedürfnisse wahrzunehmen und auszudrücken, bei SchülerInnen durch ihre mangelnde Selbst- und Fremdwahrnehmung beziehungsweise auch inneren Fixierungen beschränkt. Doch wer frei sein will, seine Bedürfnisse spüren und leben will, muss sich selbst befreien. Diese Freiheit kann durch die pädagogisch begleitete emotionale Selbstbefreiung entstehen. Für diese Befreiung muss sich die SchülerIn jedoch selbst mit den gegenläufigen Kräften in ihrer Seele konfrontieren und bewusst dabei unterstützt werden, ihre Volition einzusetzen, um ihre Handlungsperformance (vgl. Schaefgen 2007, S. 31) zu erweitern. Wenn diese Bedürfnisse befriedigt und akzeptiert werden, können neue Handlungsmuster als persönlicher Ausdruck entstehen. Daraus kann sich ein neues Sinnsystem mit einem grundlegenden neuen Handlungsrahmen entwickeln.

> Ein Beispiel aus der Praxis:
>
> Herr U. hat als Diagnose eine dissoziative Persönlichkeitsstörung sowie eine Minderbegabung. Im Gespräch neigt er zu verbalen Entgleisungen. In einer Einsatzsituation geht es nun darum, die präklinischen Maßnahmen abzuarbeiten und gleichzeitig der Situation deeskalierend entgegenzuwirken.
>
> Innerhalb des Notfalleinsatzes wurde erkennbar, dass für den Patienten der Aussagesatz „Ein Mann, ein Wort." eine prägende Wirkung zeigte. Der Notfallsanitäter nutzte dies gezielt in der sprachlichen Interaktion in Kombination mit dem intuitiven Bewegungskonzept Schulterklopfen und war so in der Lage, deeskalierend in der Einsatzsituation zu agieren.

Unterstützt wird dieser Prozess durch eine **reflexive Deutung** (vgl. Abbildung 3 Fläche C), die die eigenen „inneren Bilder" (Hüther 2006) und daraus entstehende Konstruktionen sichtbar macht. SchülerInnen haben oftmals unterschiedliche Stärken und Schwächen in spezifischen Verarbeitungsprozessen und bringen aufgrund ihrer persönlichen Lernbiographie ganz unterschiedliche Lernvoraussetzungen mit, die durch Gefühle der Hilflosigkeit und der Einflusslosigkeit auf das Geschehen geprägt sein können (vgl. Hinckeldey & Fischer 2002, S. 72). Die reflexive Deutung kann dabei helfen zu klären, welche Verbindungen zu früheren und „gesunden" mentalen Modellen bei den SchülerInnen in Bezug auf ihr Lernverhalten und ihre Lernstrategien fehlen bzw. verloren gegangen sind. Eine behutsame veränderte Wahrnehmung von Innen und Außen durch eine bewusste Differenzierung von Perzeption und Reflexion kann zu neuen Perspektiven führen und damit zu einem neuen „Lerngefühl", da sich die Konstruktionen auf der Innenseite des Gefühls durch die Explizierung implizit existierender Assoziationen verändern können. Doch besonders in Konfliktsituationen oder in leistungsthematischen Situationen einer schulischen Prüfung können erlernte und geankerte innere Dynamiken die Oberhand gewinnen und unerwünschte Verhaltensmuster oder alte Gefühle neu hervorrufen. Jedoch stellt das Erkennen der eigenen projektiven Verzerrungen einen ersten Schritt der Veränderung dar (vgl. Arnold 2002, S. 22) und ermöglicht einen intuitiven Zugang.

Kognitiv-mentale Funktionen sind an neuronale Programme und Strukturen gekoppelt. Dies lässt sich mit Hilfe der Neurowissenschaft daran aufzeigen, dass funktionale Störungen im Gehirn zu einem Wegfall von Leistungsfähigkeit führen. Im Umkehrschluss zu dieser Innenperspektive steht das Innen-Außen-Prinzip, wonach sich das Psychische als ein Verarbeitungsprozess von Umweltreizen und Erfahrungen konstituiert. Das Psychische bedingt in Abhängigkeit zu neuronalen Strukturen „(...) eine Repräsentation der Welt im Bewusstsein über sinnliche Informationen (...)" (Pöppel 2002, S. 39). **Sinnliche Erfahrungen** (vgl. Abbildung 3 Fläche D) sind somit Vorstellungen und Produkte einer Biographie als Ausdruck fester neuronaler Programme und können damit gleichzeitig ein Ansatzpunkt für LehrerInnen sein, den intuitiv geprägten Zugang zur Welt durch Einfühlung und Gespür zu verändern. Lehr-Lernprozesse können hier durch eine Erfahrungsorientierung Vorstellungen und dazugehörige Empfindungen erschließen und durch das Verwenden „somatischer Marker" (Damasio 1994, S. 238) dem Schüler neue Alternativen des Spürens und Erlebens anbieten, da Körperempfindungen und Emotionen in ihrer wechselseitigen Verflechtung wahrnehmbar werden.

> „Kurzum, somatische Marker sind ein Sonderfall der Empfindungen, die aus sekundären Gefühlen entstehen. Von diesen Gefühlen und Empfindungen ist durch Lernen eine Verbindung zur Vorhersage künftiger Ergebnisse bestimmter Szenarien hergestellt worden. Wenn sich ein negativer somatischer Marker in Juxtaposition zu einem bestimmten zukünftigen Ergebnis befindet, wirkt diese Zusammenstellung wie eine Alarmglocke. Befindet sich dagegen ein positiver somatischer Marker in Juxtaposition, wird er zu einem Startsignal." (ebd.)

5 Quintessenz

Als Fazit geht hervor, dass eine Intuitive Pädagogik als „hermeneutische Kompetenz" (Schwarz 2008, S. 232) im Rahmen einer Professionstheorie für Pädagogen eine essenzielle Rolle spielt. Im pädagogischen Alltag entstehen häufig Situationen, die nicht standardisierbar sind und der Entwicklung von Deutungsschemata bedürfen. Damit eine intuitive Pädagogik gelingen kann, muss der Mensch Zugang zur eigenen Intuition finden. Die persönliche Auseinandersetzung wird mittels Selbstreflexion unterstützt, um sich seiner Gewohnheiten, Rollen, Erfahrungen, Werte und Gefühle bewusst zu werden und neue Potenziale zu entfalten. Es wäre wünschenswert, dass für die Zukunft zu der bisher üblichen Bildung und auch angestrebten akademischen Professionalisierung des pädagogischen Personals im Rettungsdienst auch wesentliche menschliche Kompetenzen, wie Selbsterkenntnis, Selbstbeherrschung, Selbstvertrauen und Empathie, sowie die Fertigkeiten des Zuhörens, der Konfliktlösung und der Kooperation entwickelt werden, denn pädagogische Haltung für eine pädagogische Beziehung ist keine Frage der Technologie, sondern eine Frage der inneren Reife.

Neben der Interaktionsorientierung des Konzeptes der pädagogischen Haltung in pädagogische Situationen stellt eine pädagogische Fachkraft auch sicher, dass sie sich in das Führungs- und Arbeitssystem des Rettungsdienstes als zentraler Unterrichtsgegenstand einfügt und damit einer notwendigen Aufgabenorientierung als Performance gerecht werden kann.

Das bedeutet, dass die pädagogische Haltung über das bisherige Verständnis hinaus die kontextbezogene Organisation der Person in sozialen Beziehungen unterstützt, die das soziale System der Notfallsanitäterausbildung mit seinen drei Lernorten Berufsfachschule, Lehrrettungswache und Krankenhaus in seiner Gesamtheit einschließt. Damit begründet sich eine zentrale Kritik am bisherigen Verständnis zur pädagogischen Haltung, da es nicht einfach auf die pädagogische Interaktion verkürzt betrachtet werden darf, sondern auf den organisationalen Kontext und damit auch auf die Organisation als Lernende Organisation erweitert werden muss. Denn die Haltung ist der rote Faden, der sich durch die pädagogischen Interaktionen zieht und sein Fundament in der Kultur der Organisation hat. Wie wichtig dieser Zusammenhang ist, zeigen Bemühungen, die darauf ausgerichtet sind, die Organisationsstrukturen an die pädagogischen Visionen und Ideale anzupassen (vgl. Simon 2002). Der Zusammenhang zeigt sich aber auch darin, wenn die pädagogischen Ideale an der organisationalen Realität zersplittern. Die pädagogische Haltung erfährt hier eine systemische Wendung, die sich sowohl auf das konkrete pädagogische Handeln als auch auf das mittelbare Führungshandeln im Rettungsdienst auswirkt.

Literatur

Born, A. (2002): Regulation persönlicher Identität im Rahmen gesellschaftlicher Transformationsbewältigung. Münster: Waxmann Verlag.

Arnold, R. (2002):Humanistische Pädagogik. Emotionale Bildung nach Erich Fromm. Frankfurt a.m.: Verlag für Akademische Schriften.

Arnold, R. (2011): Irritationslernen - Eine systemische Strategie des Capacitybuilding. In: Arnold, Rolf (Hrsg.): Veränderung durch Selbstveränderung: Impulse für das Changemanagement. Baltmannsweiler: Schneider Verlag Hohengehren, S 159-170.

Arnold, R. 2011): Selbstbildung oder: wer kann ich werden und wenn ja wie? Baltmannsweiler: Schneider Verlag Hohengehren.

Arnold, R./ Schüßler, I. (1998): Wandel der Lernkulturen : Ideen und Bausteine für ein lebendiges Lernen. Darmstadt: Wiss. Buchges.

Bahro, R. (2002): Die Idee des Homo integralis – oder ob wir eine neue Politeia stiften können. In: Alt, F./Bahro, R. & Ferst, M. (Hrsg.): Wege zur ökologischen Zeitenwende. Reformalternativen und Vision für ein zukunftsfähiges Kultursystem. Berlin: Edition Zeitsprung, S. 21 - 30.

Burow, A. (1992): Auf dem Weg zu einer Personenzentrierten Didaktik Abschied von den Vorturn- und Feiertagsdidaktiken? In: Buddrus, Volker (Hrsg.): Die „verborgenen Gefühle" in der Pädagogik. Impulse und Beispiele aus der Humanistischen Pädagogik zur Wiederbelebung der Gefühle. Hohengehren. S. 186-212 (URL/AVL: http://www.uni-koblenz.de/~dkwitsch/ep1/AXEL%20BUROW.pdf Stand: 15.03.2011, Seite 10)

Damasio, A.R. (1994): Descartes´ Irrtum. Fühlen, Denken und das menschliche Gehirn. München: List Verlag.

Enste, D.H. & Hüther, M. (2011): Verhaltensökonomik und Ordnungspolitik. Zur Psychologie der Freiheit. IW Köln. Beiträge zur Ordnungspolitik aus dem Institut der deutschen Wirtschaft, Köln, Nr. 50.

Erpenbeck, J. (2000): Erwachsenenlernen als Wissens- und Kompetenzmanagement. In: Nuissl, E./ Schiersmann, C./Siebert, H./Weinberg. J. (Hrsg.): Literatur- und Forschungsreport Weiterbildung. Wissenschaftliche Halbjahreszeitschrift. Nr. 45. Bonn, S. 84-97.

Fieberg, E. (1998): Das intuitive Wissen über Bewegungsgesetze. Münster: Waxmann Verlag.

Flitner, W. (1997): Allgemeine Pädagogik. Stuttgart: Klett-Cotta Verlag.

Friesacher, H. (2008): Theorie und Praxis pflegerischen Handelns. Osnabrück: Verlag V&R unipress GmbH.

Fuchs, Konstantin (1977): Sag Ja zu dir. Selbstverwirklichung als Aufgabe des Christen. Freiburg: Herder Verlag.

Gigerenzer, G. (2008): Rationality for mortals. How people cope with uncertainty. Oxford.

Gramelt, K. (2010): Der Anti-Bias-Ansatz: Zu Konzept und Praxis einer Pädagogik für den Umgang mit (kultureller) Vielfalt. Wiesbaden: VS Verlag.

Grunwald, M./Beyer, L. (2001): Der bewegte Sinn: Grundlagen und Anwendungen zur haptischen Wahrnehmung. Basel: Birkhäuser Verlag.

Hänsel, M. (2002): Intuition als Beratungskompetenz in Organisationen. Untersuchung der Entwicklung intuitiver Kompetenzen im Bereich systemischer Organisationsberatung. Inauguraldissertation der medizinischen Fakultät der Ruprechts-Karl-Universität Heidelberg.

Heitkämper, P. (2000): Die Kunst erfolgreichen Lernens. Paderborn: Jungfermann Verlag.

Hinckeldey, S. von/ Fischer, G. (2002): Psychotraumatologie der Gedächtnisleistung: Diagnostik, Begutachtung und Therapie traumatischer Erinnerungen. Stuttgart: UTB.

Hopf, C. (2004): Die experimentelle Pädagogik: empirische Erziehungswissenschaft in Deutschland am Anfang des 20. Jahrhunderts. Bad Heilbrunn: Julius Klinkhardt Verlag.

Hüther, G. (2006): Die Macht der inneren Bilder. Wie Visionen das Gehirn, den Menschen und die Welt verändern. Göttingen: Vandenhoeck & Ruprecht GmbH & Co.

Jaun, T. (1999): Durch Identifikation zu Verantwortungsbewusstsein. Die Partizipation von Kindern und Jugendlichen für eine nachhaltige Entwicklung. In: Kaufmann-Hayoz, Ruth/Künzli, C. (Hrsg.): „--man kann ja nicht einfach aussteigen": Kinder und Jugendliche zwischen Umweltangst und Konsumlust. Zürich.

Karutz, H. (2011). Notfallpädagogik: Konzepte und Ideen. Edewecht: Stumpf + Kossendey.

Kensok, P./ Dyckhoff, K. (2004): Der Werte-Manager : effektives Werte-Management in Coaching & Beratung; die Werte-, Rollen- und Metaprogramm-Analyse für Menschen in Entscheidungssituationen. Paderborn: Junfermann.

King, V.: Pädagogische Generativität: Nähe, Distanz und Ambivalenz in professionellen Generationsbeziehungen. In: Dörr, M./Müller, B. (Hrsg.) : Nähe und Distanz: Ein Spannungsfeld pädagogischer Professionalität. Weinheim: Juventa Verlag.

Krause, D. (1996): Luhmann-Lexikon: Eine Einführung in das Gesamtwerk von Niklas Luhmann. Stuttgart: Enke Verlag.

Luhmann, N. (1994): Funktionen und Folgen formaler Organisation. Berlin: Dünker und Humboldt Verlag.

Luhmann, N. (1997): Die Gesellschaft der Gesellschaft. Frankfurt a.m.: Suhrkamp Verlag.

Luhmann, N./ Schorr, K. (1999): Reflexionsprobleme im Erziehungssystem. Frankfurt a.m.: Suhrkamp Verlag.

Maschelein, J. (1991): Kommunikatives Handeln und pädagogisches Handeln: die Bedeutung der Habermasschen kommunikationstheoretischen Wende für die Pädagogik. Leuven University Press.

Migge, B. (2007): Handbuch Coaching und Beratung: Wirkungsvolle Modelle, kommentierte Falldarstellungen, zahlreiche Übungen. Weinheim: Beltz Verlag.

Müller, H.-J./ König, H. & Prescher, T. (2019/2020): Arbeitsprozessorientierung in der Berufsausbildung zum Notfallsanitäter: Planungstool zur Erstellung von Lernaufgaben als Transmissionsriemen für eine kompetenzorientierte Lernprozessgestaltung. In: Notfall- + Rettungsmedizin, Springer Medizin, 23(1), S. 1-15

Müllerleile, J./ Deichmüller, P. & Prescher, T. (2019): Lernklima und Lernverhalten fördern: Einsatz hundgestützter Pädagogik in der Ausbildung zum Notfallsanitäter. In: Pädagogik der Gesundheitsberufe, 6. Jg., H. 4., S. 283 – 294.

Parthe, E.-M. (2011): Authentisch leben?: Erfahrung und soziale Pathologien in der Gegenwart. Frankfurt a. M.: Campus Verlag.

Pöppel, E. (2002): Komplexität und Reduktion im Nervensystem. In: Rippl, D./Ruhnau, E. (Hrsg.): Wissen im 21. Jahrhundert. Komplexität und Reduktion. München: Wilhelm Fink Verlag, S. 39-49.

Prescher, T. (2009): Führung als organisationsbezogener Lernprozess: Zur Rekonzeptionalisierung von Self-Monitoring in einer erziehungswissenschaftlichen Perspektive. Saarbrücken: Südwestdeutscher Verlag für Hochschulschriften, Dissertation.

Schaefgen, R. (2007): Praxis der sensorischen Integrationstherapie. Stuttgart: Georg Thieme Verlag.

Schiepek, G./ Ludwig-Becker, F./ Helde, A./ Jagdfeld, F./ Petzold, E. R./ Kröger, F. (2000): Synergetik für die Praxis. Therapie als Anregung selbstorganisierter Prozesse. In: System Familie H. 13, S. 169-177.

Schwarz, R. (2008): Supervision und professionelles Handeln Pflegender. Wiesbaden: VS Verlag.

Simon, T. & Uhlig, S. (2002): Schulverweigerung: Muster - Hypothesen – Handlungsfelder. Leverkusen: Leske + Budrich

Sistig, S. (2003): Wandel der Ich-Identität in der Postmoderne?: Zeit und Erzählen in Wolfgang Hilbigs „Ich" und Peter Kurzecks Keiner stirbt. Würzburg: Königshausen & Neumann.

Sri Daya Mata (2011): Intuition – Wegweiser der Seele bei wichtigen Entscheidungen, Self-Realization Fellowship Publishers. USA.

Stephan M./ Gross, P. (Hrsg.,2011): Organisation und Marketing von Coaching: Wiesbaden: VS Verlag.

Tepperwein, K./ Aeschbacher, F. (2006): Intuition – die geheimnisvolle Kraft. Heidelberg: mvg Verlag, Redline GmbH.

Thiersch, R. (2008): Elternbildung und Erziehungspartnerschaft in der Kindertagesbetreuung. In: Beck, H./Schmidt, H. (Hrsg.). Bildung als diakonische Aufgabe: Befähigung- Teilhabe- Gerechtigkeit. Stuttgart: Kohlhammer Verlag, S. 191 - 212.

Treml, A. K. (2000): Allgemeine Pädagogik. Stuttgart: Kohlhammer-Urban Verlag.

Tretter, F. (2008): Ökologie der Person. Auf dem Weg zu einem systemischen Menschenbild. Lengerisch: Papst Science Publishers.

Wenzler-Cremer, H.(2005): Bikulturelle Sozialisation als Herausforderung und Chance. Eine qualitative Studie über Identitätskonstruktionen und Lebensentwürfe am Beispiel junger deutsch-indonesischer Frauen. Inaugural-Dissertation zur Erlangung der Doktorwürde der Wirtschafts- und Verhaltenswissenschaftlichen Fakultät der Albert-Ludwig-Universität Freiburg i. Br.

Wilber, K. (2008): Wege zum Selbst. Östliche und westliche Ansätze zu persönlichem Wachstum. 2. Auflage, München: Arkana.

Zeuch, A. (2010): Feel it! So viel Intuition verträgt Ihr Unternehmen. Weinheim: WILEY – VCH Verlag.

INGO WINTERSTEIN

Vorbilder in der Ausbildung zum Notfallsanitäter: Fragebogenstudie zur Wirksamkeit der Berufsideale und Leitbilder als Einflussfaktoren für die berufliche Entwicklung von Auszubildenden an den drei Lernorten.

1 Einleitung

Von der Wiege an, haben die Rolle und der Stellenwert von Vorbildern für die sozial-kognitive Entwicklung des Menschen eine hohe Bedeutung (Daum & Gampe, 2016). Die geistige Entwicklung sowie die Selbstfindung können sich ohne Vorbilder nicht vollziehen (Stier & Höhn, 2017, S. 150).

Jeder Mensch hat Vorbilder, Individuen aus der eigenen Erfahrungswelt, welche Fähigkeiten und Attribute verkörpern, die als bewundernswert empfunden werden oder mit denen sich das heranwachsende Individuum identifizieren kann. Personen, die Handlungen ausführen können, die man selbst gerne erreichen und beherrschen will, so dass man diese imitiert. Ein gewähltes Vorbild könnte eine Orientierung bei der Suche nach der zukünftigen beruflichen Identifikation und Haltung geben, sinnstiftend und orientierend wirken und helfen eine entsprechende Lern- und Zielmotivation zu entwickeln. Dabei definieren Städeli, Grassi, Rhiner & Obrist (2013, S. 12)

Haltungen als „die innere Einstellung eines Menschen, seine Werte und Normen". Hierbei subsummieren sie Eigenschaften wie „Verantwortungsbewusstsein, Einfühlungsvermögen, Toleranz und Interesse am Umfeld" zu einer persönlichen Ressource.

Die Forschungsfrage wurde aus dem täglichen Kontakt mit Schülerinnen und Schüler (SuS) heraus entwickelt. So sieht man sich sowohl in der Rolle als Praxisbegleiter als auch in der Rolle als Lehrender häufig mit der Frage konfrontiert, was diese Generation von jungen Menschen motiviert und woran sie sich ausrichten. Die Beantwortung dieser Frage, könnte zur Identifikation von Maßnahmen oder Unterstützungsprozessen dienen, um positiv die Haltung und Orientierung der SuS zu unterstützen. Mit dieser Arbeit soll Aufschluss darüber gegeben werden, welche Vorbilder der Jugendlichen bei der Berufsorientierung zum Notfallsanitäter[1] (NotSan) richtungsweisend sind sowie an wem sich SuS während der Ausbildung zum NotSan an den drei Lernorten orientieren. Ebenfalls wird das Ziel verfolgt, genderspezifische Unterschiede zu identifizieren.

---

[1] Hinweis zur geschlechterneutralen Sprache: Die Gleichberechtigung von Frauen, Männern und Diversen in allen Bereichen ist im Leitbild der Fachhochschule Münster und der WLH verankert. Nach Möglichkeit verwendet der Autor geschlechtsneutrale Formulierungen. Wo sich dies nicht umsetzen lässt, benutzt er aus Gründen der besseren Lesbarkeit das generische Maskulinum. Selbstverständlich sind dabei Frauen und Diverse eingeschlossen.

1.1 Problemstellung

In der heutigen hochkomplexen Rettungsdienstlandschaft wird es immer wichtiger, dass die berufsspezifischen Ressourcen wie Wissen, Können und Haltung anwendungsfähig und dynamisch sind. Deutlich wird dies in den differenzierten und polyperspektivischen Tätigkeiten und Anforderungen in der Notfallmedizin (ISB, 2019, S. 3). Häske, Karutz und Runggaldier (2016, S. 16) zählen den Beruf des Notfallsanitäters „zu den spannendsten Berufen der Welt".

Die Bundesregierung legt durch den § 4 des Notfallsanitätergesetzes (NotSanG, 2013, S. 4-5) die Ausbildungsziele fest und verpflichtet die SuS im § 14 sich zu bemühen, die in § 4 genannten Kompetenzen (fachliche, personale, soziale und methodische) zu erwerben, um das Ausbildungsziel zu erreichen. Weiter wird mit dem § 5 geregelt, dass der theoretische und praktische Unterricht an einer anerkannten Schule (Lernort Schule) durchgeführt wird. Die praktische Ausbildung findet an genehmigten Lehrrettungswachen (Lernort Rettungswache) und geeigneten Krankenhäusern (Lernort Krankenhaus) statt. Für die Organisation und Koordination der gesamten Ausbildung trägt die Schule die Gesamtverantwortung. An den drei Lernorten treffen die SuS auf Fachkräfte verschiedenster Art. Im § 6 NotSanG werden die Voraussetzungen (s. Tabelle 1) der Lehrenden und Anleitenden genannt.

Tabelle 1: Gesetzliche Vorgaben an die Fachkräfte bzw. Lehrende und Anleitende für die SuS zum NotSan an den drei Lernorten; eigene Darstellung

Lernort:	Gefordert nach:
Schule	§ 6 Absatz 2 Satz 2 NotSanG (2013, S. 6) fachlich und pädagogisch qualifizierte Lehrkräfte mit entsprechender, abgeschlossener Hochschulausbildung.
Rettungswache	§ 3 Absatz 1 NotSan-APrV (2016, S. 2) Praxisanleitung (PAL): NotSan + 2 Jahre Berufserfahrung + berufspädagogische Zusatzqualifikation im Umfang von mindestens 200 Stunden.
Krankenhaus	§ 3 Absatz 1 NotSan-APrV (2016, S. 2) Praxisanleitung (PAL): Der Ausbildungs- und Prüfungsverordnung für die Berufe in der Krankenpflege als zur PAL geeignet anerkannt sind, soweit die Inhalte der praktischen Ausbildung nicht eine ärztliche Anleitung erfordern; in diesen Fällen erfolgt die PAL durch qualifizierte Ärztinnen und Ärzte.

Darüber hinaus kommen die SuS an den drei Lernorten mit weiteren Tätigkeits- und Berufsgruppen, wie z.b.: ehrenamtlichen Helfern, Bundesfreiwilligen, Ärzten, usw. zusammen, die als Vorbilder dienen können.

Demzufolge stellen diese Lehrenden durch deren berufliches Vorleben und deren Haltung die Grundlage für Fach-, Sozial- und Personalkompetenz mit ihrem Wissen und Fertigkeiten dar (Städeli, Grassi, Rhiner, & Obrist, 2013, S. 10). Diese Kompetenzen der Vorbilder sind beobachtbar bei der tatsächlich erbrachten Performanz in beruflichen

Situationen (an den jeweiligen Lernorten). Die im Rettungsdienst (RD, u.a. als NotSan) Tätigen unterliegen laut Häske et al. (2016, S. 16) den in der Ausübung des Berufes gewonnenen Lebenserfahrungen und persönlichen Schicksalen.

Wenn daher davon ausgegangen werden muss, dass sich SuS im Rahmen ihrer Berufsausbildung Vorbilder an den verschiedenen Lernorten wählen, um ihre Kompetenzziele an ihnen auszurichten, dann besteht die pädagogische Pflicht darin, den Auswahlprozess von Vorbildern sowie der normativen und erlernenswerten Kompetenzen nicht dem Zufall zu überlassen.

Die generelle Frage nach der orientierenden Wirkung von Vorbildern wurde im Laufe der empirischen Forschung mal als „IN" und als „OUT" betrachtet und erfährt seit ca. 1999 eine Renaissance (Mendl, 2015, S. 17-25). Zu der speziellen Themenstellung Vorbilder im Rettungsdienst lässt sich in der Literatur derzeit nichts finden. Aus diesem Grund müssen zu den jeweiligen Themen die Bezugswissenschaft bzw. das entsprechende Themenfeld analysiert werden, um auf ein aktuell gültiges und zur Beantwortung der Frage anwendbares Modell zurückgreifen zu können. Diese werden im Kap. 2 entsprechend beschrieben.

1.2 Zielsetzung

Grundsätzlich wird bei dieser Arbeit implizit davon ausgegangen, dass sich SuS vor und während ihrer Ausbildung zum NotSan an Vorbildern orientieren und diese eine lernfördernde/motivierende Wirkung haben. Mit der Fragebogenstudie soll die Wirksamkeit und Nutzung des Konstrukts „Vorbild" im pädagogischen Kontext an den drei Lernorten durch eine erste Grundlagenforschung beantwortet werden. Einem roten Faden folgend, soll zuerst analysiert werden, ob für die Jugendlichen ein Vorbild von entscheidender Bedeutung für die Berufswahl war, welches Geschlecht dieses hat und welches Beziehungsverhältnis besteht. Im nächsten Schritt soll eine Antwort auf die Frage gegeben werden, ob sich die SuS ab Beginn der Berufsausbildung an neuen Vorbildern orientieren und welchen Beruf bzw. Rolle diese innehaben.

Anschließend soll beleuchtet werden, ob ein Zusammenhang zwischen dem Vorbild und dem finalen Berufswunsch der SuS besteht. Es ist anzunehmen, dass SuS, die sich selbst an Vorbildern orientieren, ebenfalls mit gutem Beispiel voran gehen wollen. Ob dies zutrifft, soll ebenfalls geklärt werden. Darüber hinaus ist von Interesse, für wen und wie die SuS als Vorbild wirken wollen. Dieser Gedanke wirft die Frage auf, ob die SuS ihrer Einschätzung nach Kompetenzen und Eigenschaften aufweisen, die anderen als Vorbild dienen. Und unter der Annahme, dass sich SuS an Vorbildern orientieren, deren Eigenschaften und Kompetenzen stärker ausgeprägt sind als die der SuS, dann müssen die Einschätzungen der SuS sowie die der Vorbilder gegenübergestellt werden.

Weiter sollen die drei Lernorte bezüglich ihrer Lernmotivation betrachtet werden, um festzustellen, an welchem Lernort diese am ausgeprägtesten ist, um zu prüfen, ob auch die überwiegende Anzahl von Vorbildern dort wirkt.

In diesem Zusammenhang ist auch zu betrachten, ob aus Sicht der SuS ihre Vorbilder eine lernfördernde Wirkung haben und welche Soft und Hard Skills ein idealisiertes Vorbild vorweisen sollte, um dieses in Betracht zu ziehen. Um final auch genderspezifische Aspekte betrachten zu können, werden die Daten differenziert analysiert.

1.3 Vorgehen

Mit Verweis auf die Zielsetzung und mit der Erstellung des Fragebogens wurden zuerst die wissenschaftlichen Grundlagen zusammengetragen und im Kap. 2 mit den relevanten Theorien und Modelle beschrieben. Primär war es notwendig, die Verwendung und den Kontext des Wortes „Vorbild" zu definieren (Kap. 2.1). Auf dieser Basis wird im Kap. 2.2 die Bedeutung von Vorbildern in der Entwicklungs- und Lerntheorie beschrieben, um darauf aufbauend die Rolle von Vorbildern für die Identitätsbildung in der Jugend und Adoleszenz zu beschreiben (s. Kap. 2.3). In Kap. 2.4 und dessen Unterkapiteln werden die Wirkung von Vorbildern auf die Berufswahl erörtert und auch geschlechtsspezifische Unterschiede untersucht. Ob Vorbilder eine motivierende Auswirkung auf das Lernen von SuS ausüben wird im Kap. 2.5 Nachgegangen. Ebenso wird der Frage Nachgegangen, ob Lernorte einen Einfluss auf die Lernmotivation (s. Kap. 2.6) haben. Ob und welche lernfördernde Wirkung lehrende Vorbilder aufweisen wird im (s. Kap. 2.7) beschrieben.

Anschließend wird im Kap. 3 die Erstellung, Vorgehensweise und Begründung der Fragebogenstudie dargestellt.

Nach einer kurzen Schilderung der Ziele (s. Kap. 3.1) werden im Kap. 3.1 das Forschungsdesign gezeigt und in den Unterkapiteln die Forschungsmethode (Kap. 3.1.1), die Datensammlung (Kap. 3.1.2), die Beschreibung der Daten (Kap. 3.1.3) und die Analysemethode (Kap. 3.1.4) beschrieben. Im Kap. 3.2 wird die Entscheidung begründet, warum die Umfrage online durchgeführt wurde. Wie der Fragebogen konzipiert wurde, welche Faktoren beachtet wurden, der zeitliche Ablauf und der Umfang der Befragung ist umfänglich im Kap. 3.3 und seinen Unterkapiteln erörtert.

Die Auswertung der Ergebnisse wird mit Tabellen und Abbildungen im Kap. 4 dargestellt. Nach der Beurteilung der Stichprobe (s. Kap. 4.1) werden die verschiedenen Filterpfade (Kap. 4.2) der entsprechenden Stichprobe präsentiert, um dann die Ergebnisse der Fragen zum Vorbild für die Berufsentscheidung (s. Kap. 4.3) darzustellen. Weiter werden im Kap. 4.4 die Informationen zu dem neuen/weiteren Vorbild seit Beginn der Ausbildung vorgestellt, damit im Kap. 4.5 die Ergebnisse des zukünftigen Berufswunsches mit den Daten aus Kap. 4.6 verglichen werden können. Das Kap. 4.6 ist den Erkenntnissen aus den Fragen gewidmet, ob die SuS für andere ein Vorbild sein wollen sowie, für wen und wie sie das versuchen. Das nächste Kap (4.7) zeigt die Werte der Selbsteinschätzung der SuS von Eigenschaften und Kompetenzen im Vergleich mit der Einschätzung dieser Kategorien ihrer Vorbilder. Wie sehr die SuS in Bezug auf ihre Ausbildung motiviert sind und ob Vorbilder und Lernorte hier eine Bedeutung haben, ist im Kap. 4.8 illustriert. Im Kap. 4.9 werden die Informationen dargestellt, ob und welche Veränderungen die SuS auf ihre Vorbilder zurückführen. Welche Kompetenzen und Fähigkeiten aus Sicht der SuS ein idealisiertes Vorbild vorweisen sollte, zeigt das Kap. 4.10.

Die Zahlen, Daten und Ergebnisse des Kap. 4 werden im Kap. 5 dargestellt und mit den Theorien und Modellen aus Kap. 2 interpretiert, Beschränkungen der Forschung analysiert und, soweit möglich, Empfehlungen für weiterführende Forschung formuliert. Im abschließenden Kap. 6 wird die Untersuchung zusammengefasst und ein Fazit gezogen.

2 Wissenschaftliche Betrachtung und Auswahl von geeigneten Modellen

In den Bezugswissenschaften, wie z.B. der Psychologie und der Pädagogik, existieren aktuell unzählige Modelle und Theorien. Diese sind von ihrem Erforschungs- und Evidenzgrad sehr unterschiedlich. Für die Beantwortung der Forschungsfrage sowie die Diskussion der Ergebnisse sind derzeit anerkannte und erforschte Konstrukte erforderlich. Dabei sollten die Modelle in ihrer Komplexität anwendbar und verständlich sein. Aus diesem Grund wird im folgenden wissenschaftlichen Teil auf die relevanten Modelle im notwendigen Umfang eingegangen.

Zum Stand der Jugendforschung schrieb Waldmann (2000, S. 1) „Über Vorbilder, Idole [Helden] oder Stars der nachwachsenden Generation nachzudenken, bedeutet nach Orientierung und Leitbildern von Kindern und Jugendlichen zu fragen." Diese Wortbedeutungen werden folgend kurz analysiert und die Verwendung im Kontext dieser Arbeit definiert.

2.1 Die Verwendung des Begriffs „Vorbild"

Ganz allgemein kann der Vorbildbegriff als Synonym von Idol, Star, Held, Leitbild und Modell verwendet oder abgegrenzt werden (Eiff, 2017, S. 26-43). Zur Klärung des Wortgebrauchs von „Vorbild" in dieser Arbeit folgt zuerst eine kurze Betrachtung der Begriffe „Idol, Star, und Held" wie auch eine fundierte Erörterung des Begriffs „Vorbild" sowie dessen aktuelle Verwendung.

Die Bedeutung des Wortes „Idol" ist je nach historischer oder fachspezifischer Betrachtung heterogen. Das ursprüngliche griechische Wort „εἴδωλον (eídōlon)" kann als „Gestalt, Bild, oder Trugbild" übersetzt werden (Brockhaus Enzyklopädie Online, 2019a). Die Idole aus vergangenen Zeiten und von den verschiedenen Kulturen sind deren Abbildungen von Göttern und symbolisieren die absolute Schönheit, Vollkommenheit und die überindividuellen Ideale aus sterblicher Sicht (Kraul, Koch, & Hoffmann, 2003, S. 4-5).

Folglich war es für Menschen (früher) grundsätzlich unmöglich, den Status „Idol" zu erreichen. Biermann verdeutlicht, wie heutzutage aus gesteigerter Faszination für einen Star ein Idol werden kann:

> „Das Idol braucht den Himmel, das Geheimnis der Ewigkeit, die Überschreitung der Zeit. Es ist kein Zufall, dass [bei Stars, die zu Idolen wurden, wie z.B. James Dean, River Phönix & Kurt Cobain] geheimnisumwitterter, unnatürlicher Tod hier so häu-

fig vorkommt. Er ist Teil des Mythos. Stars werden bewundert, Idole verehrt. Idole sind Göttinnen und Götter im Himmel einer verweltlichten Religion. Idole können nicht industriell erzeugt werden; die Ewigkeit wird nicht durch die Industrie verliehen". (Biermann, 1997, S. 1)

Janke (1997, S. 21) stellt fest, dass in der Popkultur der Begriff „Idol" synonym mit dem Wort „Star" verwendet wird und folglich die vergötterten Stars auf die Verehrung vieler angewiesen sind und demzufolge die Masse benötigen. Die allgemeine Definition von Star (Brockhaus Enzyklopädie Online, 2019b) ist eine „[...] berühmte, gefeierte Persönlichkeit v.a. in Theater, Film, Musik und Sport.". Beide Begriffe haben entsprechend ihrer Attribute keine Verwendbarkeit für diese Arbeit und werden folglich nicht verwendet.

Im Brockhaus (2019c) wird der (allgemeine) Held als jemand definiert, "[...] der sich mit Unerschrockenheit und Mut einer schweren Aufgabe stellt oder eine ungewöhnliche, bewunderungswürdige Tat vollbringt.". Nach Mendl (2015, S. 47) kann ergänzt werden, dass Helden sich durch zwei Charaktereigenschaften auszeichnen: durch ihren Mut und den Einsatz für Andere. Weiter schreibt er:

> „Eine Orientierung an Helden dient weniger einer unmittelbaren Nachahmung, sondern der Wertebildung. Helden sind Platzhalter für abstrakte Tugenden. Vor allem Kinder benötigen Helden für die Entwicklung ihres moralischen Universums. Irgendwann werden die Helden dann überflüssig." (ebd.)

Für diesen Beitrag wird jene Auffassung geteilt. Anzumerken ist noch, dass durch so genannte „Heldentaten" eine Person zum Vorbild werden bzw. als solches ausgewählt werden kann. Lebensrettende und invasive Maßnahmen im Kontext rettungsdienstlicher Tätigkeiten können solche darstellen und folglich hierbei eine Vorbildrolle entstehen. Der Begriff „Vorbild" und dessen Verwendung in dieser Arbeit wird folgend erörtert.

In einer repräsentativen Umfrage im Jahr 2015 wurden 501 Jugendliche im Alter von 14 bis 20 Jahren im Rahmen einer TNS Emnid-Umfrage (Schulz) nach ihren Vorbildern befragt. Mit 46% erreichten ihre Eltern und Großeltern den ersten Platz. Auf Platz Zwei folgen sozial engagierte Menschen mit 15%. Diese Personengruppe hat bei den Adoleszenten ab dem 17. Lebensjahr einen Peak von 22% und wird bei den 19- bis 20-Jährigen noch mit 19% angegeben. Eigenschaften wie soziales Engagement (88%), Ehrgeiz (77%), Intelligenz (73%) und Mut (68%) wurden als besondere Merkmale von Vorbildern genannt.

Die 18. Shell Jugendstudie (Albert, Hurrelmann, & Quenzel, 2019), bei der 2672 Jugendliche im Alter von 12 bis 25 Jahren repräsentativ befragt wurden, hebt die steigende Wertigkeit von guten Freunden (97%), vertrauensvoller Partnerschaft (94%) sowie gutem Familienleben (90%) hervor. Die Bedeutung des Umweltbewusstseins ist seit 2015 von 66% auf 71% gestiegen. Dem gegenüber sank die Wertigkeit eines hohen Lebensstandards, also auch die Durchsetzung eigener Bedürfnisse zu Gunsten einer idealisierten, postmaterialistischen Einstellung. Von den Befragten glauben 84% (2006 waren es noch 66%) daran, ihre beruflichen Wünsche realisieren zu können. Dabei spielen die Sicherheit des Arbeitsplatzes sowie die

Sinnhaftigkeit der beruflichen Tätigkeit (ca. 20%) eine entscheidende Rolle.

Der Wortgebrauch von „Vorbild" ist polyperspektivisch und kann durch verschiedene wissenschaftliche Disziplinen wie der Linguistik, der Theologie oder der Philosophie betrachtet werden. Aufgrund der Attribute Moral, Intellekt und Leistung ist der Vorbild-Begriff der Pädagogik zu subsumieren (Wegener, 2004).

Zur Beantwortung der Forschungsfrage und im Sinn dieser Arbeit wird eine psychologische und pädagogische Definition als sinnstiftend beurteilt. Kraul, Hoffmannn & Koch stellen (2003, S. 5) fest, dass der pädagogische Blickwinkel dadurch charakterisiert ist, dass aus bildungstheoretischer Perspektive – in der konkreten Ausformung zeitweilig auch unter normativen Aspekten – Vorbilder für den Erziehungs- und Entwicklungsprozess von Jugendlichen gefordert werden. Dies führt die psychologischen Theorien an, die die Verarbeitung von Vorbildern im Individuationsprozess belegen.

Die gewählten Vorbilder können aus dem Nahbereich (Familien- und Bekanntenkreis) oder aus dem Fernbereich (Persönlichkeiten der Geschichte oder Gegenwart) sein, an denen sich orientiert wird. Janke (1997, S. 19) stellt fest, dass das Vorbild dabei nicht allumfassend bewundert werden muss, sondern auch wegen einzelner Aspekte für einen bestimmten Zweck.

Mendl definiert, dass ein Vorbild

„eine Person [ist], die wegen ihrer besonderen Eigenschaften oder moralischen Handlungen zum persönlichen Leitbild erwählt wird. Sie dient zur Nachahmung und Identifikation. Die grundlegende Problematik bleibt: Große Persönlichkeiten erscheinen in ihrem lebensgeschichtlichen Gesamtentwurf unerreichbar – und das verhindert gerade orientierendes Lernen. Öffnet man aber den Geltungsbereich hin auf „kleine" Vorbilder im Nahbereich, so findet jede/r schnell entsprechende Personen, die in Lebensphasen als Leitbilder dienten: Eltern, GruppenleiterInnen, NachbarInnen, TrainerInnen etc." (Mendl, 2015, S. 46)

Da es zur Beantwortung der Forschungsfrage notwendig war, Eigenschaften und Kompetenzen zu definieren, die ein Vorbild nachahmenswert machen, wurden die Dimensionen der Handlungskompetenz der Kultusministerkonferenz (KMK, 2018, S. 15-16) gewählt. Diese sind:

- Fachkompetenz,
- Selbstkompetenz,
- Sozialkompetenz,
- Methodenkompetenz,
- Kommunikative Kompetenz und
- Lernkompetenz.

Ergänzt wurden Faktoren wie Beliebtheit, Verantwortungsbewusstsein sowie berufsbezogene Intelligenz und Fitness.

Ähnlich wie Mendl definiert der Brockhaus die Wortverwendung:

„Vorbild, an bestimmte (lebende oder historische) Personen gebundenes Bild, das v. a. Kindern und Jugendlichen bei der Verhaltensorientierung, speziell bei der Ausbildung des eigenen Ichideals, als Modell dient. Im frühen Kindesalter sind die Bezugspersonen (Mutter, Vater) Ideale der Nachahmung und Identifikation; alles Handeln, [...] dieser nächsten Bezugspersonen bekommen Vorbildfunktion. [...] In der Pubertät werden oft bekannte Persönlichkeiten wie Musiker, Models, Sportler, Schauspieler usw. oder wichtige Personen des eigenen Umfelds zum Vorbild." (Brockhaus Enzyklopädie Online, 2019d)

Folgend wird die Definition aus dem Brockhaus übernommen, da der Fokus dieser Arbeit auf einem positiven Vorbilderverständnis im eigenen Umfeld fußt, also auf Vorbildern, die Heranwachsende und Menschen im Nahbereich ihrer beruflichen Prägung zum NotSan fördernd unterstützen und zu selbstbestimmten und eigenverantwortlichen Individuen entwickeln.

Im nächsten Unterkapitel wird auf die Bedeutung von Vorbildern auf die Persönlichkeitsentwicklung sowie auf Lerntheorien eingegangen, die im Kontext der Arbeit anwendbar sind.

2.2 Die Bedeutung von Vorbildern in der Entwicklungs- und Lerntheorie

Nahezu alle Wissenschaften, die sich mit menschlicher Entwicklungs- und Lerntheorie beschäftigen, gehen implizit davon aus, dass Menschen von Vorbildern lernen. Allerdings ist in aktuellen Lehrbüchern nicht viel (neues) und keine eindeutigen oder allgemeingültigen Aussagen zu dieser Thematik recherchierbar (Arnold, 2000, S. 53; Faulstich, 2013, S. 7-19; Berk, 2011, S. 4-57). Folgend werden relevante psychoanalytische Entwicklungs- sowie Lerntheorien ohne Anspruch auf Vollständigkeit betrachtet.

Die Entwicklungstheorien beschreiben und erklären die zeitlich überdauernden und aufeinander aufbauenden Transformationen der menschlichen Kognition, Empfindung und Habitus durch die Lebensphasen und stellen ein Teilgebiet der Psychologie dar. Der Vollständigkeit halber werden in historischer Reihenfolge die wesentlichen Theorien genannt und nur die aktuellen und für diese Arbeit relevanten Theorien kurz beschrieben. Nicht mehr relevant sind die Gestaltungspsychologie (Koffka, 1922), die Freud'sche Psychoanalyse (Sulloway, 1985, S. 387) und der Behaviorismus (Watson, 1970).

Die in Europa aktuell favorisierte Entwicklungstheorie basiert auf der kognitiven Psychologie, die den Gegenpol zum Behaviorismus darstellt. Diese Disziplin beschäftigt sich mit der Entwicklung der geistigen Funktionen wie „Intelligenz, Denken, Wahrnehmung, Problemlösung, Gedächtnis, Sprache, usw.", die zum Erfassen von Gegenständen und Lebewesen im Nahbereich und Kontext des Individuums stehen. Piagets Entwicklungsmodell ist das bekannteste und eine der wichtigsten Theorien (Pauen, et al., 2016, S. 120). Er teilt die kognitive Entwicklung in vier Stadien ein, die allgemeingültig sind und mehr oder weniger im gleichen Lebensalter ablaufen. Diese sind das Stadium der „Sensomotorischen Intelligenz" (Geburt bis 2 Jahre), das Stadium der „Präoperativen Intelligenz" (2-7 Jahre), das Stadium der „Konkret-operativen Intelligenz" (7-12 Jahre) und das Stadium der „Formal-operativen Intelligenz" (ab 12 Jahre) (Pauen, et al., 2016, S. 122-131). Als eminent betrachtet Piaget soziale Interaktionspartner

– Vorbilder – von jenen man lernen kann (Mietzel, 2007, S. 80-82).

Nadel (2002) stellt in seiner Studie „Imitation and imitation recognition" fest, dass von Kleinkindern eine neue Handlung, Kompetenz oder Fähigkeit viel wahrscheinlicher von einem Vorbild imitiert wird, welches sich bereits zuvor als kompetent erwiesen hat, als von einem inkompetenten. Weiter klassifiziert sie, dass die Imitation zwei Funktionen erfüllt: eine kognitive (Lernen von neuem, ausgewählten) und einer sozialen (Kommunikation und Interaktion). Diese Voraussetzungen finden sich im Rahmen der Berufsausbildung zum NotSan an den drei Lernorten wieder.

Mills (2013, S. 404-418) ergänzt, dass bereits Kleinkinder ab dem zweiten Lebensjahr das Verhalten möglicher Vorbilder/Modelle (im Original: sources) äußert differenziert bewerten und bei der Auswahl erstaunlich selektiv vorgehen. Dabei hängt die Entscheidung für ein (temporäres) Vorbild vom Kontext einer neuen und nachahmenswerten Handlung ab, die das Kleinkind nachahmen bzw. lernen will. Dies lässt die Schlussfolgerung zu, dass die SuS in ihrer Historie bereits mannigfaltige Vorbilder selektiert und durch Imitation Fähigkeiten erlernt haben.

Bereits 1941 gehen Miller und Dollard in ihrer Studie „Social learning and imitation" davon aus, dass die Auftretenshäufigkeit imitierten Verhaltens steigt, weil die nachahmende Quelle, wie das Vorbild/Modell, für sein Verhalten verstärkend wirkt. Somit wird das Verhalten des Vorbildes/Modells zu einem sekundären Verstärker. Es steigt nicht nur die Auftretungshäufigkeit des konkret imitierten Verhaltens, sondern dieses Verhalten wird auch in übertragbaren Situationen angewandt und bei positiver Erfahrung wiederholt (= generalisiertes Nachahmungsgesetz) (Miller & Dollard, 1941).

Flammer (2017, S. 10) kommt zu dem Schluss, dass die „entwicklungspsychologische Zukunft [...] die großen Klassiker weiterhin nicht entbehren wollen; zu viele Einsichten, zu interessante Denkmodelle sind damit verbunden, die sonst neu erfunden oder formuliert werden müssten. Aber sie sind mit den Augen des 21. Jahrhunderts zu lesen [...]".

Die menschliche Entwicklung kann nicht vom Lernen getrennt betrachtet werden, so werden nun relevante Lerntheorien betrachtet. Die Lerntheorien beschäftigen sich mit Modellen und Hypothesen bezüglich des Erwerbs und der Veränderung von Verhalten. Generalisiert können zwei Hauptzweige der lerntheoretischen Forschung genannt werden. Die behavioristische und die kognitive Lerntheorie.

Der Kognitivismus betrachtet die Kognition sowie die Emotionen des Lernenden. Zentrale Aspekte stellen Organisationsprozesse, Informationsverarbeitung und Entscheidungsvorgänge dar. Zu nennen sind das „Lernen durch Einsicht" sowie „Lernen am Modell".

Beim „Lernen durch Einsicht" (Brockhaus Enzyklopädie Online, 2019e) nutzt das Individuum bereits vorhandenes Wissen durch Kognition und durchläuft sechs Phasen: Auftauchen des Problems, Probierverhalten, Umstrukturierung, Einsicht und Lösung, Anwendung und Übertragung.

Bei Banduras (1965) Theorie „Lernen am Modell" wird explizit davon ausgegangen, dass Individuen durch das Abschauen bei anderen – Vorbilder – lernen und das Beobachtete in einfache oder komplexe kognitive Prozesse verarbeiten und so ihr eigenes Modell generieren; die Anwesenheit des Vorbilds ist nach der Beobachtung von geringfügiger Relevanz. In der Literatur finden sich auch Bezeichnungen wie Beobachtungslernen, Identifikationslernen, Imitationslernen, Nachahmungslernen, Rollenlernen, soziales Lernen oder stellvertretendes Lernen. Zu den zwei Phasen gehören insgesamt vier Prozesse, die mit der Tabelle 2 dargestellt werden:

Tabelle 2: Phasen und Prozesse mit den relevanten Abhängigkeiten in der Aneignungsphase von Banduras Lernen am Modell; Quelle eigene Darstellung nach Gerrig & Zimbardo (2018, S. 301-307)

Phase	Prozess	Abhängigkeiten
Aneignungs-phase (Kompetenz, Akquisition)	Aufmerksamkeits-prozesse	**Persönlichkeitsmerkmale des Modells:** Im Fokus stehen Menschen mit sozialer Macht, Menschen mit hohem Ansehen, sympathische und attraktive Menschen sowie Menschen, die die Bedürfnisse des Lernenden zufriedenstellen können.
		Auch Personen, die dem Beobachter auf eine gewisse Weise ähnlich sind, werden bevorzugt nachgeahmt.
		Persönlichkeitsmerkmale des Beobachters/Lernenden: Fehlendes Selbstvertrauen oder geringe Selbstachtung fördern die Aufmerksamkeit einem Modell gegenüber. Zudem ist die Beobachtung eines Modells von verschiedenen Faktoren menschlicher Wahrnehmung abhängig, z. B. von Erfahrungen, Interessen, Wertvorstellungen, Gefühlen oder Stimmungen.
		Beziehung zwischen Modell und Beobachter: Eine positive emotionale Beziehung sowie die Abhängigkeit von Modell und Beobachter voneinander begünstigen die Nachahmungsbereitschaft des Beobachters

		Gegebene Situationsbedingungen: Wenn Menschen anwesende Personen beobachten, so ist die Wahrnehmung stets in eine soziale Situation eingebunden. So muss das Verhalten des Modells hinreichend auffällig sein, damit es die Aufmerksamkeit des Beobachters auf sich zieht. Außerdem ist es von Vorteil, wenn die Konsequenz – solange diese dem Beobachter positiv erscheint – wahrgenommen wird und sich dieser selbst Vorteile vom Nachahmen der Verhaltensweise verspricht. Die sogenannten emotionalen Befindlichkeiten wirken sich hierbei auf die Wahrnehmung des Beobachters aus.
	Gedächtnis-prozesse	Ein Beobachter speichert das Gesehene mit Hilfe seines Gedächtnisses so lange, bis er sich einen Nutzen vom Zeigen der erlernten Verhaltensweise verspricht. Das Beobachtete wird in Form von bildlichen oder sprachlichen Symbolen im Gehirn gespeichert und ist somit als Vorstellung dort vorhanden (= repräsentiert).
Ausführungs-phase (Performanz)	Motorische Reproduktions-prozesse	**Motivational:** Erkennt der Beobachtende keinen Benefit in der Performanz, ist es fraglich, ob das Gelernte jemals wieder ausgeführt wird
	Verstärkungs- und Motivationsprozesse	Ob ein Mensch ein bestimmtes Verhalten überhaupt beachtet, um es zu lernen, hängt von seiner vorhandenen Motivation ab. Die Motivation einer Person beeinflusst beim Modell-Lernen sowohl die Aneignungs- als auch die Ausführungsphase. Nur wer sich vom Beachten und Durchführen einer Verhaltensweise einen Erfolg bzw. einen Vorteil verspricht oder einen Misserfolg bzw. Nachteil abzuwenden glaubt, wird entsprechende Aktivitäten entfalten. Motivation ist daher eng mit der Aussicht auf Bekräftigung

Zwischenfazit: Die Entwicklungs- und Lerntheorie gehen implizit davon aus, dass Menschen von Vorbildern lernen (Arnold, 2000, S. 53). Die Kriterien, warum wann wer wen zum Vorbild nimmt, sind sehr komplex und können nur schwer vorhergesagt werden (Spada, 2017, S. 398). Als Grundlage für die Identitätsentwicklung kann der Prozess der sozialpsychologischen Entwicklung sowie des Lernens betrachtet werden, wobei Identität vor allem durch Interaktion mit anderen gebildet wird. Die Identitätsfindung ist dabei aus der Sicht der Entwicklungspsychologe eine zentrale Aufgabe der Adoleszenz, sodass der Übergang vom Jugend- ins Erwachsenenalter die entscheidende Phase für die Entwicklung der eigenen Identität darstellt. Dies soll im nächsten Kapitel betrachtet werden, da diese Phase der Adoleszenz von besonderer Bedeutung im Kontext der SuS steht.

2.3 Die Rolle von Idolen für die Identitätsbildung

Der Begriff Identität wird im Brockhaus (2019f) allgemein als „die völlige Übereinstimmung einer Person oder Sache mit dem, was sie ist oder als was sie bezeichnet wird" definiert. Zur wissenschaftlichen Verwendung im Feld der Psychologie ergänzt Brockhaus (2019g), dass der Begriff „Identität" häufig als die Kurzbezeichnung für Ichidentität verwendet wird.

Die Ichidentität ergibt sich aus den persönlichen Angaben von der Person wie Name, Alter oder Geschlecht und aus der Persönlichkeit, den Fähigkeiten, Fertigkeiten, Gewohnheiten, Erfahrungen sowie der sozialen Rolle dieser

Person (Oerter & Dreher, 2008, S. 303). Freud war der Erste, der über die Ausprägung der Ichidentität, dem Resultat des Wechselspiels von „ES" und dem „ÜBER-ICH", schrieb (Müller, 2010, S. 28-29). Heute beschreibt der Brockhaus die Ichidentität als:

> „die subjektive Selbsteinschätzung einer Person (Selbstkonzept) in Abgrenzung zu der Beurteilung durch andere (Fremdbild). Nach E. H. Erikson wird die endgültige erwachsene Ichidentität v. a. im Zuge der pubertären Krise der Adoleszenz ausgebildet: Je ausgeprägter und eigenständiger die Ichidentität erarbeitet wurde, umso klarer, widerspruchsfreier und kohärenter kann sie kommuniziert werden. Ist die Ichidentität einer Person wenig ausgeprägt, so erlebt diese sich als wenig integriert und mit inneren Spannungen sowie einem schwankenden Selbstsicherheitsgefühl belastet. Die Ausbildung der Ichidentität steht daher im Zusammenhang mit der Entwicklung kommunikativer oder interaktiver Kompetenzen." (Brockhaus Enzyklopädie Online, 2019h)

Erikson (1902-1994) gilt als Begründer der Identitätsforschung. Auf seinem achtstufigen Phasenmodell bauen alle neueren Ansätze auf; deshalb soll es hier kurz vorgestellt werden. Erikson konzentrierte sich im Speziellen auf die abschließende Identitätskrise der Kindheit und die der Adoleszenz.

Die Identitätsbildung betrachtet er als lebenslangen Prozess, obwohl die Hauptarbeit im Jugendalter erfolgt. Dieser Prozess besteht aus der Abfolge von so genannten „normativen Krisen", das heißt, Phasen, in denen jeweils ein bestimmtes Entwicklungsthema/Krise im Vordergrund steht. Die Lösung der Krisen beschreibt er als bipolar, wobei die eine Seite die positive, die andere Seite die negative Lösung der Krise darstellt. Dabei geht es aber nicht um ein klares „Entweder-oder", sondern darum, dass eine Seite im Vergleich zu der anderen überwiegt. Aus seiner Sicht war die Identitätsentwicklung mit erfolgreicher Adoleszenz nicht beendet, sondern ist ein fortlaufender Prozess durch alle Lebenszyklen (Müller, 2010, S. 30). Eriksons achtstufiges Phasenmodell wird mit der Tabelle 3 illustriert.

Tabelle 3: Das achtstufige Phasenmodell nach Eriksons Identität und Lebenszyklus; Quelle: Boeree (2006, S. 8ff.), eigene Darstellung mit Ergänzungen

	Psychosoziale Krise	Frage im Zentrum	Erfahrungen; Chancen; Gefahren	Wichtige Beziehungen	Ethische Welt
Säuglingsalter (0-1 J.)	Vertrauen vs. Misstrauen	Kann ich der Welt trauen?	Gegeben bekommen (empfangen) Geben	Fürsorge und Befriedigung der Grundbedürfnisse Fehlende Fürsorge	Mutter	Kosmische Ordnung
Frühe Kindheit (2-3 J.)	Autonomie vs. Scham, Zweifel	Kann ich mein Handeln selbst steuern?	Behalten (festhalten) Hergeben (loslassen)	Entbehrung, Toleranz und Fürsorge, Überfürsorge und mangelnde Fürsorge	Eltern	Gesetz und Ordnung
Spielalter (3-6 J.)	Initiative vs. Schuldgefühl	Kann ich von meinen Eltern unabhängig werden, indem ich meine Grenzen erprobe?	Tun (Drauflosgehen) «Tun als ob» (=Spielen)	Ermunterung zum Erproben Mangelnde Gelegenheit zum Erproben	Familie	Ideale Leitbilder
Schulalter (ca. 7-12 J.)	Werksinn vs. Minderwertigkeitsgefühl	Kann ich die zur Anpassung nötigen Fähigkeiten beherrschen lernen?	Etwas «Richtiges» machen, konstruieren (mit anderen zusammen)	Angemessenes Üben und Ermutigung/Dürftiges Üben und fehlende Unterstützung	Nachbarschaft und Schule	Technologische Elemente
Adoleszenz (12-20 J.)	Identität vs. Identitäts-diffusion	Wer bin ich? Was sind meine Überzeugungen, Gefühle und Einstellungen?	Wer bin ich (Wer bin ich nicht)? Das Ich in der Gemeinschaft?	Innere Festigkeit und positive Rückmeldungen Ziellosigkeit und unklare Rückmeldungen	Peers, Rollenmodelle	Ideologische Perspektiven
Frühes Erwachsenenalter (ca. 20-45 J.)	Intimität und Solidarität vs. Isolierung	Kann ich mich einem anderen Menschen ganz geben?	Sich in anderen verlieren und finden	Wärme und Anteilnahme Einsamkeit	Partner, Freunde	Arbeits- und Rivalitätsordnungen
Mittleres Erwachsenenalter (ca. 45-65 J.)	Generativität vs. Selbstabsorption	Was kann ich kommenden Generationen bieten?	Schaffen und vorsorgen	Zielbewusstheit und Produktivität Fehlendes Wachstum und Regression	Im Haushalt, Arbeitskollegen	Zeitströmungen in Erziehung und Tradition
Reifes Erwachsenenalter (ca. 65+ J.)	Integrität vs. Verzweiflung	Habe ich in meinem Leben durch Arbeit und Spiel Zufriedenheit und Erfüllung gefunden?	Sein, was man geworden ist; akzeptieren, dass man einmal nicht mehr sein wird	Einheit und Erfüllung Ekel und Unzufriedenheit	Die Menschheit oder „meine Leute"	Weisheit

Farbenlegende: Kindheit — Psychosoziales Moratorium — Erwachsenenalter

Folgend soll nur auf die für die Studie relevanten Phasen der Adoleszenz und des frühen Erwachsenenalters eingegangen werden, da der Durchschnitt der zu erwartenden Stichprobe aus Jugendlichen zwischen 18 bis 25 Jahren alt sein wird und gerade ihre Identität „Notfallsanitäter" entwickeln wird.

Identität gegen Identitätsdiffusion (ca. 12-20 J.):

In der Adoleszenz wird die kindliche Geborgenheit (Sicherheit) und Identität durch die körperlichen Veränderungen (Identitätsdiffusion) in Frage gestellt. Dies richtet den Blick des Heranwachsenden auf seine soziale Rolle und wie er in den Augen anderer erscheint. Für diesen Prozess sind alle angesammelten Erfahrungen aus den vorangegangenen Krisen notwendig. Die Herausforderung besteht in der Verknüpfung der präsentierten Rollenvielfalt. In Bezug auf die Berufs-Identität kann dies die Jugendlichen vor eine subjektiv empfundene Unfähigkeit stellen. Die Unterstützung aus dem Umfeld spielt hier eine bedeutsame Rolle. Oft schließen sie sich zu Gruppen (Peergroups) zusammen und überidentifizieren sich mit Idolen, wobei sie sich sehr intolerant gegenüber Andersartigen zeigen. Erikson erklärt dies mit der Abwehr der Gefahr der Identitätsdiffusion, welche durch die rasche Veränderung des Körpers droht. Gesellschaftliche Werte haben laut Erikson in dieser Phase einen hohen Stellenwert und sind für die Identitätsbildung entscheidend. Im übertragenen Sinne schlägt Erikson für diese Phase eine pädagogische Herangehensweise vor, die anstelle von reiner Examensorientierung den Jugendlichen bei der

Orientierung an Werten und Zielen unterstützt (Erikson, 1973, S. 197).

Intimität und Solidarität gegen Isolierung (ca. 20-45 J.):

Bevor der junge Erwachsene kein einigermaßen sicheres Gefühl einer eigenen Identität entwickelt hat, ist eine wahrhafte (physische sowie psychische) intime und solidarische Beziehung nicht möglich. Dem gegenüber steht die Fähigkeit, eine Distanz bzw. Isolierung den Menschen und Einflüssen gegenüber zu entwickeln, die für das eigene Ich schädlich sind. Wird diese Krise nicht gelöst, weil keine echte Intimität gelebt werden kann, isoliert sich das Subjekt oder nimmt eine passive Rolle im zwischenmenschlichen Leben ein. Untersuchungen von Lehnhart & Neyer (2007, S. 40-43) heben die Bedeutung von intimen Beziehungen für die Persönlichkeitsentwicklung hervor.

Erikson (1973, S. 127) benennt noch ein Zwischenstadium, welches zwischen Jugend und Erwachsenenalter stattfindet. Das Konzept des psychosozialen Moratoriums wird im Folgenden mit dem Modell der vier Identitätszustände nach Marcia (1993) dargestellt. Auf Basis von Eriksons Phasenmodell entwickelte Marcia ein differenziertes Modell mit vier Identitätszuständen (vgl. Tabelle 4), die nicht allein über konkrete Inhalte bestimmt werden, sondern über die Prozessvariablen "Exploration von Alternativen" und "Eingehen von Bindungen" (Krampen & Greve, 2008, S. 666-667). Zur Feststellung des aktuellen Identitätsstatus ist ein Interview mit der entsprechenden Person notwendig. Der Inhalt der Fragen konzentriert sich hierbei auf die typisch relevanten Themen der Adoleszenz wie berufliche Pläne, emotionale Bindungen, Sexualität sowie die Entstehung der eigenen Weltanschauung inklusive der moralischen Überzeugungen. Ohne die Verwendung eines Fragebogens ist die Bestimmung des Identitätszustands nicht möglich. Allerdings wird das Modell als relevant für die Diskussion der Studie erachtet.

Tabelle 4: Die vier Identitätszustände nach Marcia; Quelle: Oerter & Dreher (2008, S. 307); eigene Darstellung mit Ergänzungen

Identitätszustand	Kennzeichen
Diffuse Identität:	Keine eindeutige Festlegung für Werte und Beruf. Keine Krise erlebt, kein Engagement, oft Überzeugungswechsel, leicht beeinflussbar – Verpflichtung niedrig, Erkundung niedrig. Also: keine Festlegung auf Beruf oder Werte. vier Arten der diffusen Identität, ergänzt durch Oerter & Dreher (2008, S. 307): 1.*Entwicklungsdiffusion*: Ist eigentlich nur ein Übergang zum Moratorium oder der erarbeiteten Identität. 2.*Sorgenfreie Diffusion*: Unauffällige Person scheint angepasst und sozial kontaktfreudig, aber: soziale Kontakte nur oberflächlich und von kurzer Dauer. Keine verbindlichen Werte. 3.*Störungsdiffusion*: Folge von Trauma/ unbewältigtem kritischen Lebensereignis. Mangel an inneren und äußeren Ressourcen. Betroffene Person häufig isoliert und hat unrealistische Größenfantasien. 4.*Kulturell adaptive Diffusion*: „Modern", jemand wie Jetsetter, der sich immer situativ anpassen muss. Nicht festgelegt. Privat und beruflich von Vorteil, keine festen Werteordnungen, usw. zu haben; als Anpassungsstrategie in Umgang mit den soziokulturellen Anforderungen.
Übernommene Identität:	Festlegung auf Berufe oder Werte, die von Eltern oder anderen bedeutsamen Bezugspersonen ausgewählt wurden. Hierbei ist die gruppenzentrierte Entwicklungsstufe maßgeblich. Verpflichtung ohne Identitätskrise – Exploration niedrig, übernommene Einstellungen hoch. Also: Festlegung auf Beruf/Werte, die z.B. von Eltern übernommen wurden, unhinterfragt, Ansichten Anderer.
Moratorium:	Gegenwärtige Auseinandersetzung mit beruflichen oder sonstigen Wertfragen. Exploration hoch, ernstes Stadium der Identitätskrise, also gegenwärtige Auseinandersetzung mit Beruf und Werten, aber noch keine Festlegungen und/oder Verpflichtungen (niedrig).
Erarbeitete Identität:	Eindeutige Festlegung auf einen Beruf oder eine Wertposition, die wir selbst ausgewählt haben. Hierbei ist die Selbstbestimmende Entwicklungsstufe maßgebend. Exploration und Verpflichtung hoch, erfolgreich durch Identitätskrise, nun Festlegung: Beruf/ Wertpositionen (selbst festgelegt!)

Weiterführend beschäftigte sich Marcia (1993, S. 22-41) mit der Differenzierung von Identitätsbildung und der Identitätskonstruktion. Diese sei das Ergebnis von individuellen Entscheidungen in Bezug auf die Entscheidungen, wer man sein will, welcher Peergroup man sich anschließen möchte, welcher Religion oder Glauben man annehmen möchte und welche Berufsentscheidung man treffen will. Die Mehrzahl der Jugendlichen weist primär eine Identität auf, die sie durch Äußerlichkeiten (Kleidung, die Art zu reden, usw.) zusammensetzt. Nur eine Minderheit erarbeitet sich ihre eigene Identität durch einen Prozess von individuellen Entscheidungen.

Zwischenfazit: Laut Erikson verläuft die Entwicklung sowie die Identitätsformung entlang von aufeinanderfolgenden Krisen, die entweder überwiegend positiv oder negativ verarbeitet werden. Die SuS befinden sich entweder in der Krise „Identität gegen Identitätsdiffusion (ca. 12-20 J.) oder Intimität und Solidarität gegen Isolierung (ca. 20-45 J.). Marcia geht davon aus, dass sich junge Erwachsene in einer seiner vier Identitätszustände befinden und nur wenige eine durch bewusste Entscheidungsprozesse entwickelte (berufsbezogene) Identitätskonstruktion aufweisen. So wird im folgenden Kapitel der Einfluss von Vorbildern auf die berufliche Wahl bzw. Identität der Jugendlichen betrachtet.

2.4 Vorbilder im Kontext der Berufswahl

Der Orientierungs- und Entscheidungsprozess hin zur Berufswahl wird als Berufsorientierung bezeichnet und unterliegt individuellen und multifaktoriellen Einflüssen. Die Landeszentrale für politische Bildung (1997, S. 63) erklärt:

> „Berufsorientierung und Lebensplanung sind keine rein kognitiven Vorgänge. Es handelt sich um einen vielschichtigen Prozeß [sic!], bei dem Mädchen und Jungen in ihrer ganzen Persönlichkeit betroffen sind und auch als solche Raum haben müssen. Sie sollen lernen, sich selbst mit ihren persönlichen, familiären, beruflichen, sozialen Wünschen und Zielen in den Mittelpunkt ihrer Berufs- und Lebensplanung zu stellen".

Die jugendliche Berufsorientierung wird als ein Teil der Identitätsbildung betrachtet. Dabei unterliegt die getroffene Berufswahl einer fortwährenden Neubeurteilungen und ist nach dem derzeitigen Stand weder einmalig noch abgeschlossen. Darüber hinaus fällt bei der berufsbezogenen Identitätsbildung (vgl. Tabelle 4) von Jugendlichen eine Orientierung an stereotypen Frauen- und Männerbildern in ihrem Nahbereich auf (Famulla, Möhle, Butz, & Deeken, 2008, S. 2-6). Im folgenden Kapitel 2.4.3 wird diesbezüglich auf genderspezifische Aspekte gesondert eingegangen.

Meier, Peters & Wolf (2014, S. 16) zählen Faktoren wie: Einkommenssicherheit, Kontakt mit Menschen, Arbeitsmarktchancen sowie Weiterentwicklungsmöglichkeiten der beruflichen Kenntnisse und Fähigkeiten zu den allgemeinen Wünschen und Erwartungen der Jugendlichen an ihren zukünftigen Beruf. Diese Faktoren können weiter in endogene (innere, individuelle) und exogene (äußere, gesellschaftliche) differenziert werden und werden mit der Tabelle 5 dargestellt.

Tabelle 5: Endogene und exogene Einflussmerkmale und Faktoren für die Berufswahl; Quelle: Golisch (2002, S. 40) & Ries (1970, S. 50), eigene Darstellung

Endogene Faktoren	Exogene Faktoren
Kenntnisse und Fähigkeiten	Soziale Beziehungen
Eignung	Ökonomische Bedingungen
Charakter	Gesellschaftliche Werte
Neigung	
Informationsverhalten	

Scharfenberg (2016, S. 18) stellte bei einer Fragebogenumfrage von 4439 Menschen in Pflegeberufen fest, dass 98% ihre damalige Berufsentscheidung getroffen haben, weil sie mit Menschen arbeiten und eine sinnvolle Arbeit (96%) leisten wollten. Auf die Frage, ob sie heute jungen Menschen zu einem Pflegeberuf raten würden, antworteten 42% mit Nein, 45% mit Ja und 13% enthielten sich der Antwort (S. 23).

Runggaldier & Lippay wollten im Jahr 2016 (S. 844-847) klären, warum sich junge Menschen für die Berufsausbildung zum Notfallsanitäter entschieden haben. Sie stellten bei ihrer bundesweiten Befragung fest, dass 74,6% „Vorwissen / medizinische Kenntnisse (z.B. vorhergehende Ausbildung, Praktikum, Jugendfeuerwehr, Sanitätsdienst usw.)" , 72,5% „Neigung zu Arbeit mit und für Menschen" und 25% „Empfehlung/Erfahrung im sozialen Umfeld (Familie, Freunde usw. im RD)" als Gründe für ihre Berufswahl angaben. Auf die Frage, welche Bereiche der rettungsdienstlichen Tätigkeiten ihnen besonders wichtig seien, antworteten 28% mit „Notfallrettung", 25% mit „Sozialkompetenz und Arbeit mit Menschen", 15% mit „Kommunikation und Interaktion" und 7% mit „Menschen helfen".

Zu den gesellschaftlichen Werten ist anzumerken, dass diese auch im Sinne von Berufsidealen und Leitbildern – Vorbildern – zu verstehen sind. Diese werden hauptsächlich durch den Nahbereich wie Familie, Schule und Peergroups vermittelt (Golisch, 2002, S. 40) und sind laut Rademacker (2007, S. 108) zu einem Drittel für die Berufswahl maßgeblich.

Die folgenden Unterkapitel 2.4.1, 2.4.2 und 2.4.3 betrachten die Einflüsse der Familie, von Peergroups, von Vorbildern aus dem sozialem Nahraum sowie geschlechtsspezifische Aspekte.

2.4.1 Eltern als Vorbilder

Mit Verweis auf die psychoanalytischen Entwicklungstheorien der Lerntheorien (vgl. Kap. 2.2) sowie der Identitätsbildung (vgl. S. 62) ist es nachvollziehbar, dass die Eltern einen maßgeblichen Einfluss auf die Berufswahl haben. Diesen präzise zu identifizieren ist kaum möglich, da die mannigfaltigen Effekte meist unbewusst geschehen (Golisch, 2002, S. 63). Bezieht ein Kind z.B. beim Spielen die berufliche Tätigkeit eines Elternteils mit ein, kann dies ein Hinweis auf die zukünftige Berufswahl sein. Bereits zu diesem Zeitpunkt können Gender-Aspekte zu spezifischen Prägungen führen (Michaelis, 2008, S. 245). Beinke (2000,

S. 6) macht deutlich, dass zum einen die Eltern ihre Ar-
beitserfahrungen an die Kinder weitergeben (Beinke,
2000, S. 27) und zum anderen mit der aktiven Beratung
zur Berufsorientierung die Jugendlichen in ihrer Berufswahl beeinflussen. Verstärkt wird dieser Effekt dadurch,
dass die Eltern ihre Kinder gut in Bezug zu ihren Kenntnissen, Fertigkeiten, Kompetenzen, Vorlieben, Abneigun-
gen und Charakterzügen verorten können und als Bezugspersonen anerkannt sind (Michaelis, 2008, S. 247ff.).
Beinke ergänzt, dass bei der elterlichen Beratung geschlechterspezifische Unterschiede bestehen und die Jungen in einem höheren Maße berufsspezifische Informationen bekommen (2000, S. 129). So ist es nachvollziehbar,
dass sich die Söhne stärker vom väterlichen Beruf(-sfeld)
angezogen fühlen (Beinke, 2000, S. 25).

Zwischenfazit: Grundsätzlich ist der Einfluss auf die Berufswahl durch die Familie von Bedeutung. Ob hier eine
Übertragung auf das Berufsbild NotSan eine vergleichbare
Relevanz hat, wird mit dem folgenden Unterkapitel sowie
mit der Auswertung der Studie im Kap. 4.5 dargestellt.

2.4.2 Peergroups als Vorbilder

Nachdem Kinder ihr soziales Verhalten am Vorbild der
Eltern und Geschwister entwickelt haben, gewinnen
Peergroups während der Adoleszenz zunehmend an Be-
deutung für die emotionale Stärkung (Harring, Rohlfs, &
Palentien, 2007, S. 244ff.). Ab diesem Zeitpunkt können
Eltern nur noch über die Einflussgrößen Wohnsituation,
Freizeitverhalten (u.a. Ehrenamt) und Freundeskreis die

Orientierung an Peergroups mit steuern (Opp & Teichmann, 2008, S. 20).

Entsprechend der zunehmenden Wichtigkeit von Peers für die Orientierung und Identitätsbildung (vgl. Kap. 2.3) des Jugendlichen, reduziert sich die auf elterlicher Seite. Folglich steigt auch die Unterstützung für Fragen der Orientierung und somit auch bei dem Berufsentscheidungsprozess. Es ist zu beobachten, dass Peergroups zunehmend eine relevante Größe im Berufsorientierungsprozess einnehmen. Derzeit rangiert der Einfluss der Peergroups bei der Berufsorientierung hinter dem der Eltern und vor dem der Schule (Beinke, 2000, S. 222-228). In einer folgenden Studie zur Berufsorientierung und Peergroups stellt Beinke (2004, S. 257) fest, dass 50% der Jugendlichen der 8. und 9. Jahrgangsstufe große Erwartungen an ihre Peers haben und von diesen im besonderen Maße aufschlussreiche Informationen über Berufe erwarten. Weiter stellt Beinke die unterstützenden Diskussionen zur Berufswahl sowie die emotionale Stärkung durch die Peers als Instanz klar (2004, S. 211).

2.4.3 Gender-Aspekte bei der Berufswahl

Ab der Kindheit vollzieht sich eine geschlechtsspezifische Sozialisation durch das Vorleben von Rollenbildern in der Familie, z.B. geschlechtsbezogene Arbeitsteilung in der Familie und im Beruf (Deibl, 1994, S. 36ff.).

„Als Kind identifizieren Buben sich mit dem Vater, Mädchen mit der Mutter, also jeweils mit dem gleichgeschlechtlichen Elternteil. Man lernt seine Rolle dadurch, indem man die Erwartungen der Eltern an das ´rollentypische` Verhalten erfüllt und daher von ihnen belohnt bzw., wenn das nicht der Fall ist, bestraft wird." (Deibl, 1994, S. 37)

Das Bundesinstitut für Berufsbildung ergänzt und erklärt, dass der Anteil der Geschlechter bei zahlreichen Berufen unterschiedlich stark ausgeprägt ist und dass es sogar etliche Berufe gibt, die fast ausschließlich von Männern bzw. Frauen erlernt und ausgeübt werden. Wissenschaftlich sei aber nicht bewiesen, dass hierfür geschlechterspezifische Grundbegabungen und -interessen verantwortlich sind. Erwiesen ist, dass bei der Darstellung von Berufen häufig Geschlechterklischees transportiert werden, welche die Berufschancen und -potenziale junger Menschen einschränken (bibb, 2020).

Der RD war seit dem Ende des Zweiten Weltkrieges eine typische Aufgabe für Männer. „Zwar hatte die Hilfsorganisation immer schon weibliches Personal beschäftigt, der RD blieb aber für Jahrzehnte eine Männerdomäne" (Kessel, 2008, S. 121).

Wenige Frauen begannen Anfang der 70er Jahre mit den ersten (meist) ehrenamtlichen Engagement im RD; überwiegend an den Wochenenden sowie in der Nacht. Politische Argumentationen, wie der Unvereinbarkeit von Ehrenamt und Familie sowie, dass Frauen nicht schwer tragen durften (Seemannsgesetzt aus dem Jahr 1978 § 92 und § 93) führten schnell dazu, dass Frauen aus diesem Bereich ausgeschlossen wurden (Kessel, 2008, S. 122). Erst nach dem Inkrafttreten des Rettungsassistentengesetzes (RettAssG, 1989) sowie der Umstrukturierung des RD im Jahr 1990 endete die politische Diskriminierung von Frauen, wonach sie sich als Fachkraft im RD ausbilden lassen und tätig werden konnten (Kessel, 2008, S. 124). Mit der Abbildung 1 wird der prozentuale Anteil der im RD beschäftigten Geschlechter skizziert. Zu erkennen ist, dass der Anteil von Frauen im Zeitraum von 2009 bis 2018 um 5,99% auf insg. 30,99% angestiegen ist und demzufolge aktuell doppelt so viele potenzielle männliche Vorbilder präsent sind. Die berufliche Qualifikation geht aus diesen Daten nicht hervor.

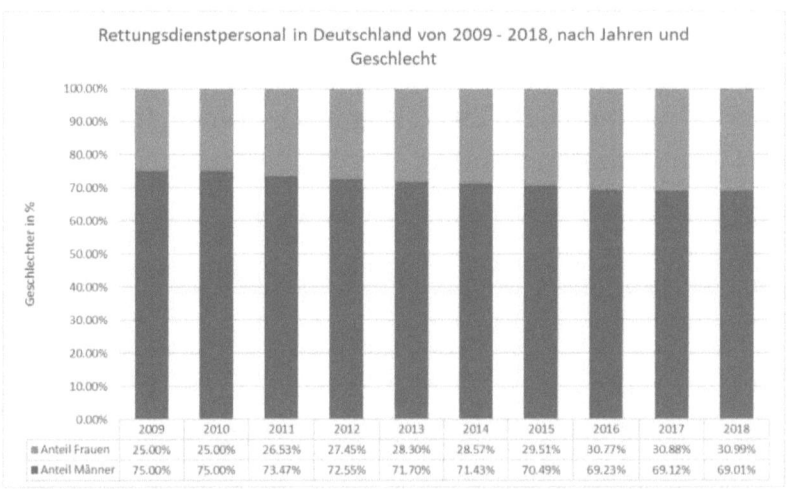

Abbildung 1: Rettungsdienstpersonal in Deutschland von 2009 bis 2018 nach Geschlechtern; Quelle: Statistisches Bundesamt (Destatis, 2018), eigene Darstellung

Die gesellschaftlichen Vorurteile, auch die von Ärzten, Vorgesetzten und Patienten, blieben und verdichteten sich. Es waren Zweifel, dass Frauen Patienten nicht von den Notfallorten bis zum Rettungswagen tragen könnten, keine ausreichenden Fahrfähigkeiten zum Bewegen von Rettungswagen haben und nicht die nötige Nervenstärke besitzen, mit belastenden Einsatzsituationen umzugehen (Kessel, 2008, S. 122).

Auf Basis der Datenerhebung des Statistischen Bundesamtes (2004 - 2019) im Bereich Bildung und Kultur an beruflichen Schulen zeigt sich eine signifikante Zunahme des Frauenanteils in der Berufsausbildung zum Rettungsassistent bzw. Notfallsanitäter. Waren es im Schuljahr 2002/2003 noch 17,9%, so begannen im Schuljahr 2018/2019 bereits 36,4% weibliche Schüler die Berufsausbildung zum NotSan. In der folgenden Abbildung 2 ist dieser Trend verdeutlicht. Zudem fällt auf, dass sich ab dem Schuljahr 2016/2017 vermehrt Frauen für die Berufsausbildung zum NotSan entschieden.

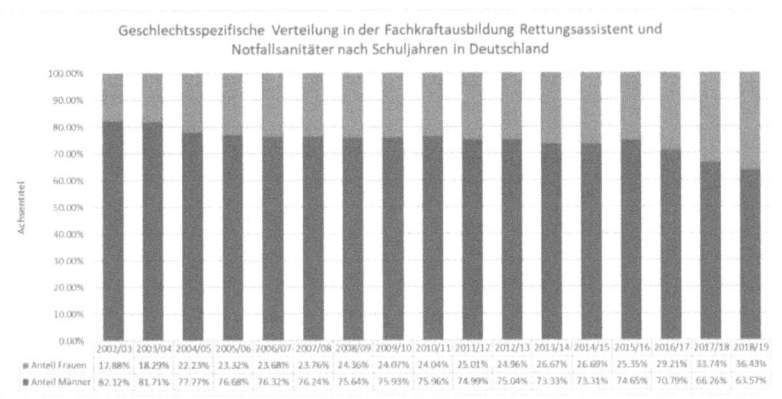

Abbildung 2: Auswertung der geschlechterspezifischen Verteilung in der Fachkraftausbildung zum Rettungsassistenten bzw. Notfallsanitäter der Schuljahre 2002/2003 bis 2018/2019; Quelle: Statistisches Bundesamt (2020); eigene Darstellung

Die von Lockwood (2006, S. 36-41) durchgeführte Studie zur Beurteilung der Auswirkung von Vorbildern gleichen und unterschiedlichen Geschlechts ergab, dass sich Frauen an porträtierten Erfolgsgeschichten weiblicher Vorbilder besser orientieren, identifizieren und eine solche Karriere durchlaufen können. In der männlichen Vergleichsgruppe gab es keinen Unterschied, ob es sich um eine Erfolgsgeschichte einer Frau oder eines Mannes handelte. Lockwood schlussfolgerte, dass Männer auf ihrem Karriereweg seltener auf geschlechtsspezifische Hindernisse oder negative berufliche Klischees stoßen.

Marx & Roman (2002, S. 1183ff.) untersuchten den „stereotype threat" durch geschlechtsspezifische Einflussnahme im Rahmen von mathematischen Tests. Bevor der Test stattfand, stellten die Versuchsleiter den mathematischen Test vor und gaben an, diesen selbst entwickelt zu haben. Nach dem Test boten sie jeder Versuchsperson an, ein detailliertes Feedback der Stärken und Schwächen des einzelnen zu geben. Dabei stellten sie fest, dass das Geschlecht des Versuchsleiters für die weiblichen Teilnehmer (TN) eine stärkende Wirkung hatte, wenn es eine Frau war. Die weiblichen Versuchspersonen erreichten so deutlich bessere Ergebnisse. Bei den männlichen Versuchspersonen war kein Unterschied zu erkennen. So schlussfolgern Marx & Roman, dass in männlich dominierten Studiengängen für Frauen weibliche Vorbilder besonders wichtig sind.

Ob das Geschlecht des Dozenten in weiblich dominierten Wissenschaften für männliche Studenten lernfördernd wirkt, untersuchten Bettinger & Long (2005, S. 152ff.). Hierfür werteten sie Daten von 54.000 amerikanischen Studenten des ersten Semesters aus. Bei den Erziehungswissenschaften stellten sie fest, dass männliche Dozenten die gleichgeschlechtlichen Studenten mehr motivieren konnten, so dass sie mehr Zeit für das Studium investierten. In anderen Fachdisziplinen konnte allerdings kein signifikanter Geschlechterunterschied erkannt werden. Die Autoren fanden für dieses Ergebnis keine Begründung und vermuteten andere Faktoren hinter diesem statistischen Ausreißer.

Forscher an der University of Washington State gingen der Frage nach, ob weibliche oder männliche stereotypische Vorbilder in MINT-Fächern die Erfolgserwartung von Frauen schwächen (Cheryan, Siy, Vichayapai, Druy, & Kim, 2011, S. 656ff.). Die Wissenschaftler kamen zu dem Ergebnis, dass das Geschlecht allein nicht ausreichend ist, um jemanden als Vorbild zu qualifizieren. Zwar sind Frauen dazu geneigt, andere Frauen als richtungsweisend für ihre eigene Zukunft anzusehen. Damit diese ernstlich als Identifikationsfigur in Betracht kommen, müssen die Frauen diese jedoch auch als ähnlich mit sich selbst wahrnehmen. Ist das nicht der Fall, kann der Vorbildeffekt auch eine paradoxe Wirkung haben.

Zwischenfazit: Immer mehr Frauen entscheiden sich für die Berufsausbildung zum NotSan. Die allgemeine Annahme, dass weibliche Vorbilder eine inspirierende Kraft sind, welche die Überzeugung der Frauen verbessern, dass sie in MINT-Fächern, bzw. in Männerdomänen erfolgreich sein können, muss um zwei Faktoren erweitert werden. Zum einen muss das Vorbild aufzeigen können, was in Zukunft aus dem SuS werden kann und das Subjekt muss Ähnlichkeiten mit dem Vorbild erkennen.

Wie in der Einleitung erwähnt, soll auch die lernfördernde Wirkung durch Vorbilder bewertet werden. Nun folgend werden entsprechende Aspekte betrachtet.

2.5 Lernmotivation durch Vorbilder

Im Bereich der pädagogischen Psychologie stellte Heckhausen im Jahr 1968 eine Formel auf, die den Lernbegriff mit zentralen Faktoren für die Lernmotivation verrechnen lässt (Heiland, 1979, S. 32):

$$MotI = (LM \times E \times Ae) + As + N + (bId + bZust + bAbh + bGelt + bStrafv)$$

Tabelle 6: Legende für das Modell zur Lernmotivation nach Heckhausen; Quelle: Heiland (1979, S. 32), eigene Darstellung

MotI =	Lernmotivierung
LM =	Leistungsmotivation: Zielstrebiges Verhalten in Auseinandersetzung mit einem Gütemaßstab
E =	Erreichbarkeitsgrad des in der Lernsituation gestellten Leistungsziels für den individuellen Schüler (erlebte Erfolgswahrscheinlichkeit in %)
Ae =	Anreiz von Aufgaben
As =	sachbereichsbezogener Anreiz
N =	Neuigkeitsgehalt eines dargebotenen Lehrstoffes
bId =	Bedürfnis nach Identifikation mit dem Erwachsenenvorbild (siehe Modelllernen)
bZust =	Bedürfnis nach Zustimmung, positivem Feedback
bAbh =	Bedürfnis nach Abhängigkeit von Erwachsenen
bGelt =	Bedürfnis nach Geltung und Anerkennung in den Augen des Lehrers und/oder der Mitschüler
bStrafv =	Bedürfnis nach Strafvermeidung

Heckhausen betrachtet erstmals den Faktor „Bedürfnis nach Identifikation mit dem Erwachsenenvorbild (=bld)" als lernfördernd und gibt diesem Faktor eine additive Wertigkeit in seiner Formel. Etwas griffiger definiert Wegge (1998, S. 47) den Begriff Lernmotivation als „ein Sammelbegriff für alle [...] Prozesse [...], die dafür Sorge tragen, dass ein Lernender (absichtlich) etwas Neues erlernt, um die von ihm antizipierten, mit dem Lernen (mehr oder weniger) verknüpften Folgen erreichen oder verhindern zu können". Bei dieser Definition lässt sich die lernfördernde und motivierende Rolle eines Vorbildes nur vage hineininterpretieren.

Bezogen auf die Medizindidaktik schreiben Kollewe, Sennekamp, & Ochsendorf (2018, S. 10):

> „Neben der formellen Lehre spielt noch ein weiterer Faktor eine wichtige Rolle bei der Ausbildung angehender Ärztinnen und Ärzte: die sie umgebenden Personen, genauer gesagt, ihre Vorbilder („role models"). [...] Der Eindruck, den Vorbilder hinterlassen, ist so groß, dass sich die überwiegende Mehrheit junger Absolventen des Medizinstudiums [...] und auch später noch ein Großteil von erfahrenen Klinikern an sie erinnert und ihren Einfluss benennen bzw. beschreiben kann".

Zwischenfazit: Im Kontext dieser Arbeit wird davon ausgegangen, dass sich die Lernmotivation von Vorbildern im Allgemeinen sowie auf SuS in der Ausbildung zum NotSan übertragen lassen. Es wird auch unterstellt, das außerschulische Lernorte eine Wirkung auf die Lernmotivation der SuS haben. Dieses Thema wird im nächsten Kapitel analysiert.

2.6 Der Einfluss von Lernorten auf die Lernmotivation

Piaget (1975, S. 71ff.) hebt die Bedeutung von Erfahrungen (Handlungserfahrung unter Einbeziehung aller Sinne) besonders hervor, die zum Aufbau kognitiver Strukturen (= neuronale Vernetzung im Langzeitgedächtnis) notwendig sind und folglich zum nachhaltigen Lernen führen. Außerschulische Primärerfahrungen an verschiedenen Lernorten mit Realobjekten, z.B. im beruflichen Kontext, stellen laut Killermann, Hiering & Starosta (2018, S. 97) die Begründung für die Entstehung von kognitiven Verknüpfungen dar. Im Gegensatz zu verbal und medial verarbeitetem Wissen (didaktisch, Sekundärerfahrungen) prägt sich erlebtes und erfahrenes (Primärwissen), das in einem assoziativen Umfeld stattfindet, besser ein, da der Bedeutungsinhalt (affektive Ebene) verstärkend wirkt (Starosta, 1991, S. 422ff.).

Prenzel (1995, S. 58ff.) stellt fest, dass die SuS motiviert sein müssen, um ihre Aufmerksamkeit auf einen Lerngegenstand zu richten und somit eine lernfördernde Haltung für die kognitiven Prozesse zu erreichen. Folglich ist die Lernmotivation die Grundvoraussetzung für den Zuwachs von Wissen und Verstehen von Sachverhalten (Winkler & Scheler, 2005, S. 232ff.). Weiter wird in der Literatur beschrieben, dass Interesse am Lerngegenstand zu mehr Motivation führen kann und dies dadurch den Lernerfolg erhöht und das Erlernte eine längere Halbwertszeit aufweist. Im besonderen Maße wird die intrinsische Motivation genannt, die bedeutend für den durch die SuS gesteuerten Lernantrieb ist (Vogt, 2007, S. 9ff.).

Ruppert (2004, S. 107ff.) ergänzt, dass neben dem Vorteil der längeren Verfügbarkeit des so erlernten Wissens, die Identitäts- und Persönlichkeitsbildung gefördert wird. Als förderlich betrachtet er auch die Unterstützung am Interesse von neuen Sachverhalten durch eine problemorientierte Unterrichtsplanung, die speziell an außerschulischen Orten anschlussfähig wird. Das so gestaltete assoziierte mehrkanalige Lernen (Primärerfahrungen) an außerschulischen Lernorten betrachten Killermann, Hiering, & Starosta (2018, S. 97) als motivationsfördernd.

Zwischenfazit: Die Verbindung der schulischen Theorie mit der Praxis an einem außerschulischen Lernort ist ein eminent wichtiger Prozess, der das Interesse, die kognitiven Verknüpfungen und die Verfügbarkeit des Wissens über die Zeit positiv beeinflusst. Weiter wird angenommen, dass diese Art des Lernens die Identitätsbildung fördert. Das Lernen an Lernorten wird als motivierend bewertet und hat folglich während der Berufsausbildung zum NotSan einen hohen Stellenwert für den Theorie-Praxis-Transfer sowie für die Motivation.

2.7 Lehrende als Vorbilder

Im Rahmen der Hattie-Studie wurden 1200 internationale Metaanalysen mit einer zusammengenommenen Stichprobe von ca. 250 Millionen Lernenden untersucht. Entstanden sind 252 Merkmale (Hattie, 2017), die in einem Ranking mit ihrer Effektstärke auf die lernfördernde Wirkung dargestellt werden. Neben den schülerspezifischen Faktoren (ca. 50%) wie Intelligenz, dem Vorwissen, der

Leistungsmotivation oder den häuslichen Umgebungsfaktoren haben die schulischen Einflüsse (bis zu 50%) durch z.b. das Curriculum, den Unterricht oder die Lehrperson eine messbare Lernförderung auf die SuS (Lotz & Lipowsky, 2015, S. 97-99). Hattie setzte sich folgend mit zwei Schwerpunktthemen auseinander, da diese ca. 30% der Lernleistung ausmachen können. Dies sind die Analyse der richtigen Unterrichtsmethode und Aspekte der Lehrerpersönlichkeit (Steffens & Höfer, 2016, S. 199; Lotz & Lipowsky, 2015, S. 101). Zur Bewertung der Effektstärke durch die Lehrperson wurden 10 Merkmale in 31 Metastudien analysiert (Lotz & Lipowsky, 2015, S. 97-99). In Tabelle 7 werden Effektstärken dargestellt, die im direkten Bezug zur Lehrperson stehen und eine sehr starke lernfördernde Wirkung ausüben können. Wie der u. s. Tabelle zu entnehmen ist, haben von außen wahrnehmbare Faktoren der Lehrperson eine Effektstärke auf das Lernen. Bei der Frage, ob ein Lehrender als Vorbild in Frage kommt, sind Merkmale wie „Teacher estimates of achivement", „Teacher credibility" und „Teacher clarity" vermutlich von Bedeutung.

Tabelle 7: Effektstärken ausgewählter Merkmale der Lehrperson; Quelle: Hattie's Ranking (2017), eigene Darstellung

	Merkmal	d	Rang
	Collective teacher efficacy	1,57	1
Merkmale mit sehr starken Effekten d ≥ 0,60	Teacher estimates of achivement	1,29	3
	Teacher credibility	0,90	12
	Teacher clarity	0,75	24
	Teachers not labeling students	0,61	44

Die historische Betrachtung der Ausbildung von Medizinern und der Vorbildrolle beginnt im fünften Jahrhundert vor Christus. Zu dieser Zeit fand die Schulung und Unterweisung in einem Meister-Lehrlings-Verhältnis statt (Wilmanns, 2003). Den Begriff „role model" (Vorbild) etablierte Merton (1958, S. 378-379) im Kontext der Sozialisation von Medizinstudenten und ging davon aus, dass sich Menschen an „Peergroups" sozialer Positionen orientieren. Seitdem wurden mehrere Untersuchungen im Kontext der Ausbildung von Medizinern und der Rolle von Vorbildern durchgeführt. So stellten Wright et al (1997, S. 53-56) fest, dass 90% der Medizinstudenten ein oder mehrere ärztliche Vorbilder hatten.

Als Auswahlkriterium gaben die Studenten die Persönlichkeit, (Fach-)Kompetenz und pädagogische Fähigkeiten in der Lehre als entscheidend an. Darüber hinaus waren für 63% das lehrende Vorbild entscheidend für die spätere Fachrichtung. Jahre später ergänzten Wright & Carrese (2002, S. 638–643), dass ein vorbildlicher Lehrer eine Beziehung zu den Lernenden haben muss, spezifische Unterrichtsphilosophien und -methoden einsetzt und sich für den Entwicklungsprozess der Lernenden einsetzt. Bei den Kompetenzen wurde weiter angegeben, dass die Vorbilder „starke Kliniker" sein müssen, aber dies als reines Merkmal nicht ausreicht.

Als Hindernisse bei der Wahl eines Lehrenden als Vorbild wurden Ungeduld, Arroganz, situative Überforderung und „Desinteresse", sich Namen und/oder Gesichter der Studenten zu merken, angegeben. Die TN der Studie waren zudem der Ansicht, dass medizinische Lernende sich ihrer

Vorbildrolle bewusst sein und dies auch zielorientiert einsetzen sollten. Gaufberg et al. (2010, S. 1709-1716) heben die besondere Bedeutung von Vorbildern bei der Vermittlung von Wissen, Einstellungen und Haltungen durch strukturelle und organisatorische Einflüsse hervor, die in Lehreinrichtungen sowie durch Lehrende stattfinden. Diese (lehrenden) Vorbilder nehmen auch Einfluss auf die Entwicklung einer professionellen Identität sowie auf Einstellungen und Verhalten im späteren Berufsleben.

Zwischenfazit: Lehrende haben eine lernfördernde Wirkung, deren Effektstärke regelmäßig mit der von Hattie's Ranking aktualisiert wird. Lehrende im Umfeld der ärztlichen Ausbildung sind Vorbilder für Lernende und vermitteln neben der Fach-, Sozial- und Selbstkompetenz auch Haltungen und Werte. Den Lehrenden muss die Rolle als Vorbild bewusst sein, um dies zielgerichtet nutzen zu können.

Um zu klären, ob und welche Ergebnisse aus diesem Kapitel sich auf SuS in der Berufsausbildung zum NotSan übertragen und anwenden lassen, wurde eine Fragebogenstudie durchgeführt. Deren Erstellung, Begründung und Durchführung wird nun illustriert.

3 Darstellung und Begründung von der Vorgehensweise dieser Fragebogenstudie

In diesem Kapitel werden die Ziele der Erhebung, das Forschungsdesign sowie das Vorgehen bei der Erstellung der Online-Umfrage beschrieben und begründet. Primär wurde das Ziel geklärt und ist folgend beschrieben.

3.1 Ziele und Forschungsdesign

Die Fragebogenstudie sollte grundlegende Daten zu den Fragestellungen (s. Kap. 1.2) dieser Arbeit fördern und ist als Grundlagenforschung zu verstehen, die primär dem Erkenntnisgewinn und Fortschritt dienen soll. Eine unmittelbare Utilisierung der Erkenntnisse muss aus den neu gewonnenen Daten nicht zwingend möglich sein. Vielmehr sollten die Schlussfolgerungen die Wissensbasis für eine anschließend angewandte Forschung im Sinne einer Weiterführung der Fragestellungen liefern.

Darüber hinaus lag das Bestreben dieser Arbeit in einer möglichst realitätsnahen Darstellung und Erklärung der Ergebnisse, auch wenn die komplexe Wirklichkeit mit einem Modell oder möglichen und begründeten Handlungen nie ideal und vollständig abgebildet werden kann und folglich nur eine Annäherung an die Realität ermöglicht (Boesch, 2002, S. 10).

Das Forschungsdesign ist dafür ein wichtiges Element der empirischen Forschung und dient der schrittweisen Erklärung der Herangehensweise zur Beantwortung der Forschungsfrage sowie der Nachvollziehbarkeit der Ergebnisse (Trimmel, 2009, S. 114). Folgend wird die Forschungsmethode, die Datensammlung die Datenbeschreibung sowie die Analysemethode beschrieben und begründet. Auf Basis der im Kap. 1 beschriebenen Forschungsfrage und der im Kap. 2 dargestellten wissenschaftlichen Modelle wurden die verschieden Aspekte als planerische Grundlage für das Forschungsdesign verwendet und mit der Abbildung 3 illustriert.

Forschungsdesign

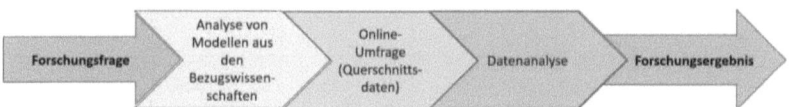

Abbildung 3: Darstellung des Forschungsdesigns; Quelle: eigene Darstellung

3.1.1 Forschungsmethode

Zur Beantwortung der Forschungsfragen ist ein empirisches Vorgehen durch eine „systematische Erfassung und Deutung sozialer Erscheinungen" (Atteslander, 2008, S. 4) notwendig. In Abhängigkeit der Forschungsmethode werden theoretische Inhalte sowie Fragestellungen durch geeignete Methoden überprüft. Die häufigste Methode zur Operationalisierung eines Forschungsgegenstandes wird das Zählen, das Urteilen, das Testen sowie Beobachten des Subjekts und die physiologische Messung genannt (Bortz & Döring, 2006, S. 138). In folgender Tabelle 8 von Hunziker (2002, S. 97) werden adäquate empirische Methoden dargestellt, um mit begründetem Mitteleinsatz die Wahrscheinlichkeit geeigneter Ergebnisse zu ermöglichen:

Tabelle 8: Überblick zu Methoden der empirischen Datenerhebung; Quelle Hunziker, 2002, S. 97, eigene Darstellung

	Umfrage	Interview	Fallstudie	Experiment	Daten-Analyse
Inhalt Was ist das?	- Schriftliche Befragung	- Mündliche Befragung	- Erhebung eines Falls mittels Interviews und Dokumentenanalyse	- Verhaltensunterschiede in Abhängigkeit einer kontrollierten Rahmenbedingung feststellen	- Statistische Auswertung von Daten
Stärken Wann setzt man das ein?	- Wenn viele Personen befragt werden - Klare Vorstellung, wonach gesucht wird	- Wenn wenige Personen befragt werden - Fragen sind wenig strukturiert - Als Vorphase zur Umfrage	- Wenn die praktische Umsetzung interessiert - Wenn wenig qualifizierbare Fragen geprüft werden sollen - Wenn Hypothesen generiert werden sollen	- Wenn gezeigt werden soll, dass und wie eine Rahmenbedingung auf das Verhalten wirkt	- Wenn viele Daten vorliegen, die nicht ohne weiteres für sich sprechen
Umsetzung Welche Voraussetzungen müssen erfüllt sein?	- Geld - Genügend gute Adressen - Vorphase nötig	- Interviewpartner	- Partner, die das Erheben der Fallstudie unterstützen	- Probanden - Rahmenbedingungen für die Durchführung	- Geeignete Daten vorhanden - Daten können erhoben werden - Kenntnisse über die Methoden
Schwächen Was kann man nicht?	- Sicher sein, dass alle Fragen richtig verstanden worden sind - Übereinstimmung Antwort und tatsächliches Verhalten - Selektionseffekte ausschließen	- Einfluss des Interviewers ausschließen	- Sichere Verallgemeinerung	- Komplexität der Realität erfassen	- Daten und Datenmodelle entsprechen nicht der Theorie

Um ortsunabhängig von möglichst vielen Untersuchungsgegenständen einen größtmöglichen Querschnitt an Daten zu erhalten, die anschließend statistisch ausgewertet werden können, wurde im Hinblick auf diese Arbeit eine Feldstudie mit einem überwiegenden Anteil quantitativer Methoden in Form einer Online-Umfrage gewählt.

Die so gewonnenen Sachverhalte können auf nummerische Weise analysiert und in Form von Diagrammen sowie tabellarisch dargestellt werden (Raab-Steiner &

Benesch, 2018, S. 43). Die Ergänzung der quantitativen Befragung mit Komponenten der qualitativen Forschung (offenen sowie Hybridfragen) bringt den Vorteil, dass die Ergebnisse in Teilen präzisiert und somit der Blickwinkel auf spezifische Themen vertieft wird. Dementsprechend wurden beide Forschungsmethoden gebündelt.

3.1.2 Datensammlung: Grundgesamtheit und Stichprobe

Zur Datengewinnung wurde ein eigener Online-Fragebogen (vgl. Kap. 3.3) erstellt und beworben (s. Kap. 3.3.7).

Die Grundgesamtheit für die bundesweite Fragebogen-studie besteht aus SuS jeglichen Alters und Geschlechts, die sich zum Zeitpunkt der Umfrage in der Berufsausbildung zum NotSan befanden. Um diese potenziellen TN zu erreichen, wurde die Umfrage beworben (s. Kap. 3.3.7). Laut dem Statistischen Bundesamt waren dies im Schuljahr 2018/19 insgesamt 5.871 SuS; davon sind 3.732 (63,57%) männlich und 2.139 (36,43%) weiblich (Destatis, 2019, S. 92). Ausgeschlossen wurden alle, die bei der Online-Befragung die erste Frage „Befindest Du Dich gerade in der Ausbildung zum Notfallsanitäter/in?[2]" mit *Nein* beantwortet haben.

---

[2] Als Ausfüllanweisung wurde zusätzlich angegeben: Mit "Ja" kannst Du antworten, wenn Du Dich gerade in der drei- bzw. fünfjährigen Berufsausbildung oder in einem Studium (nach dem NotSanG § 7 "Ausbildung an der Hochschule im Rahmen von Modellvorhaben") zum Notfallsanitäter/in befindest.

Als Stichprobe wurden all diejenigen definiert, welche alle Pflichtfragen (DACs) des Fragebogens beantwortet hatten. In Relation zur Grundgesamtheit (v.a. Stichprobenumfang und soziodemographische Angaben) wurde eine repräsentative Stichprobe erreicht (vgl. Kap. 4).

„Für alle Schritte der Datenerhebung und -auswertung in der quantitativen Sozialforschung [...] gibt es Gütekriterien, die es zu beachten gilt, damit die Daten möglichst fehlerfrei erhoben und die erzielten Resultate angemessen interpretiert werden können." (Krebs & Menold, 2014). Um den Gütekriterien quantitativer (Sozial-) Forschung zu entsprechen, müssen die Aspekte Objektivität, Reliabilität und Validität berücksichtigt werden und von der Forschungsidee bis hin zur Stichprobenziehung und der Bereitstellung der Ergebnisse sachlich dokumentiert und folglich interindividuell nachvollziehbar sein (Bortz & Döring, 2006, S. 195). Ergänzend werden in der Literatur praktisch sinnvolle Nebengütekriterien wie Ökonomie (Budget vs. maximaler Qualität), Akzeptanz (bei der entsprechenden Zielgruppe), Vergleichbarkeit und Nützlichkeit genannt (Bortz & Döring, 2006, S. 195; Bühner, 2010, S. 43ff.). Um den genannten Gütekriterien gerecht zu werden, wurde das professionelle Tool für Online-Surveys von Questback (UNIPARK, 2019) zur Erstellung, Dokumentation, Testung und Verwaltung verwendet.

3.1.3 Datenbeschreibung

Die so gewonnen Informationen gliedern sich in qualitative (durch offene und Hybridfragen) und quantitative Daten. Die quantitativen enthalten Informationen darüber, ob die Befragten im Umfeld ihrer Berufsausbildung ein Vorbild haben, ob ein Vorbild von entscheidender Rolle für die Berufswahl war und in welcher Beziehung sie zu diesem Vorbild stehen. Weitere Erkenntnisse entstehen darüber, ob die Befragten seit Beginn der Ausbildung ein weiteres Vorbild haben und welche Rolle dieses einnimmt. In einem anderen Abschnitt werden die TN gebeten, beruflich relevante Eigenschaften und Kompetenzen von sich selbst sowie bei ihren Vorbildern zur Gewinnung von Informationen einzuschätzen und wieviel sie bereit sind zu tun, um so zu sein wie ihr Vorbild. Ob sie ihr Aussehen oder Verhalten geändert haben und ob sie für andere ein berufliches Vorbild sein wollen. Darüber hinaus entstanden Daten zur beruflichen Motivation und dem Einfluss des Vorbilds sowie dem Ranking der verschiedenen Lernorte in diesem Kontext.

Die qualitativen Informationen geben Auskunft über die idealisierten Soft und Hard Skills eines Vorbilds.

Von jedem Befragten existieren die obligaten und für die deskriptive Statistik notwendigen soziodemographischen Daten.

3.1.4 Analysemethode

Zur Verdichtung der qualitativ gewonnenen Daten wurde ein deduktives Vorgehen gewählt, so dass sich aus der umfangreicheren Stichprobe die verschiedenen Erkenntnisse übertragen lassen (Bortz & Döring, 2006, S. 300), welche die Grundlage für die Diskussion um mögliche und allgemeingültigen Aussagen darstellen können (Bortz & Döring, 2006, S. 301).

Um Werte zur Beantwortung der Forschungsfrage zu erhalten, wurden die Ergebnisdaten aus dem Online Befragungstool (UNIPARK, 2019) in das XLSX-Format (MS Excel Workbook) exportiert. Die Zahlen- und Wertereihen wurden statistisch analysiert und graphisch im Kap. 4 dargestellt.

Die Angaben der offenen Fragen wurden einer Clusteranalyse unterzogen, um die jeweiligen Merkmalsausprägungen mit einer Rankingskala zu illustrieren.

3.2 Begründung der Online Befragung

Laut den Zahlen von ARD und ZDF umfasste der prozentuale Anteil der Internetnutzer in Deutschland im Jahr 2018 90,3% (Frees & Koch, 2018, S. 399). Dabei sind die Altersgruppen von 14 – 19 Jahren zu 100%, die Altersgruppe von 20 – 29 Jahren zu 99,5% und die Altersgruppe von 30 – 39 Jahren zu 98,8% mit einer eigenen Internetanbindung versorgt (3.1.2). Darüber hinaus bieten viele Berufsfachschulen (BFS) für NotSan ihren SuS einen Internetzugang sowie Endgeräte für Gruppenarbeiten,

Fallbearbeitungen und Recherchen an. Folglich ist die Zielgruppe (vgl. Kap. 3.1.2) mit einem Online-Fragebogen gut erreichbar und es kann davon ausgegangen werden, dass die SuS eine entsprechende Affinität zu einem webbasierten Medium haben.

Ein Online-Fragebogen optimiert die Faktoren Zeit, Raum und Ökonomie und weist laut Bosnjak (2003, S. 111) sieben wesentliche Merkmale auf:

- Asynchronität,
- Alokalität,
- Automatisierbarkeit der Durchführung und Auswertung,
- Dokumentierbarkeit von Inhalts- und Metadaten als medieninhärentes Merkmal,
- Flexibilität bei der Operationalisierung von Stimuli und Antwortoptionen,
- Objektivität der Durchführung und Auswertung sowie
- Ökonomie.

Mit folgender Tabelle 9 werden die Vor- und Nachteile einer Online-Umfrage entsprechend dargestellt (Dzeyk, 2001, S. 7-12; Reips, 2002; Karl, 2004, S. 224):

Tabelle 9: Vor- und Nachteile einer Online-Umfrage; modifiziert nach Dzeyk
2001, Reips 2002 und Karl 2004; eigene Darstellung

Nachteile einer Online-Befragung	Vorteile einer Online-Befragung
Technische Probleme:	**Technische Vorteile:**
Mögliche Probleme, da Browser stark veraltet sind – Update issues	Adaptive Filterungsoptionen, Zielgruppen-angepasste Fragebögen bzw. Filter, Einbindung multimedialer Komponenten realisierbar
Weniger Kontrolle:	**Reichweite:**
Mögliche Validitätsprobleme durch die Abwesenheit des Befragenden	Alle sind theoretisch durch entsprechendes Marketing erreichbar
Hilfe bei Unklarheiten der Fragestellung: Erfolgt entsprechend (zeitverzögert) per E-Mail oder gar nicht, wenn diese Option nicht vorgesehen ist	**Akzeptanz:** Hohe Anonymität sorgt bei den TN für eine hohe Akzeptanz bei freier Wahl von Zeit und Ort der Durchführung
Längerer Befragungsvorlauf: Hoher Erstellungsaufwand wegen Anpassungen von Filteroptionen sowie Modifizierungen	**Hohe Ökonomie:** Keine Kosten für Druck, Koordinierung und Dateneingabe von Umfragebögen
	Zeit: Eine Erhebung von großen Stichproben mit vergleichsweise wenig Aufwand in kurzer Zeit. Echtzeitfeedback möglich. Befragungen zu jeder Zeit möglich.

Für die technische Realisierung einer Online-Umfrage stehen (Döring, 1999, S. 190) prinzipiell zwei Optionen zur Verfügung. Für diese Befragung wurde ein interaktiver Fragebogen mit dynamischem Hypertext Preprocessor (PHP) mit der Online-Plattform Unipark (2019) erstellt. Dies entspricht im Jahr 2019 der populärsten und führendsten webbasierten Befragungsmethode, welche das Layout der verschiedenen Endgeräte der Nutzer (PC, Tablett und Smartphone) sowie der verschiedenen Browser (Internet Explorer, Chrome, Mozilla Firefox, Safari und Opera) unterstützt (Döring, 1999, S. 206; UNIPARK, 2019).

Folgend wird das Vorgehen beim Entwerfen des Online-Fragebogens skizziert.

3.3 Konzeption des Online-Fragebogens

Für die Planung und Erstellung von Werbe- und Motivationsmaßnahmen sowie die Gestaltung einer Online-Umfrage wurden die Ergebnisse zum Drop-Out-Verhalten von Tuten, Urban, & Bosnjak (2002, S. 7-25) berücksichtigt. Sie stellten fest, dass 30-99% der potenziellen Umfrageteilnehmer nach einer Werbemaßnahme (=Werbeerfolg) tendenziell bereit sind, an der Umfrage teil zu nehmen. Von denen, die eine Umfrage beginnen, brechen diese in bis zu 45% ab (= Motivationserfolg). Bis zu 50% der Teilnehmenden bearbeiten die Umfrage bis zum Ende (= Gestaltungserfolg).

El-Menouar & Blasius (2005) beschäftigten sich mit dem Abbruchverhalten bei einer Befragung von Medizinern und nannten fragebogen-, befragungs- und befragtenspezifische Faktoren für deren Abbrüche, auf die nun eingegangen wird.

3.3.1 Fragebogenspezifische Faktoren

Um die Drop-Out-Rate durch fragenspezifische Faktoren zu reduzieren, wurden fünf Maßnahmen umgesetzt (El-Menouar & Blasius, 2005, S. 76). Die Anzahl von Fragen (im Maximum 55 Fragen, wenn bei allen Filtern mit „Ja" geantwortet wird (vgl. Abbildung 4)) sowie deren Umfang wurde so kurz wie möglich gestaltet. Fragen abseits der Forschungsfrage wurde nicht gestellt. Es wurden primär Matrixfragen erstellt, die einen maximalen Umfang von 3 x 5 (Fragen x Auswahlmöglichkeiten) darstellten und erst gegen Ende der Umfrage wurde eine Akkordeon-Matrix Frage mit insgesamt 16 x 5 präsentiert. Die Anzahl der offenen Fragen wurden auf zwei limitiert und nicht als DAC definiert. Bei Auswahlfragen konnte bei nichtzutreffenden Optionen die Antwort „Sonstiges" mit zusätzlicher Textfeldoption (Hybridfrage) gewählt werden. Weiter wurde auf aufwändige Layouts verzichtet.

3.3.2 Befragungsspezifische Faktoren

Damit ein potenzieller TN einen persönlichen Sinn für seine Befragung erkennt, sollten befragungsspezifische Faktoren utilisiert werden (El-Menouar & Blasius, 2005, S. 76). Dabei haben immaterielle Anreize, wie der gesellschaftliche Nutzen für die Gruppe, der sie angehören,

Verbesserungen für die jeweilige Person sowie persönliches Interesse an der Befragung und dem Thema, einen höheren Stellenwert als materielle. Folglich wurde bereits auf der ersten Seite der Umfrage (Einwilligungsformular DSGVO) im zweiten Satz darauf aufmerksam gemacht, dass die Teilnahme an der Umfrage zu einer direkten Verbesserung der Berufsausbildung zum Notfallsanitäter führen könnte. Weiter wurde zur persönlichen Ansprache und in Erwartung der spezifischen Zielgruppe (SuS zwischen 17 und 34 Jahren in der Ausbildung zum Notfallsanitäter) die „Du"-Form gewählt. Auf der „Willkommen"-Seite wurde der Forschende kurz vorgestellt und kann somit durch den TN der Gruppe „Notfallsanitäter" zugeordnet werden.

3.3.3 Befragtenspezifische Faktoren

Als befragtenspezifische Faktoren nennen El-Menour & Blasius geringe Motivation, eine zu hohe Komplexität des Fragebogens (vgl. Kap. 3.3.1) sowie geringe Internetkompetenz (2005, S. 76 & 90). Mit Blick auf die zu erwartenden TN wurde eine durchschnittliche bis hohe Internetkompetenz angenommen.

3.3.4 Inhalte

Im Gegensatz zu einer mündlichen Befragung besteht nach der Erstellung des Fragebogens keine weitere Möglichkeit, im Nachhinein Veränderungen vorzunehmen. Folglich sind im Vorfeld der Konstruktion von einem Fragebogen eine adäquate Planung und Strukturierung des Befragungsinhalts erforderlich (Raab-Steiner & Benesch, 2018, S. 47-62). Eine Recherche zu dem Thema „Vorbilder in der Ausbildung zum Notfallsanitäter" führte zu keinem Ergebnis. Die anschließend durchgeführte Analyse von bereits bestehenden Fragebögen zu dem allgemeineren Thema „Vorbilder" im Kontext der beruflichen Bildung war ebenfalls nicht in der Lage, die Forschungsfrage zu beantworten. Hieraus folgt, dass eine Verwendung von einem standardisierten und validierten Erhebungsbogen nicht anwendbar war.

Daraufhin wurde ein eigener Fragenpool mit sinnstiftenden Items erstellt und kategorisiert. Dieser wurde auf Dopplungen geprüft und Fragen, die der Forschung nicht zweckdienlich waren, entfernt. Anschließend wurde darauf geachtet, dass die Fragen eindeutig und verständlich formuliert waren und die Antwortmöglichkeiten auswertbare Daten erzeugen. Dementsprechend musste das der Studie zugrunde liegende Konstrukt bezüglich seiner Kategorienbildung analysiert und bei der inhaltlichen Planung des Fragebogens bedacht werden (Bortz & Döring, 2006, S. 253). Weiter beschreiben Bortz & Döring (2006, S. 255ff.) eine Vielzahl von Kriterien zur Definition und Formulierung von Items, die hier nicht im Detail aufgezeigt werden können. Die Inhalte der Befragung leiten sich im Wesentlichen aus der Forschungsfrage und den Zielen ab. Der vollständige Fragebogen inklusive der Filter und Pfade ist im Anhang abgebildet.

3.3.5 Umfang der Befragung

Aufgrund der in Tabelle 8 (vgl. S. 90) genannten Stärken und Schwächen einer Umfrage sowie eines Interviews sowie unter Berücksichtigung der fragebogenspezifischen Faktoren (vgl. S 98) wurden im Online-Fragebogen verschiedene Fragetypen gewählt (Diekmann, 2018, S. 471-478; Raab-Steiner & Benesch, 2018, S. 51-62).

Die maximale Anzahl der gestellten Fragen umfasst 55 Fragen, wenn alle Fragen mit filternder Wirkung mit „Ja" beantwortet wurden. Die Häufigkeit der verwendeten Fragetypen wird mit der folgenden Tabelle 10 gezeigt.

Tabelle 10: Häufigkeit der verwendeten Fragetypen bei der Online-Befragung; eigene Darstellung

Fragetyp	Maximale Anzahl von Fragen
Geschlossene Fragen	7 5 mit Filter (Ja/Nein)
Offene Fragen	2
Hybridfragen	7
Tabellen/Matrizen	10 (mit Mehrfachfragen)
Rangliste	1
Graphische Skalen	2
Demographische Fragen	5

Für die Umfrage wurden insgesamt fünf Filter mit „Ja/Nein" Optionen gewählt. Der Filterbaum mit seinen

Auswirkungen auf den Befragungspfad wird mit der Abbildung 4 folgend illustriert.

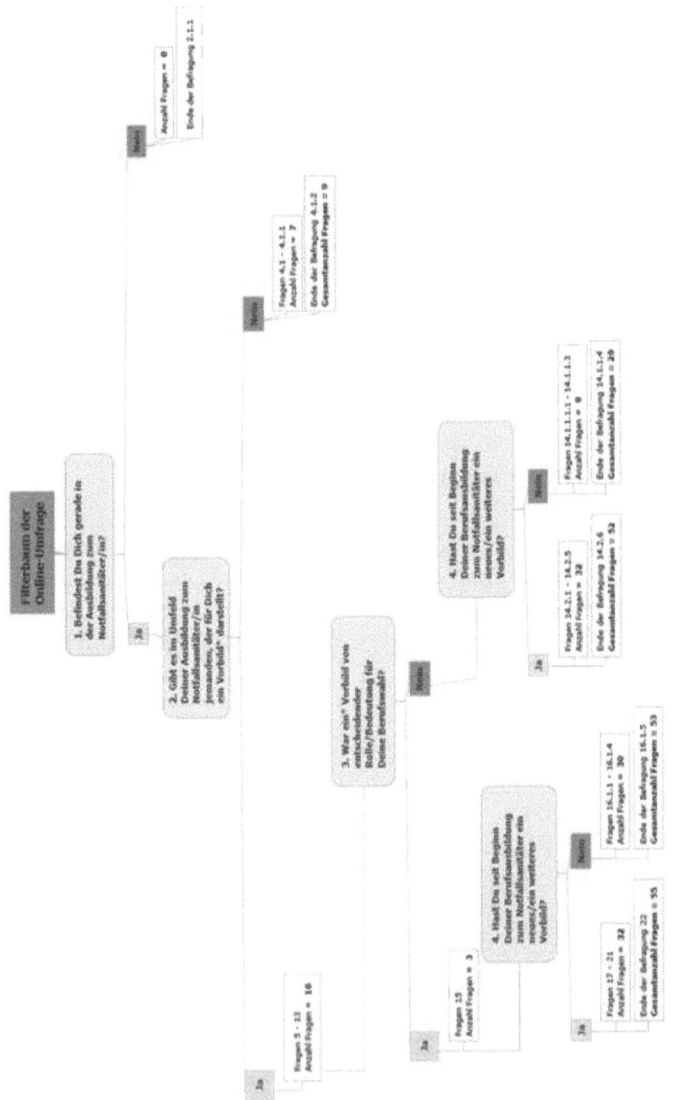

Abbildung 4: Filterbaum der Online-Umfrage mit den jeweils zugeordneten Fragen sowie der Gesamtanzahl der Fragen je Zweig; eigene Darstellung

Die Umfrage richtet sich an alle SuS in der Berufsausbildung zum Notfallsanitäter der Bundesrepublik Deutschland. Als zeitlicher Rahmen wurde der 09.12.2019 bis 20.01.2020 festgelegt, bzw. es war ein Minimum von 100 verwertbaren Umfragen festgelegt.

3.3.6 Pretest

Das Datenerhebungsinstrument wurde vor Beginn der Online-Umfrage primär durch mehrere Personen, die nicht an der Erstellung beteiligt waren, wie PAL und ehemalige SuS, in Papierform getestet. Nach einer Überarbeitung erfolgte der Pretest der Online-Version durch Kommilitonen. Diese benötigten für die Online-Umfrage inkl. Anmerkungen 20-30 Minuten. Auf Basis der Kommentare zum Pretest wurden weitere Aspekte und Gestaltungen der Umfrage überarbeitet und die Endform sowie Itemselektion entwickelt (Kallus, 2016, S. 89-97). Am 09.12.2019 wurde das Marketing zur Gewinnung von Umfrageteilnehmern begonnen.

3.3.7 Marketing und Ansprache der potenziellen Teilnehmer

Um dem kritischen Aspekt der zielorientierten Bewerbung der Befragten adäquat Rechnung zu tragen, wurde auf Basis der Studie „Studentenspiegel (Schendera, 2006)" entschieden, das Marketing mit drei Medien durchzuführen. Zu Beginn der Umfrage wurden alle recherchierbaren (n=122) BFS für NotSan in der Bundesrepublik Deutschland per E-Mail und/oder Kontaktformular kontaktiert und auf diese Weise auf die Online-Umfrage aufmerksam gemacht und um Unterstützung gebeten. Die zweite Werbemaßnahme wurde durch direkte Beziehungen zu Fachlehrern (Kommilitonen) realisiert, die z.T. die Umfrage während der Unterrichtszeit durch die SuS bearbeiten ließen. Die dritte Unterstützung erfolgte durch die Onlinepräsenz zweier rettungsdienstrelevanter Magazine „rettungsdienst.de" sowie „skverlag.de".

3.4 Durchführung der Befragung

Für die Befragung war der Zeitraum vom 09.12.2019 bis 20.01.2020 geplant, um ein Minimum von 100 auswertwaren Umfragebögen zu generieren. Dieses Ziel war bereits am 12.12.2019 erreicht (vgl. Abbildung 5). Ab dem 20.12.2019 besuchten immer weniger potenzielle TN die Online-Umfrage, daher wurde sie am 09.01.2020 (mit N=630) beendet und es wurde mit der statistischen Auswertung begonnen (s. Kap. 4).

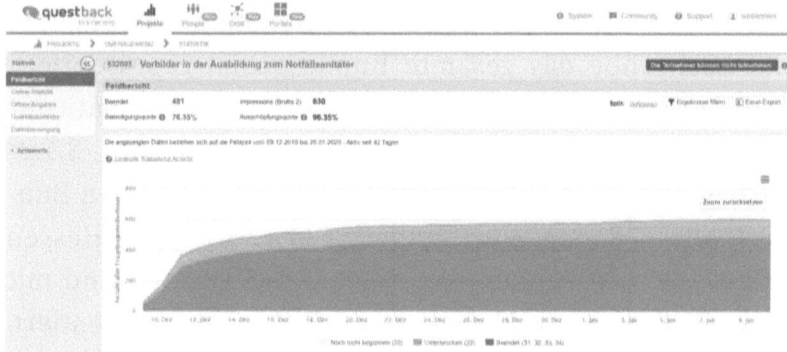

Abbildung 5: Online-Statistik der Fragebogenstudie: Anzahl aller Fragebogenteilnehmer nach Wochentagen; eigene Darstellung mit questback EFS Fall 2019©

4 Auswertung der Befragung

Im Folgenden wird das analytische Vorgehen der Forschungsmethode beschrieben. Die Ergebnisse werden anschließend auf Basis deskriptiver Statistik dargestellt und Aussagen mit den Modellen des wissenschaftlichen Kapitels 2 und weiterer Literatur diskutiert.

4.1 Gesamtdaten inkl. Demographie

Im Zeitraum vom 09.12.2019 bis 09.01.2020 besuchten 630 Personen die Online-Umfrage, wovon insgesamt 481 diese beendeten (Beendigungsquote 76,35%). Aufgrund der zugrunde liegenden Ausschlusskriterien (vgl. Kap. 3.1.2) wurden 137 (28,48%) TN nicht weiter evaluiert, da sie sich zum Zeitpunkt der Studie nicht in der Berufsausbildung zum NotSan befanden. Somit hat die Stichprobe ein N von 344 und repräsentiert 5,86% der Gesamtheit.

Der folgenden Tabelle 11 kann entnommen werden, dass die Stichprobe das gesamte Bundesgebiet repräsentiert. Die Geschlechter[3] sind in vergleichbarer prozentualer Verteilung entsprechend der Gesamtheit (s. Kap. 3.1.2) vertreten. Eine dominierende Teilnahme ist aus den Bundesländern Baden-Württemberg (24,42%) sowie Hessen (22,67%) zu erkennen. Zehn der Bundesländer sind mit einer Teilnehmerzahl von unter 5% unterrepräsentiert, darunter: Berlin, Brandenburg, Bremen, Hamburg, Mecklenburg-Vorpommern, Rheinland-Pfalz, Sachsen, Sachsen-Anhalt, Schleswig-Holstein und Thüringen.

Tabelle 11: Verteilung der Stichprobe nach dem Bundesland, in dem die Berufsausbildung stattfindet – mit der Splitdimension "Geschlecht"; eigene Darstellung

Frage: In welchem Bundesland machst Du die schulische Ausbildung zum Notfallsanitäter/in?								
			Geschlecht					
	Gesamtzahl		männlich		weiblich		divers	
Bundesland	N	%	n	%	n	%	n	%
Baden-Württemberg	84	24.42%	51	60.71%	33	39.29%	0	0.00%
Bayern	34	9.88%	23	67.65%	11	32.35%	0	0.00%
Berlin	15	4.36%	13	86.67%	2	13.33%	0	0.00%
Brandenburg	10	2.91%	6	60.00%	4	40.00%	0	0.00%
Bremen	3	0.87%	3	100.00%	0	0.00%	0	0.00%
Hamburg	10	2.91%	7	70.00%	3	30.00%	0	0.00%
Hessen	78	22.67%	36	46.15%	40	51.28%	2	2.56%
Mecklenburg-Vorpommern	4	1.16%	3	75.00%	1	25.00%	0	0.00%
Niedersachsen	19	5.52%	14	73.68%	5	26.32%	0	0.00%
Nordrhein-Westfalen	24	6.98%	15	62.50%	9	37.50%	0	0.00%
Rheinland-Pfalz	11	3.20%	5	45.45%	6	54.55%	0	0.00%
Saarland	26	7.56%	17	65.38%	8	30.77%	0	0.00%
Sachsen	13	3.78%	6	46.15%	7	53.85%	0	0.00%
Sachsen-Anhalt	10	2.91%	7	70.00%	3	30.00%	0	0.00%
Schleswig-Holstein	2	0.58%	2	100.00%	1	50.00%	0	0.00%
Thüringen	1	0.29%	0	0.00%	1	100.00%	0	0.00%
Gesamt	344	100%	208	60.47%	134	38.95%	2	0.58%

---

[3] Das Geschlecht „divers" ist mit 2 (von 344) Teilnehmern unterrepräsentiert und kann mit statistischen Methoden nicht analysiert werden. Folglich wird unter „Geschlechter" das männliche und das weibliche verstanden.

In der folgenden Tabelle 12 wird die Verteilung der Stichprobe auf die Geburtsjahre inklusive der Splitdimension „Geschlecht" illustriert. Diese entspricht der Normverteilung, wobei 76,45% der Stichprobe zwischen 1995 und 2000 geboren wurden. Dies repräsentiert das weibliche und männliche Geschlecht gleicher Maßen. Der geringe weibliche Anteil im Jahr 1998 ist auffällig, ändert aber nichts an der Verteilung.

Tabelle 12: Verteilung der Stichprobe nach dem Geburtsjahr – mit der Splitdimension "Geschlecht"; eigene Darstellung

Frage: In welchem Jahr bist Du geboren?								
			Geschlecht					
	Gesamtzahl		männlich		weiblich		divers	
Geburtsjahr	N	%	n	%	n	%	n	%
2002	2	0.58%	1	50.00%	1	50.00%	0	0.00%
2001	10	2.91%	8	80.00%	2	20.00%	0	0.00%
2000	30	8.72%	15	50.00%	15	50.00%	0	0.00%
1999	43	12.50%	23	53.49%	20	46.51%	0	0.00%
1998	57	16.57%	42	73.68%	15	26.32%	0	0.00%
1997	58	16.86%	30	51.72%	28	48.28%	0	0.00%
1996	47	13.66%	21	44.68%	26	55.32%	0	0.00%
1995	28	8.14%	21	75.00%	7	25.00%	0	0.00%
1994	15	4.36%	8	53.33%	6	40.00%	1	6.67%
1993	8	2.33%	6	75.00%	2	25.00%	0	0.00%
1992	10	2.91%	6	60.00%	4	40.00%	0	0.00%
1991	9	2.62%	7	77.78%	2	22.22%	0	0.00%
1990	4	1.16%	3	75.00%	1	25.00%	0	0.00%
1989	5	1.45%	2	40.00%	3	60.00%	0	0.00%
1988	5	1.45%	4	80.00%	1	20.00%	0	0.00%
1987	4	1.16%	3	75.00%	0	0.00%	1	25.00%
1986	0	0.00%	0	0.00%	0	0.00%	0	0.00%
1985	2	0.58%	2	100.00%	0	0.00%	0	0.00%
1984	2	0.58%	2	100.00%	0	0.00%	0	0.00%
1983	4	1.16%	3	75.00%	1	25.00%	0	0.00%
1982	0	0.00%	0	0.00%	0	0.00%	0	0.00%
1981	0	0.00%	0	0.00%	0	0.00%	0	0.00%
1980	0	0.00%	0	0.00%	0	0.00%	0	0.00%
1979	0	0.00%	0	0.00%	0	0.00%	0	0.00%
1978	1	0.29%	1	100.00%	0	0.00%	0	0.00%
älter	0	0.00%	0	0.00%	0	0.00%	0	0.00%
Gesamt	344	100.00%	208	60.47%	134	38.95%	2	0.58%

Bei der Betrachtung der Verteilung der TN auf die verschiedenen Schuljahre und der Geschlechterverteilung (vgl. Tabelle 13) kann festgestellt werden, dass sich diese nahezu alle im System der dreijährigen Ausbildung befinden. Somit werden die fünfjährige Berufsausbildung sowie Studierende nach dem NotSanG § 7 "Ausbildung an der Hochschule im Rahmen von Modellvorhaben" in dieser Studie faktisch nicht abgebildet. Die Verteilung auf die Lehrjahre entspricht nahezu einem Drittel je Jahr. Die Verteilung der Geschlechter entspricht den Erwartungen nach der Datenlage aus Kapitel. 3.1.2.

Tabelle 13: Verteilung der Stichprobe nach dem Schuljahr, in dem sich die Schülerinnen und Schüler befinden, mit der Splitdimension "Geschlecht"; eigene Darstellung

Frage: In welchem Schuljahr Deiner Ausbildung zum Notfallsanitäter/in bist Du gerade?

Schuljahr	Gesamtzahl N	Gesamtzahl %	männlich n	männlich %	weiblich n	weiblich %	divers n	divers %
Dreijährige Ausbildung: Erstes Schuljahr	134	38.95%	82	61.19%	51	38.06%	1	0.75%
Dreijährige Ausbildung: Zweites Schuljahr	92	26.74%	57	61.96%	35	38.04%	0	0.00%
Dreijährige Ausbildung: Drittes Schuljahr	116	33.72%	67	57.76%	48	41.38%	1	0.86%
Dreijährige Ausbildung: Wiederholung des dritten Schuljahrs	0	0.00%	0	0.00%	0	0.00%	0	0.00%
Fünfjährige Ausbildung: Erstes Schuljahr	0	0.00%	0	0.00%	0	0.00%	0	0.00%
Fünfjährige Ausbildung: Zweites Schuljahr	1	0.29%	1	100.00%	0	0.00%	0	0.00%
Fünfjährige Ausbildung: Drittes Schuljahr	0	0.00%	0	0.00%	0	0.00%	0	0.00%
Fünfjährige Ausbildung: Viertes Schuljahr	0	0.00%	0	0.00%	0	0.00%	0	0.00%
Fünfjährige Ausbildung: Fünftes Schuljahr	0	0.00%	0	0.00%	0	0.00%	0	0.00%
Fünfjährige Ausbildung: Wiederholung des fünften Schuljahrs	0	0.00%	0	0.00%	0	0.00%	0	0.00%
Ich studiere	1	0.29%	1	100.00%	0	0.00%	0	0.00%
Gesamt	344	100.00%	208	60.47%	134	38.95%	2	0.58%

Entsprechend den Angaben zu dem höchsten Schulabschuss vor Beginn der Ausbildung ist in der Tabelle 14 zu erkennen, dass annähernd 73% das Abitur bzw. die Fachholschulreife vorweisen können. Hier überwiegt im rechnerischen Gesamtverhältnis der weibliche Anteil: 81,35% der Frauen haben einen höheren Schulabschluss als den für die Berufsausbildung erforderlichen, demgegenüber nur 67,31% der Männer.

Tabelle 14: Verteilung des höchsten Schulabschlusses der TN vor Beginn der Ausbildung zum NotSan, mit der Splitdimension "Geschlecht"; eigene Darstellung

Frage: Welchen Schulabschluss hast Du?			Geschlecht					
	Gesamtzahl		männlich		weiblich		divers	
Höchster Schulabschluss vor	N	%	n	%	n	%	n	%
Abitur PLUS abgebrochenes Studium	42	12.21%	25	59.52%	17	40.48%	0	0.00%
Abitur (allgemeine oder fachgebundene Hochschulreife)	155	45.06%	82	52.90%	72	46.45%	1	0.65%
Fachhochschulreife (allgemeine oder fachgebundene Fachhochschulreife)	54	15.70%	33	61.11%	20	37.04%	1	1.85%
Mittlerer Schulabschluss oder eine andere gleichwertige, abgeschlossene Schulbildung	84	24.42%	60	71.43%	24	28.57%	0	0.00%
Hauptschulabschluss und qualifizierender Hauptschulabschluss PLUS eine	9	2.62%	8	88.89%	1	11.11%	0	0.00%
Gesamt	344	100.00%	208	60.47%	134	38.95%	2	0.58%

Zwischenfazit: Nach Ausschluss aller unzulässigen Fragebögen hat die Stichprobe ein N von 344 und repräsentiert 5,86% der Gesamtheit aller SuS, die aktuell in der BRD die Berufsausbildung zum NotSan durchlaufen. Zehn der Bundesländer sind mit einer Teilnehmerzahl von ≤5% unterrepräsentiert. Das Alter der TN entspricht einer Normverteilung; 76,45% sind zwischen 19 und 24 Jahre alt. Zu je einem Drittel sind die TN in den drei Schuljahren vertreten. Gerundet 73% haben einen höheren Schulabschluss. Unter den Frauen ist der Anteil derjenigen mit einem höheren Schulabschluss mit 81,35% deutlich größer als unter den Männern (67,31%). Alle Ergebnisse sind mit Splitdimension „Geschlecht" dargestellt, wodurch zu erkennen ist, dass alle Ergebnisse für die Geschlechter im gleichen Maß gültig sind. An dieser Stelle lässt sich feststellen, dass die Fragebogenstudie in Bezug auf das Geschlecht, das Alter der TN sowie die Verteilung auf die

Schuljahre der Gesamtheit entspricht und folglich repräsentativ ist.

4.2 Stichprobenverteilung durch Filter

Wie im Kap. 3.3.5 beschrieben und mit der Abbildung 4 dargestellt, wurden mehre „Ja/Nein" Fragen mit Filtern verwendet. Diese führten zu unterschiedlich hohen Fallzahlen in den entsprechenden Befragungspfaden, was im Folgenden erläutert wird.

Der erste Filter und dessen Auswirkung wurde bereits im Kap. 4.1 thematisiert. Der nächste Filter war die zweite Frage „Gibt es im Umfeld Deiner Ausbildung zum Notfallsanitäter/in jemanden, der für Dich ein Vorbild[4] darstellt?". Wie aus Tabelle 15 zu entnehmen ist, beantworteten 88,08% diese Frage mit „Ja". Insgesamt trifft dies auf 89,42% der Männer und 85,82% der Frauen zu. Diese Vorbilder werden in nächsten Kap. 4.3 beschrieben.

Tabelle 15: Ergebnis des zweiten Filters mit der Frage: „Gibt es im Umfeld Deiner Ausbildung zum Notfallsanitäter/in jemanden, der für Dich ein Vorbild darstellt?", dargestellt mit der Splitdimension "Geschlecht"; eigene Darstellung

Frage: Gibt es im Umfeld Deiner Ausbildung zum Notfallsanitäter/in jemanden, der für Dich ein Vorbild" darstellt?								
			Geschlecht					
	Gesamtzahl		männlich		weiblich		divers	
Ja/Nein	N	%	n	%	n	%	n	%
Ja	303	88.08%	186	61.39%	115	37.95%	2	0.66%
Nein	41	11.92%	22	53.66%	19	46.34%	0	0.00%
Gesamt	344	100%	208	60.47%	134	38.95%	2	0.58%

Dem Filterpfad weiter folgend unterteilt sich die Stichprobe durch die Frage, ob ein Vorbild eine entscheidende

---

[4] Als Ausfüllanweisung wurde zusätzlich angegeben: Das kann eine oder mehrere Personen für Dich sein.

Rolle bei der Berufswahl hatte. Mit Blick auf die Tabelle 16 ist zu sehen, dass bei 53,47% ein Vorbild von entscheidender Rolle für die Berufswahl war. Im rechnerischen Gesamtverhältnis war dies mit 55,91% bei den männlichen Probanden relevant und für 59,57% der weiblichen TN.

Tabelle 16: Ergebnis des dritten Filters mit der Frage: „War ein* Vorbild von entscheidender Rolle/Bedeutung für Deine Berufswahl?", dargestellt mit der Splitdimension "Geschlecht"; eigene Darstellung

Frage: War ein* Vorbild von entscheidender Rolle/Bedeutung für Deine Berufswahl?									
		Gesamtzahl		männlich		Geschlecht weiblich		divers	
Ja/Nein	N		%	n	%	n	%	n	%
Ja	162		53.47%	104	64.20%	57	35.19%	1	0.62%
Nein	141		46.53%	82	58.16%	58	41.13%	1	0.71%
Gesamt	303		100%	186	61.39%	115	37.95%	2	0.66%

71,29% der Probanden gaben bei dem letzten Filter bei der Frage, ob sie seit Beginn der Berufsausbildung ein neues bzw. weiteres Vorbild haben, „Ja" als Antwort. Weitere Details sind der Tabelle 17 zu entnehmen. Beide Geschlechter weisen eine ähnliche prozentuale Verteilung auf (männlich = 69,89% & weiblich = 73,04%).

Tabelle 17: Ergebnis des vierten Filters mit der Frage: „Hast Du seit Beginn Deiner Berufsausbildung zum Notfallsanitäter ein neues/ein weiteres Vorbild?" dargestellt mit der Splitdimension "Geschlecht"; eigene Darstellung

Filter: Kein & Ein Vorbild von entscheidender Rolle/Bedeutung für die Berufswahl; summiert									
Frage: Hast Du seit Beginn Deiner Berufsausbildung zum Notfallsanitäter ein neues/ein weiteres Vorbild?									
		Gesamtzahl		männlich		Geschlecht weiblich		divers	
Ja/Nein	N		%	n	%	n	%	n	%
Ja	216		71.29%	130	60.19%	84	38.89%	2	0.93%
Nein	87		28.71%	56	64.37%	31	35.63%	0	0.00%
Gesamt	303		100%	186	61.39%	115	37.95%	2	0.66%

Der Durchlauf der Stichprobe entsprechend der Filter mit „Ja/Nein" Wirkung wird mit der Abbildung 6 zusammengefasst illustriert und in den Kapiteln 4.3 und 4.4 detailliert beschrieben.

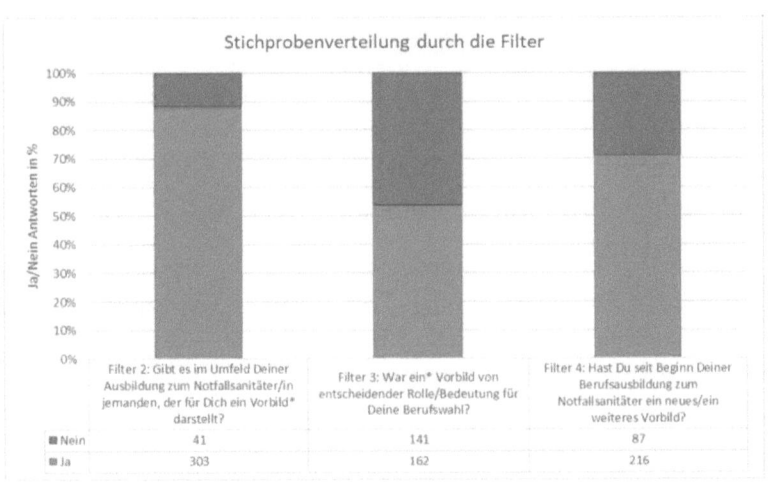

Abbildung 6: Durchlauf der Stichprobe durch die Filter 2-4, dargestellt nach "Ja/Nein" Antwort; eigene Darstellung

Zwischenfazit: 88.08% der Stichprobe (N=344) gaben an, ein Vorbild im Umfeld ihrer Ausbildung zum NotSan zu haben. Hiervon hatte bei 53,47% ein Vorbild im Umfeld einen entscheidenden Einfluss auf die Berufswahl. Seit der Berufsausbildung haben N=216 (71,29%) ein neues/weiteres Vorbild.

4.3 Vorbild für die Berufswahl

Für 53,47% (vgl. Tabelle 16) war ein Vorbild von entscheidender Bedeutung für die Berufswahl. Mit der folgenden Tabelle 18 werden die jeweiligen geschlechtsspezifischen Unterschiede dargestellt. Weibliche Vorbilder haben hierbei einen Gesamtanteil von 12,35% (N=20). Bei der Betrachtung der Gesamtheit der Geschlechter von der Stichprobe fällt auf, dass 15,70% der weiblichen TN eine Frau als Vorbild für die Berufswahl angaben und 9,62%

der Männer. Dem gegenüber hatten 90,38% der Männer männliche Vorbilder und 84,21% der Frauen weibliche. Die Relevanz dieser Werte wird im Kap. 5.2 diskutiert.

Tabelle 18: Ergebnis der Frage: „Welches Geschlecht hat Dein* Vorbild, das für Deine Berufswahl von Bedeutung war?" dargestellt mit der Splitdimension "Geschlecht"; eigene Darstellung

Frage: Welches Geschlecht hat Dein* Vorbild, das für Deine Berufswahl von Bedeutung war?			Geschlecht					
	Gesamtzahl		männlich		weiblich		divers	
Geschlecht	N	%	n	%	n	%	n	%
männlich	142	87.65%	94	66.20%	48	33.80%	0	0.00%
weiblich	20	12.35%	10	50.00%	9	45.00%	1	0.29%
divers	0	0.00%	0	0.00%	0	0.00%	0	0.00%
Gesamt	162	100.00%	104	64.20%	57	35.19%	1	0.29%

Mit Blick auf die Daten in der Tabelle 19 lässt sich feststellen, dass als Einflussgröße für die Berufswahl überwiegend Freunde (25,93%), Bekannte (32,72%) und Arbeitskollegen (10,49%) genannt wurden. Die Familie (Eltern und Geschwister) sowie Verwandte sind mit 15,43% vertreten und hatten hauptsächlich für die männlichen TN (19,23% von n=104) eine Relevanz. Die Informationen im Textfeld „sonstige" wurden hart geclustert und die relevanten einzeln genannt.

Tabelle 19: Ergebnis der Frage: „In welcher Beziehung stehst Du zu Deinem Vorbild, das für Deine Berufswahl von Bedeutung war?" dargestellt mit der Splitdimension "Geschlecht"; eigene Darstellung

Frage: In welcher Beziehung stehst Du zu Deinem Vorbild, das für Deine Berufswahl von Bedeutung war?			Geschlecht					
	Gesamtzahl		männlich		weiblich		divers	
Beziehung	N	%	n	%	n	%	n	%
Eltern	14	8.64%	11	78.57%	3	21.43%	0	0.00%
Geschwister	5	3.09%	4	80.00%	1	20.00%	0	0.00%
Verwandte	6	3.70%	5	83.33%	1	16.67%	0	0.00%
Freundeskreis	42	25.93%	29	69.05%	13	30.95%	0	0.00%
Bekannte	53	32.72%	30	56.60%	22	41.51%	1	0.29%
sonstige: Arbeitskollege	17	10.49%	10	58.82%	7	41.18%	0	0.00%
sonstige: Praxisanleiter	5	3.09%	5	100.00%	0	0.00%	0	0.00%
sonstige: Lebenspartner	5	3.09%	0	0.00%	5	100.00%	0	0.00%
sonstige: Kamerad (Ehrenamt)	4	2.47%	3	75.00%	1	25.00%	0	0.00%
sonstige: RD Kollege	4	2.47%	3	75.00%	1	25.00%	0	0.00%
sonstige: Dozent (in EH, San o RS Lehrgang)	3	1.85%	3	100.00%	0	0.00%	0	0.00%
sonstige: durch Einsatz in Kindheit	1	0.62%	1	100.00%	0	0.00%	0	0.00%
sonstige: Fremder	1	0.62%	0	0.00%	1	100.00%	0	0.00%
sonstige	2	1.23%	0	0.00%	2	100.00%	0	0.00%
Gesamt	162	100.00%	104	64.20%	57	35.19%	1	0.29%

Welche Berufe und Rollen die Vorbilder haben, die für die Berufsentscheidung von Bedeutung waren, wird mit der Tabelle 20 gezeigt. Es ist ersichtlich, dass 69,75% der Vorbilder die Qualifikation der Fachkraft (RettAss o. Not-San) aufweisen. Darüber hinaus orientierten sich 11,73% an einer ärztlichen Qualifikation. In lediglich 3,09% wurden Rettungssanitäter (kein anerkannter Ausbildungsberuf), ausschließlich von weiblichen TN, als entscheidendes Vorbild genannt. Unter „Sonstige" sind die abweichenden Nennungen gruppiert.

Tabelle 20: Ergebnis der Frage: „Welchen Beruf (und Rolle) hat Dein Vorbild, das maßgeblich für Deine Berufswahl war?"; dargestellt mit der Splitdimension "Geschlecht"; eigene Darstellung

Frage: Welchen Beruf (und Rolle) hat Dein Vorbild, das maßgeblich für Deine Berufswahl war?			Geschlecht					
	Gesamtzahl		männlich		weiblich		divers	
Beruf	N	%	n	%	n	%	n	%
Rettungssanitäter	5	3.09%	0	0.00%	5	100.00%	0	0.00%
Rettungsassistent	24	14.81%	16	66.67%	8	33.33%	0	0.00%
Notfallsanitäter	45	27.78%	28	62.22%	17	37.78%	0	0.00%
Notfallsanitäter & Praxisanleiter	44	27.16%	29	65.91%	15	34.09%	0	0.00%
Fachlehrer an einer Berufsfachschule für Notfallsanitäter	7	4.32%	5	71.43%	2	28.57%	0	0.00%
Arzt/Notarzt	19	11.73%	11	57.89%	8	42.11%	0	0.00%
Gesundheits- und Krankenpfleger	3	1.85%	2	66.67%	1	33.33%	0	0.00%
sonstige: Diplom Rettungssanitäter FH - Schweiz	2	1.23%	2	100.00%	0	0.00%	0	0.00%
sonstige: NotSan Schüler	2	1.23%	2	100.00%	0	0.00%	0	0.00%
sonstige: Berufsfeuerwehrmann	2	1.23%	2	100.00%	0	0.00%	0	0.00%
sonstige	9	5.56%	7	77.78%	1	11.11%	1	11.11%
Gesamt	162	100.00%	104	64.20%	57	35.19%	1	0.62%

Zur Verdeutlichung der Ergebnisse sind in Abbildung 7 die zusammengefassten Werte in sortierter Reihenfolge und getrennt nach der Beziehung zum Vorbild sowie Beruf des Vorbildes, das maßgeblich für die Berufswahl genannt wurde, visualisiert.

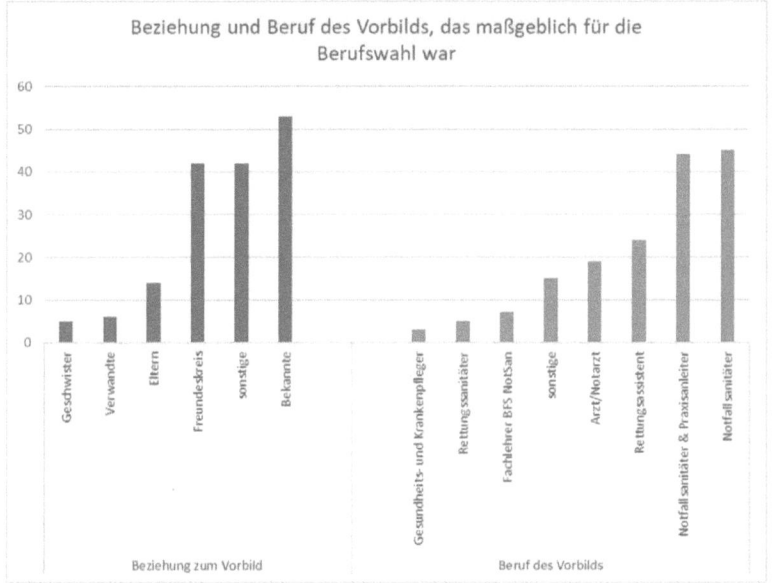

Abbildung 7: Zusammengefasste und sortierte Darstellung der Items „Beziehung und Beruf des Vorbildes, das von maßgeblicher Bedeutung für die Berufswahl war"; eigene Darstellung

Zwischenfazit: Für die Berufswahl waren 87,65% (142 von 162) männliche Vorbilder von Bedeutung. 15,70% (9 von 57) aller weiblichen TN nannten eine Frau als maßgeblich. Mit 69,14% wurden Freunde, Bekannte und Arbeitskollegen als Vorbilder angegeben. Vorbilder aus der Familie und Verwandtschaft haben mit 15,43% hauptsächlich für die männlichen TN mit 19,23% von n=104 eine Relevanz. Bei der Qualifikation des Vorbildes wurde die Fachkraft im RD mit 69,75% genannt. Eine Orientierung an niedrigeren Qualifikationsstufen (RettSan mit 3,09%) oder anderen Berufsgruppen fand kaum statt. 11,73% orientierten sich an ärztlichen Vorbildern.

4.4 Neues Vorbild seit Beginn der Ausbildung

Wie schon im Kap. 4.2 (s. Tabelle 17) dargestellt, haben N=216 seit Beginn ihrer Berufsausbildung zum NotSan ein neues/weiteres Vorbild. In der Tabelle 21 werden die Berufe dargestellt, an denen sich die TN (neu o. zusätzlich) orientieren. Summiert dienen 70,37% NotSan (ohne und mit Zusatzqualifikationen) als Vorbild. 12,96% haben „Fachlehrer" angegeben und 5,56% „Arzt/Notarzt".

Tabelle 21: Ergebnis der Frage: „Welchen Beruf (und Rolle) hat Dein neues/weiteres Vorbild?"; dargestellt mit der Splitdimension "Geschlecht"; eigene Darstellung

Frage: Welchen Beruf (und Rolle) hat Dein neues/weiteres Vorbild?								
			Geschlecht					
	Gesamtzahl		männlich		weiblich		divers	
Beruf	N	%	n	%	n	%	n	%
Rettungssanitäter	3	1.39%	1	33.33%	2	66.67%	0	0.00%
Rettungsassistent	11	5.09%	6	54.55%	5	45.45%	0	0.00%
Schüler in der Berufsausbildung zum Notfallsanitäter	7	3.24%	4	57.14%	3	42.86%	0	0.00%
Notfallsanitäter	47	21.76%	27	57.45%	20	42.55%	0	0.00%
Notfallsanitäter & Praxisanleiter	85	39.35%	50	58.82%	34	40.00%	1	0.29%
Notfallsanitäter auf dem Intensivtransportwagen (ITW)	1	0.46%	1	100.00%	0	0.00%	0	0.00%
Notfallsanitäter & Berufsfeuerwehr	8	3.70%	7	87.50%	1	12.50%	0	0.00%
Fachlehrer an einer Berufsfachschule für Notfallsanitäter	28	12.96%	18	64.29%	9	32.14%	1	0.29%
Notfallsanitäter (HEMS TC) auf einem Rettungshubschrauber	10	4.63%	9	90.00%	1	10.00%	0	0.00%
Notfallsanitäter bei der Bundeswehr	1	0.46%	0	0.00%	1	100.00%	0	0.00%
Arzt/Notarzt	12	5.56%	5	41.67%	7	58.33%	0	0.00%
Gesundheits- und Krankenpfleger	0	0.00%	0	0.00%	0	0.00%	0	0.00%
sonstige	3	1.39%	2	66.67%	1	33.33%	0	0.00%
Gesamt	216	100.00%	130	60.19%	84	38.89%	2	0.58%

Um zu analysieren, ob und wie sich die Orientierung an Vorbildern verändert, wurden in der Abbildung 8 die nennenswerten Vorbilder (>5%) aus der Tabelle 20 (maßgeblich für die Berufswahl) und aus der Tabelle 21 (neues/weiteres Vorbild) veranschaulicht. Es ist ersichtlich, dass seit Beginn der Berufsausbildung die Orientierung an „NotSan + Praxisanleiter (PAL)" und „Fachlehrer an einer BFS für NotSan" signifikant angestiegen ist, während die Bedeutung der „Ärzte" gesunken ist.

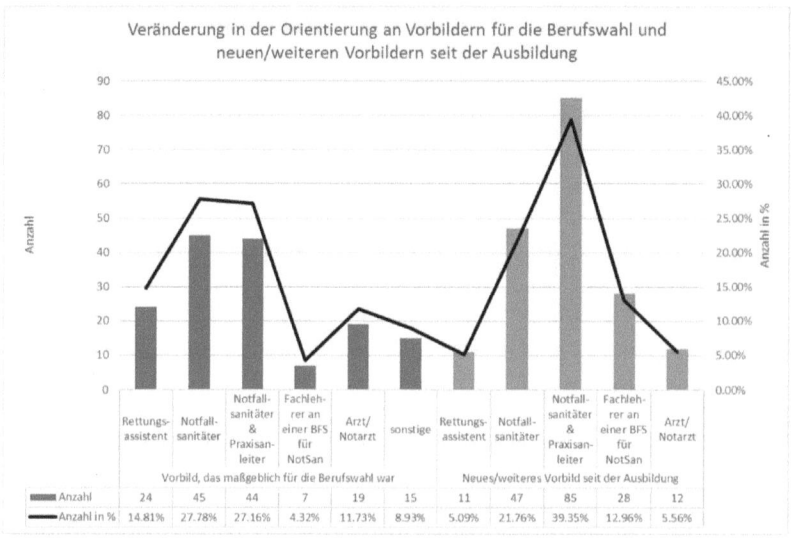

Abbildung 8: Veränderung der Vorbilder von der Orientierung bei der Berufswahl und der neuen/weiteren Orientierung seit Beginn der Ausbildung; eigene Darstellung

Zwischenfazit: Mit Beginn der Berufsausbildung orientierten sich 70,37% der TN an der Fachkraft im RD und 18,52% an professionalisierten Vorbildern. Der Unterschied zwischen Vorbildern, die für die Berufswahl maßgeblich waren und den neuen/weiteren Vorbildern, ist die eindeutige Zunahme von NotSan+PAL und Fachlehrern.

4.5 Zukünftiger Berufswunsch

Die TN gaben summiert zu 71,30% an, zukünftig in irgendeiner Art und Weise als NotSan tätig sein zu wollen. 24,07% streben die Zusatzqualifikation „PAL" an und 17,13% zielen eine Tätigkeit auf einem Rettungshubschrauber an (81,08% männlicher Anteil). Insgesamt verfolgen 14,35% das Berufsziel NotSan im Regelrettungsdienst, wobei dies 20,24% der weiblichen und 10,77% der männlichen Gesamtheit entspricht. Weiter fällt auf, dass sich 20 Männer und eine Frau zukünftig eine Tätigkeit bei der Berufsfeuerwehr vorstellen.

Ein nennenswerter Anteil von 16,20% (n=35) strebt ein Medizinstudium an und 7,87% (n=17) wünschen sich eine berufliche Tätigkeit als Fachlehrer. Bis auf zwei TN verfügen hierbei alle bereits über die Voraussetzungen zum Studium.

Tabelle 22: Ergebnis der Frage: „Welchen Berufs-/Tätigkeitswunsch hast Du für Deine Zukunft?"; dargestellt mit der Splitdimension "Geschlecht"; eigene Darstellung

Frage: Welchen Berufs-/Tätigkeitswunsch hast Du für Deine Zukunft?

Berufwunsch	Gesamtzahl		männlich		weiblich		divers	
	N	%	n	%	n	%	n	%
Notfallsanitäter	31	14.35%	14	45.16%	17	54.84%	0	0.00%
Notfallsanitäter auf dem Intensivtransportwagen	2	0.93%	1	50.00%	1	50.00%	0	0.00%
Notfallsanitäter (HEMS TC) auf einem Rettungshubschrauber	37	17.13%	30	81.08%	7	18.92%	0	0.00%
Notfallsanitäter bei der Bundeswehr	5	2.31%	3	60.00%	2	40.00%	0	0.00%
Wachleiter einer Rettungswache	4	1.85%	3	75.00%	1	25.00%	0	0.00%
Notfallsanitäter & Praxisanleiter	52	24.07%	26	50.00%	26	50.00%	0	0.00%
Notfallsanitäter & Desinfektor	1	0.46%	0	0.00%	1	100.00%	0	0.00%
Fachlehrer an einer Berufsfachschule für Notfallsanitäter	17	7.87%	9	52.94%	7	41.18%	1	5.88%
Tätigkeit bei der Berufsfeuerwehr	21	9.72%	20	95.24%	1	4.76%	0	0.00%
Tätigkeit in einem Krankenhaus	1	0.46%	1	100.00%	0	0.00%	0	0.00%
Arzt	35	16.20%	18	51.43%	16	45.71%	1	2.86%
sonstige: weiterführendes Studium	4	1.85%	2	50.00%	2	50.00%	0	0.00%
sonstige	6	2.78%	3	50.00%	3	50.00%	0	0.00%
Gesamt	216	100.00%	130	60.19%	84	38.89%	2	0.58%

Mit den folgenden Darstellungen soll anhand von Berufs- und Tätigkeitswünschen der TN die von Merton (1958, S. 378-379) aufgestellte Hypothese untersucht werden, dass sich Menschen mit „Referenzgruppen" sozialer und beruflicher Positionen vergleichen, die sie anstreben (vgl. Kap. 2.7). Geschlechterspezifische Angaben wurden hier nicht analysiert. Anhand von den am häufigsten angegebenen zukünftigen Berufs- bzw. Tätigkeitswünschen in Tabelle 22 sollen diese nun tabellarisch gegenübergestellt und final mit einem Diagramm illustriert und überprüft werden.

Die folgende Tabelle 23 stellt den Verlauf bei der Orientierung zum finalen Berufswunsch von den 31 TN dar, die „NotSan" angegeben haben. Bei der Betrachtung der Informationen fällt auf, dass 14 von 31 kein Vorbild hatten, das für die Berufswahl von entscheidender Bedeutung war. Alle anderen (17) hatten die Fachkraft im RD als maßgeblich angegeben, davon 12-mal NotSan. Zehn der TN, die kein Vorbild für die Berufswahl nannten, machten Angaben, dass nun ein NotSan ihr neues Vorbild seit der Berufsausbildung sei. So lässt sich summieren, dass 22 (70,97%) von 31 TN, sich an dem beruflichen Vorbild orientieren, das sie selbst erreichen möchten.

Tabelle 23: Berufliche Vorbilder von TN, die selbst als Berufs- u. Tätigkeitsziel „Notfallsanitäter" angaben; eigene Darstellung

#	Beruf des Vorbilds, das entscheidend für die Berufswahl war	Neues/weiteres Vorbild seit Berufsausbildung
458	Kein Vorbild für Berufswahl	Arzt/Notarzt
373	Kein Vorbild für Berufswahl	Fachlehrer an einer Berufsfachschule für Notfallsanitäter
472	Kein Vorbild für Berufswahl	Fachlehrer an einer Berufsfachschule für Notfallsanitäter
274	Kein Vorbild für Berufswahl	Notfallsanitäter & Praxisanleiter
659	Kein Vorbild für Berufswahl	Notfallsanitäter & Praxisanleiter
705	Kein Vorbild für Berufswahl	Notfallsanitäter & Berufsfeuerwehr
253	Kein Vorbild für Berufswahl	Notfallsanitäter
319	Kein Vorbild für Berufswahl	Notfallsanitäter
380	Kein Vorbild für Berufswahl	Notfallsanitäter
496	Kein Vorbild für Berufswahl	Notfallsanitäter
672	Kein Vorbild für Berufswahl	Notfallsanitäter
718	Kein Vorbild für Berufswahl	Notfallsanitäter
781	Kein Vorbild für Berufswahl	Notfallsanitäter
250	Kein Vorbild für Berufswahl	Schüler in der Berufsausbildung zum Notfallsanitäter
289	Rettungsassistent	Arzt/Notarzt
323	Rettungsassistent	Fachlehrer an einer Berufsfachschule für Notfallsanitäter
502	Rettungsassistent	Fachlehrer an einer Berufsfachschule für Notfallsanitäter
757	Rettungsassistent	Rettungsassistent
830	Rettungsassistent	Schüler in der Berufsausbildung zum Notfallsanitäter
364	Notfallsanitäter	Notfallsanitäter & Praxisanleiter
285	Notfallsanitäter	Notfallsanitäter & Praxisanleiter
412	Notfallsanitäter	Notfallsanitäter & Praxisanleiter
422	Notfallsanitäter	Notfallsanitäter
482	Notfallsanitäter	Notfallsanitäter
668	Notfallsanitäter	Notfallsanitäter
717	Notfallsanitäter	Schüler in der Berufsausbildung zum Notfallsanitäter
738	Notfallsanitäter	Rettungssanitäter
235	Notfallsanitäter & Praxisanleiter	Notfallsanitäter & Praxisanleiter
546	Notfallsanitäter & Praxisanleiter	Notfallsanitäter & Praxisanleiter
693	Notfallsanitäter & Praxisanleiter	Notfallsanitäter
812	Notfallsanitäter & Praxisanleiter	Rettungsassistent

Ob sich auch bei dem Berufs- und Tätigkeitsziel des „Not-
San + PAL" im hohen Maß eine berufliche Zielorientierung
erkennen lässt, zeigt die Tabelle 24. Primär auffällig ist,
dass 30 TN kein Vorbild für ihre Berufswahl angaben und
sich während ihrer Berufsausbildung 16 für einen „Not-
San + PAL" und drei für einen Fachlehrer entschieden.
Von den TN orientieren sich insg. 32 von 52 an einem
Vorbild, dass die Qualifikation „NotSan + PAL" aufweist,
das entspricht 61,54%.

Tabelle 24: Berufliche Vorbilder von TN, die selbst als Berufs- u. Tätigkeitsziel „Notfallsanitäter + Praxisanleiter" angaben; eigene Darstellung

#	Beruf des Vorbilds, das entscheidend für die Berufswahl war	Neues/weiteres Vorbild seit Berufsausbildung
537	Kein Vorbild für Berufswahl	Arzt/Notarzt
764	Kein Vorbild für Berufswahl	Arzt/Notarzt
393	Kein Vorbild für Berufswahl	Fachlehrer an einer Berufsfachschule für Notfallsanitäter
513	Kein Vorbild für Berufswahl	Fachlehrer an einer Berufsfachschule für Notfallsanitäter
841	Kein Vorbild für Berufswahl	Fachlehrer an einer Berufsfachschule für Notfallsanitäter
247	Kein Vorbild für Berufswahl	Notfallsanitäter & Praxisanleiter
281	Kein Vorbild für Berufswahl	Notfallsanitäter & Praxisanleiter
308	Kein Vorbild für Berufswahl	Notfallsanitäter & Praxisanleiter
349	Kein Vorbild für Berufswahl	Notfallsanitäter & Praxisanleiter
417	Kein Vorbild für Berufswahl	Notfallsanitäter & Praxisanleiter
452	Kein Vorbild für Berufswahl	Notfallsanitäter & Praxisanleiter
459	Kein Vorbild für Berufswahl	Notfallsanitäter & Praxisanleiter
488	Kein Vorbild für Berufswahl	Notfallsanitäter & Praxisanleiter
494	Kein Vorbild für Berufswahl	Notfallsanitäter & Praxisanleiter
515	Kein Vorbild für Berufswahl	Notfallsanitäter & Praxisanleiter
517	Kein Vorbild für Berufswahl	Notfallsanitäter & Praxisanleiter
557	Kein Vorbild für Berufswahl	Notfallsanitäter & Praxisanleiter
605	Kein Vorbild für Berufswahl	Notfallsanitäter & Praxisanleiter
769	Kein Vorbild für Berufswahl	Notfallsanitäter & Praxisanleiter
775	Kein Vorbild für Berufswahl	Notfallsanitäter & Praxisanleiter
776	Kein Vorbild für Berufswahl	Notfallsanitäter & Praxisanleiter
273	Kein Vorbild für Berufswahl	Notfallsanitäter
299	Kein Vorbild für Berufswahl	Notfallsanitäter
326	Kein Vorbild für Berufswahl	Notfallsanitäter
443	Kein Vorbild für Berufswahl	Notfallsanitäter
465	Kein Vorbild für Berufswahl	Notfallsanitäter
580	Kein Vorbild für Berufswahl	Notfallsanitäter
707	Kein Vorbild für Berufswahl	Notfallsanitäter
755	Kein Vorbild für Berufswahl	Notfallsanitäter
589	Kein Vorbild für Berufswahl	Rettungsassistent
288	Arzt/Notarzt	Notfallsanitäter & Praxisanleiter
404	Fachlehrer an einer Berufsfachschule für Notfallsanitäter	Notfallsanitäter & Praxisanleiter
471	Notfallsanitäter & Praxisanleiter	Fachlehrer an einer Berufsfachschule für Notfallsanitäter
530	Notfallsanitäter & Praxisanleiter	Notfallsanitäter (HEMS TC) auf einem Rettungshubschrauber
547	Notfallsanitäter & Praxisanleiter	Notfallsanitäter & Praxisanleiter
592	Notfallsanitäter & Praxisanleiter	Notfallsanitäter & Praxisanleiter
654	Notfallsanitäter & Praxisanleiter	Notfallsanitäter
667	Notfallsanitäter & Praxisanleiter	Rettungsassistent
831	Notfallsanitäter & Praxisanleiter	Rettungsassistent
313	Notfallsanitäter	Fachlehrer an einer Berufsfachschule für Notfallsanitäter
523	Notfallsanitäter	Notfallsanitäter (HEMS TC) auf einem Rettungshubschrauber
529	Notfallsanitäter	Notfallsanitäter & Praxisanleiter
680	Notfallsanitäter	Notfallsanitäter & Praxisanleiter
767	Notfallsanitäter	Notfallsanitäter & Praxisanleiter
821	Notfallsanitäter	Rettungsassistent
220	Rettungsassistent	Notfallsanitäter & Praxisanleiter
354	Rettungsassistent	Notfallsanitäter & Praxisanleiter
470	sonstige	Notfallsanitäter & Praxisanleiter
548	sonstige	Notfallsanitäter & Praxisanleiter
586	sonstige	Notfallsanitäter
721	sonstige	Rettungsassistent

Eine Karriere als NotSan auf einem Rettungshubschrauber (HEMS TC) stellen sich 37 von 216 (17,13%) als Be-
rufs- und Tätigkeitsziel derzeit vor. Die Tabelle 25 be-
trachtend fällt auf, dass hier gerade mal fünf TN (13,51%)
einen HEMS TC als ein neues bzw. weiteres Vorbild ange-

geben haben. Für die Berufswahl war hier kein HEMS TC
genannt. Ob dieses Ergebnis im Kontext eine Aussagekraft
hat oder ob dies einen statistischen Ausreißer darstellt,
wird im Kap. 5.2 diskutiert.

Tabelle 25: Berufliche Vorbilder von TN, die selbst als Berufs- u. Tätigkeitsziel „Notfallsanitäter (HEMS TC) auf einem Rettungshubschrauber" angaben;
eigene Darstellung

#	Beruf des Vorbilds, das entscheidend für die Berufswahl war	Neues/weiteres Vorbild seit Berufsausbildung
720	Kein Vorbild für Berufswahl	Arzt/Notarzt
227	Kein Vorbild für Berufswahl	Notfallsanitäter (HEMS TC) auf einem Rettungshubschrauber
441	Kein Vorbild für Berufswahl	Notfallsanitäter (HEMS TC) auf einem Rettungshubschrauber
700	Kein Vorbild für Berufswahl	Notfallsanitäter (HEMS TC) auf einem Rettungshubschrauber
311	Kein Vorbild für Berufswahl	Notfallsanitäter auf dem Intensivtransportwagen (ITW)
241	Kein Vorbild für Berufswahl	Notfallsanitäter & Praxisanleiter
378	Kein Vorbild für Berufswahl	Notfallsanitäter & Praxisanleiter
287	Kein Vorbild für Berufswahl	Notfallsanitäter & Praxisanleiter
307	Kein Vorbild für Berufswahl	Notfallsanitäter & Praxisanleiter
325	Kein Vorbild für Berufswahl	Notfallsanitäter & Praxisanleiter
402	Kein Vorbild für Berufswahl	Notfallsanitäter & Praxisanleiter
751	Kein Vorbild für Berufswahl	Notfallsanitäter & Praxisanleiter
778	Kein Vorbild für Berufswahl	Notfallsanitäter & Praxisanleiter
803	Kein Vorbild für Berufswahl	Notfallsanitäter & Praxisanleiter
832	Kein Vorbild für Berufswahl	Notfallsanitäter & Praxisanleiter
234	Kein Vorbild für Berufswahl	Notfallsanitäter
754	Kein Vorbild für Berufswahl	Notfallsanitäter
772	Kein Vorbild für Berufswahl	Notfallsanitäter
550	Arzt/Notarzt	Notfallsanitäter & Praxisanleiter
685	Arzt/Notarzt	Notfallsanitäter & Praxisanleiter
706	Arzt/Notarzt	Notfallsanitäter
267	Fachlehrer an einer Berufsfachschule für Notfallsanitäter	Notfallsanitäter & Praxisanleiter
813	Notfallsanitäter & Praxisanleiter	Notfallsanitäter bei der Bundeswehr
318	Notfallsanitäter & Praxisanleiter	Notfallsanitäter (HEMS TC) auf einem Rettungshubschrauber
715	Notfallsanitäter & Praxisanleiter	Notfallsanitäter (HEMS TC) auf einem Rettungshubschrauber
527	Notfallsanitäter & Praxisanleiter	Notfallsanitäter & Praxisanleiter
665	Notfallsanitäter & Praxisanleiter	Notfallsanitäter
711	Notfallsanitäter	Fachlehrer an einer Berufsfachschule für Notfallsanitäter
389	Notfallsanitäter	Notfallsanitäter
587	Notfallsanitäter	Notfallsanitäter
623	Notfallsanitäter	Notfallsanitäter
657	Notfallsanitäter	Notfallsanitäter
796	Rettungsassistent	Notfallsanitäter & Berufsfeuerwehr
788	Rettungsassistent	Notfallsanitäter & Praxisanleiter
598	Rettungssanitäter	Notfallsanitäter & Praxisanleiter
387	sonstige	Notfallsanitäter & Praxisanleiter
815	sonstige	Notfallsanitäter

Mit einem ersten Blick auf die Tabelle 26 ist zu erkennen,
dass bei der Berufs- und Tätigkeitswahl „Fachlehrer" der
Zusammenhang zwischen beruflicher Orientierung und
Ausrichtung am Vorbild eher gering ausfällt. Von 17 Probanden gaben vier (23,53%) einen Fachlehrer im Verlauf
als Vorbild an.

Tabelle 26: Berufliche Vorbilder von TN, die selbst als Berufs- u. Tätigkeitsziel „Fachlehrer an einer Berufsfachschule für Notfallsanitäter" angaben; eigene Darstellung

#	Beruf des Vorbilds, das entscheidend für die Berufswahl war	Neues/weiteres Vorbild seit Berufsausbildung
683	Kein Vorbild für Berufswahl	Fachlehrer an einer Berufsfachschule für Notfallsanitäter
809	Kein Vorbild für Berufswahl	Fachlehrer an einer Berufsfachschule für Notfallsanitäter
334	Kein Vorbild für Berufswahl	Notfallsanitäter & Praxisanleiter
632	Kein Vorbild für Berufswahl	Notfallsanitäter & Praxisanleiter
762	Kein Vorbild für Berufswahl	Notfallsanitäter & Praxisanleiter
595	Kein Vorbild für Berufswahl	Notfallsanitäter
252	Kein Vorbild für Berufswahl	Rettungsassistent
617	Kein Vorbild für Berufswahl	Rettungsassistent
750	Kein Vorbild für Berufswahl	Rettungssanitäter
375	Arzt/Notarzt	Notfallsanitäter & Praxisanleiter
484	Fachlehrer an einer Berufsfachschule für Notfallsanitäter	Fachlehrer an einer Berufsfachschule für Notfallsanitäter
264	Notfallsanitäter & Praxisanleiter	Arzt/Notarzt
495	Notfallsanitäter & Praxisanleiter	Fachlehrer an einer Berufsfachschule für Notfallsanitäter
704	Notfallsanitäter & Praxisanleiter	Notfallsanitäter & Praxisanleiter
820	Notfallsanitäter & Praxisanleiter	Notfallsanitäter
419	Rettungsassistent	Notfallsanitäter & Praxisanleiter
460	sonstige	Notfallsanitäter & Praxisanleiter

Wie der Tabelle 22 zu entnehmen ist, haben 35 (16,20%) der Stichprobe den Arztberuf als Ziel. Hiervon hatten bereits neun einen Arzt/Notarzt als Vorbild, das maßgeblich für die Berufsentscheidung zum NotSan war. Von zwei TN (#376 & #826) war dies ein Elternteil. Von den 16, die kein Vorbild für die Berufswahl nennen konnten, wählten im Verlauf der Ausbildung fünf einen Mediziner zur Orientierung. Demzufolge haben 14 von 34 (41,18%) einen Arzt als berufliches Vorbild.

Tabelle 27: Berufliche Vorbilder von TN, die selbst als Berufs- u. Tätigkeitsziel „Arzt" angaben; eigene Darstellung

#	Beruf des Vorbilds, das entscheidend für die Berufswahl war	Neues/weiteres Vorbild seit Berufsausbildung
433	Kein Vorbild für Berufswahl	sonstige
295	Kein Vorbild für Berufswahl	Arzt/Notarzt
306	Kein Vorbild für Berufswahl	Arzt/Notarzt
533	Kein Vorbild für Berufswahl	Arzt/Notarzt
555	Kein Vorbild für Berufswahl	Arzt/Notarzt
790	Kein Vorbild für Berufswahl	Arzt/Notarzt
297	Kein Vorbild für Berufswahl	Fachlehrer an einer Berufsfachschule für Notfallsanitäter
304	Kein Vorbild für Berufswahl	Fachlehrer an einer Berufsfachschule für Notfallsanitäter
310	Kein Vorbild für Berufswahl	Fachlehrer an einer Berufsfachschule für Notfallsanitäter
819	Kein Vorbild für Berufswahl	Fachlehrer an einer Berufsfachschule für Notfallsanitäter
300	Kein Vorbild für Berufswahl	Notfallsanitäter & Praxisanleiter
337	Kein Vorbild für Berufswahl	Notfallsanitäter & Praxisanleiter
457	Kein Vorbild für Berufswahl	Notfallsanitäter & Praxisanleiter
296	Kein Vorbild für Berufswahl	Notfallsanitäter
301	Kein Vorbild für Berufswahl	Notfallsanitäter
391	Kein Vorbild für Berufswahl	Notfallsanitäter
298	Arzt/Notarzt	Fachlehrer an einer Berufsfachschule für Notfallsanitäter
305	Arzt/Notarzt	Notfallsanitäter (HEMS TC) auf einem Rettungshubschrauber
376	Arzt/Notarzt	Notfallsanitäter (HEMS TC) auf einem Rettungshubschrauber
552	Arzt/Notarzt	Notfallsanitäter & Praxisanleiter
571	Arzt/Notarzt	Notfallsanitäter
639	Arzt/Notarzt	Notfallsanitäter
729	Arzt/Notarzt	Notfallsanitäter
763	Arzt/Notarzt	Schüler in der Berufsausbildung zum Notfallsanitäter
826	Arzt/Notarzt	Rettungssanitäter
280	Notfallsanitäter & Praxisanleiter	Fachlehrer an einer Berufsfachschule für Notfallsanitäter
320	Notfallsanitäter & Praxisanleiter	Fachlehrer an einer Berufsfachschule für Notfallsanitäter
596	Notfallsanitäter & Praxisanleiter	Rettungsassistent
634	Notfallsanitäter	Schüler in der Berufsausbildung zum Notfallsanitäter
581	Rettungsassistent	Fachlehrer an einer Berufsfachschule für Notfallsanitäter
600	Rettungsassistent	Rettungsassistent
416	Gesundheits- und Krankenpfleger	Notfallsanitäter & Praxisanleiter
228	sonstige	Notfallsanitäter & Praxisanleiter
536	sonstige	Notfallsanitäter & Praxisanleiter

Die Daten aus den obigen Tabellen sind in der Abbildung
9 zusammengefasst. Offensichtlich ist, dass das Verhältnis
von Berufs-/Tätigkeitswunsch und Orientierung am Vorbild bei dem NotSan auf einem Rettungshubschrauber
sowie dem „Fachlehrer" sehr gering ausfällt. Ohne den
Ausschluss von möglichen Ausreißern liegt das $\bar{x}$ bei
42,15% ($\bar{x}$=57,90% ohne NotSan + HEMS TC & Fachlehrer) und somit ist eine Orientierung an sozialen und beruflichen Positionen, die angestrebt werden, erkennbar.

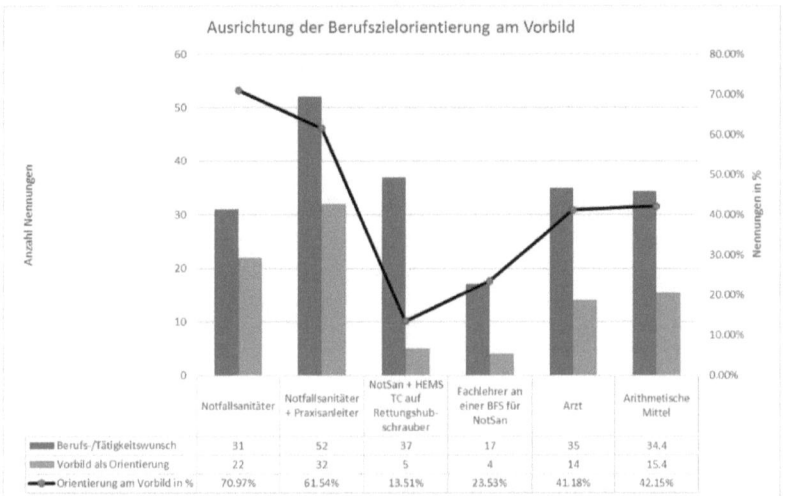

Abbildung 9: Ausrichtung bei der Berufszielorientierung an Vorbildern im Verlauf der Berufswahl und der Ausbildung; eigene Darstellung

Zwischenfazit: Von den N=216, die angaben, seit der Berufsausbildung ein neues/weiteres Vorbild zu haben, nannten 14,35% das Berufs- und Tätigkeitsziel NotSan. Insgesamt beabsichtigen 25,93% zu studieren, davon 16,20% Medizin und 9,72% ein weiterführendes Studium (Berufspädagogik, Gesundheitsmanagement, etc.). Eine Mehrheit von 56,48% möchte sich weiter qualifizieren (HEMS TC, PAL, usw.). Mertons Hypothese, dass sich die SuS an sozialen und beruflichen Positionen, die angestrebt werden, orientieren, ist erkennbar.

4.6 Selbst ein Vorbild

Insgesamt N=231 (76,24%) der TN gaben an, dass sie selbst versuchen, ein Vorbild für andere zu sein. Entsprechend der Gesamtheit der Geschlechter waren dies

76,88% der männlichen und 74,78% der weiblichen TN. Somit ist kein auffälliger Unterschied der Geschlechter zu erkennen. Die Werte sind der u.s. Tabelle 28 zu entnehmen.

Tabelle 28: Ergebnis der Frage: „Versuchst Du für andere ein Vorbild zu sein?" dargestellt mit der Splitdimension "Geschlecht"; eigene Darstellung

Frage: Versuchst Du für andere ein Vorbild zu sein?								
			Geschlecht					
	Gesamtzahl		männlich		weiblich		divers	
Ja/Nein	N	%	n	%	n	%	n	%
Ja	231	76.24%	143	61.90%	86	37.23%	2	0.87%
Nein	72	23.76%	43	59.72%	29	40.28%	0	0.00%
Gesamt	303	100%	186	61.39%	115	37.95%	2	0.66%

Weiter wurde betrachtet, wie sich die beiden Antwortgruppen auf die Schuljahre verteilen. Im 1. Schuljahr gaben 27,39% der TN an, als Vorbild wirken zu wollen und 8,58% entschieden sich hier für „Nein". Im 2ten Schuljahr beträgt die Verteilung 20,79% „Ja" und 7,59% „Nein" und im letzten Schuljahr gaben 27,72% „Ja" und 7,59% „Nein" als Antwort.

Die TN machten Angaben darüber, wie bzw. wodurch sie als Vorbild wirken wollen und für welche Zielgruppe. Zur Verhinderung von Drop-Outs (vgl. 3.3.1) war die offene Antwortmöglichkeit nicht als DAC markiert und wurde von N=201 beantwortet. Da sich Aussagen wie „in allem, für alle (#592)", „Mit gutem Beispiel für Lernende voran gehen (#706)" oder „im RD sollte man ja immer ein Vorbild für neue Mitarbeiter sein (#767)" nicht hart clustern lassen, wurde die Gesamtmenge der Informationen auf Ähnlichkeiten der Objekte analysiert und in mehreren Schritten weitestgehend zusammengefasst (weiches Clustering). Durch diese Systematik konnten n=341 Informationen zu dem „Wie" und n=183 Angaben „für wen" geclustert werden. Diese werden mit den folgenden zwei Tabellen (vgl. S. 127 & S. 128) veranschaulicht.

Bei der Clusterung der Antworten, wie die TN vorbildlich wirken wollen, sind mit 22,29% das sozial kompetente Verhalten und mit 14,96% das Vorleben als gutes Beispiel zu nennen. Weiter gaben 11,73% an, dass sie durch fachliche Kompetenz und das Teilen von Wissen und Erfahrung (10,26%) als Vorbild wirken wollen (s. Tabelle 29). Genderaspekte wurden nicht differenziert.

Tabelle 29: Ergebnis der Clusteranalyse der offenen Frage: „Versuchst Du für andere ein Vorbild zu sein? Wenn „Ja" => Schreibe bitte kurz auf wie Du dies versuchst"; eigene Darstellung

Frage:Versuchst Du für andere ein Vorbild zu sein? Wenn "Ja" => Schreibe bitte kurz auf wie für wen Du dies versuchst:		
	Gesamtzahl	
Wie? Durch...	N	%
sozial kompetentes Verhalten (Kooperatives Teamwork, prosoziales Verhalten (Freundlichkeit, Hilfsbereitschaft), Toleranz und Empathie)	76	22.29%
Vorleben/ mit gutem Beispiel voran gehen (von Wissen/ Können/ Einstellung/ Handeln/ Äußerungen)	51	14.96%
fachliche Kompetenz (Kenntnisse, Fähigkeiten und Fertigkeiten)	40	11.73%
Wissen und Erfahrung teilen (da sein, Theorie und Handeln Interessierten erklären/zeigen)	35	10.26%
selbstkompetentes Handeln (Kritikfähigkeit, lebenslanges Lernen, Selbstreflektion)	29	8.50%
Motivation (in Bezug auf die Arbeit an sich und an sich zu arbeiten)	25	7.33%
pflichtbewusstes, professionelles und sorgfältiges Handeln	24	7.04%
verantwortungsvolles Handeln	23	6.74%
respektvollen/ höflichen Umgang mit Patienten und Angehörigen	12	3.52%
klare Kommunikation	7	2.05%
methodisch-ditaktisch kompetentes Auftreten	6	1.76%
Genauigkeit	3	0.88%
sicheres Auftreten	3	0.88%
Vertrauen in die Kompetenz geringer Qualifizierter	3	0.88%
Führungsqualität	2	0.59%
Gelassenheit (vor Prüfungen/ in kritischen Situationen)	2	0.59%
Gesamt	341	100.00%

Bei der Interpretation der Angaben „für wen", lässt sich schlussfolgern, dass die TN zu 71,04% für RD-Personal mit einer geringeren Qualifikation als sie selbst als Vorbild wirken möchten. Weitere 10,38% machten da keinen Unterschied und wollen für jeden Kollegen vorbildlich wirken. 3,28% gaben explizit an, dass sie für die „älteren Kollegen" ein Vorbild sein wollen.

Tabelle 30: Ergebnis der Clusteranalyse der offenen Frage: „Versuchst Du für andere ein Vorbild zu sein? Wenn „Ja" => Schreibe bitte kurz auf für wen Du dies versuchst"; eigene Darstellung

Frage:Versuchst Du für andere ein Vorbild zu sein? Wenn "Ja" => Schreibe bitte kurz auf wie für wen Du dies versuchst:		
		Gesamtzahl
Für...	N	%
Mitschüler (Klassenkammeraden)/ Schüler (in den unteren Jahren)	57	31.15%
Praktikanten (aller Art)	28	15.30%
Kollegen (alle)	19	10.38%
neue/ junge/ ehrenamtliche Kollegen	18	9.84%
Kollegen mit weniger Erfahrung/ geringerer Qualifikation (San, RDH u. RS)	14	7.65%
FSJler/ BUFDIs	13	7.10%
jeden, der Interesse am Beruf hat	9	4.92%
meine ehrenamtlichen Kammeraden (Bereitschaft/ Feuerwehr/ Jugendgruppe)	8	4.37%
Ältere Kollegen	6	3.28%
Gesellschaft/ Außenstehende (z.B. Beobachter)	4	2.19%
Personen im Nahbereich	3	1.64%
Patienten	2	1.09%
mich selbst	2	1.09%
Gesamt	**183**	100.00%

Zur graphischen Betrachtung der Daten, wie und für wen die TN ein Vorbild sein wollen, wurde Abbildung 10 erstellt. Dabei wurden nur Nennungen über 5% berücksichtigt und diese Objekte mit der Anzahl der Nennungen sowie dem Prozentwert visualisiert.

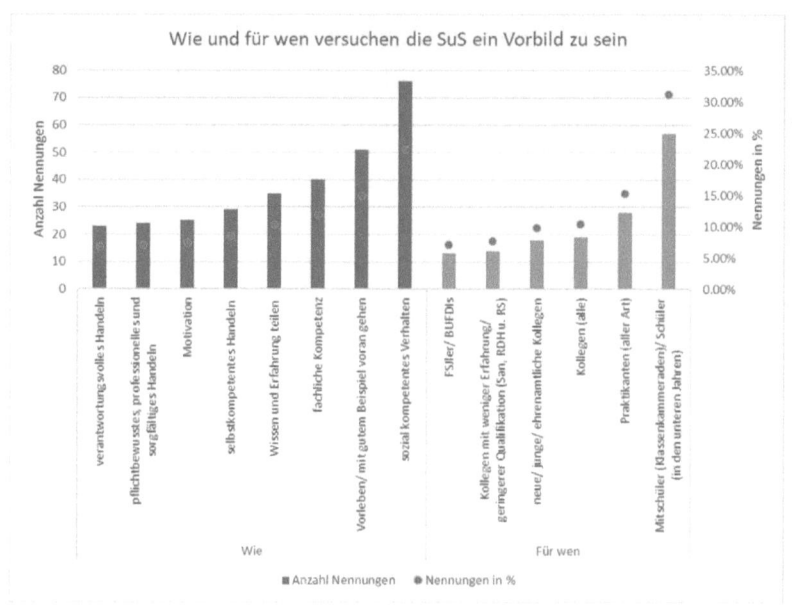

Abbildung 10: Wie und für wen versuchen die TN als Vorbild zu wirken; eigene Darstellung

Zwischenfazit: 76,24% der TN versuchen, ein Vorbild für andere zu sein. Diese Haltung ist in jedem Schuljahr zu erkennen. Die TN wollen durch Vorleben und Vermitteln von Sozialkompetenz und Fachkompetenz überwiegend auf SuS sowie RD-Personal (verschiedenster Art) vorbildlich wirken. Somit trifft dies hauptsächlich auf den Lernort Rettungswache und BFS zu.

4.7 Einschätzung von Eigenschaften und Kompetenzen der TN sowie der Vorbilder

Folgend wird die Auswertung der Stichprobe in Bezug auf deren Selbsteinschätzung von Eigenschaften und Kompetenzen (vgl. S. 54), erst in Tabellenform und anschließend im Gesamten als Diagramm, dargestellt. Dem folgend wird die Einschätzung der Vorbilder illustriert, um anschließend die Ergebnisse vergleichen zu können.

Bei der Betrachtung (s. Tabelle 31) des arithmetischen Mittels der Eigenbewertung ihrer Beliebtheit fällt auf, dass die männlichen TN zu „stark ($\bar{x}$=3,70[5])" tendierten, während die Frauen hauptsächlich „teils/teils ($\bar{x}$=3,39)" auswählten.

Die Antworten auf die Frage nach dem Verantwortungsbewusstsein ergeben, dass alle Geschlechter zur Angabe „stark ($\bar{x}$=4,29)" tendierten, wobei der weibliche Anteil mit $\bar{x}$=4,37 der höchste Wert ist.

Mit $\bar{x}$=3,76 beantwortete die Stichprobe die Frage nach der beruflich relevanten Intelligenz. Ein nennenswerter Unterschied der Geschlechter ist nicht zu erkennen.

Den niedrigsten Wert aller Kompetenzen erreichte die persönliche Einschätzung der berufsbezogenen Fitness mit $\bar{x}$=3,44. Die weiblichen TN stellen hierbei ein $\bar{x}$=3,29 dar. Weitere Angaben sind der folgenden Tabelle abzuleiten.

---

[5] $\bar{x}$ von 1 = gar nicht bis 5 = sehr stark (metrische Skala)

Tabelle 31: Ergebnisse der Fragen zur Selbsteinschätzung der eigenen Beliebtheit, dem Verantwortungsbewusstsein sowie der berufsrelevanten Intelligenz und Fitness; dargestellt mit der Splitdimension "Geschlecht"; eigene Darstellung

				Geschlecht					
		Gesamtzahl		männlich		weiblich		divers	
Code	Beliebtheit	N	%	n	%	n	%	n	%
1	gar nicht	2	0.66%	0	0.00%	2	100.00%	0	0.00%
2	etwas	14	4.62%	5	35.71%	9	64.29%	0	0.00%
3	teil/teils	110	36.30%	60	54.55%	49	44.55%	1	0.91%
4	stark	160	52.81%	107	66.88%	52	32.50%	1	0.63%
5	sehr stark	17	5.61%	14	82.35%	3	17.65%	0	0.00%
	Arithmetisches Mittel	3.58		3.70		3.39		3.50	
	Gesamt	303	100.00%	186	61.39%	115	37.95%	2	0.66%
Code	Verantwortungsbewusstsein								
1	gar nicht	0	0.00%	0	0.00%	0	0.00%	0	0.00%
2	etwas	3	0.99%	3	100.00%	0	0.00%	0	0.00%
3	teil/teils	18	5.94%	14	77.78%	4	22.22%	0	0.00%
4	stark	169	55.78%	103	60.95%	64	37.87%	2	1.18%
5	sehr stark	113	37.29%	66	58.41%	47	41.59%	0	0.00%
	Arithmetisches Mittel	4.29		4.25		4.37		4.00	
	Gesamt	303	100.00%	186	61.39%	115	37.95%	2	0.66%
Code	Intelligenz								
1	gar nicht	0	0.00%	0	0.00%	0	0.00%	0	0.00%
2	etwas	6	1.98%	2	33.33%	4	66.67%	0	0.00%
3	teil/teils	96	31.68%	56	58.33%	40	41.67%	0	0.00%
4	stark	166	54.79%	102	61.45%	63	37.95%	1	0.60%
5	sehr stark	35	11.55%	26	74.29%	8	22.86%	1	2.86%
	Arithmetisches Mittel	3.76		3.82		3.65		4.50	
	Gesamt	303	100.00%	186	61.39%	115	37.95%	2	0.66%
Code	Fitness								
1	gar nicht	2	0.66%	0	0.00%	2	100.00%	0	0.00%
2	etwas	43	14.19%	25	58.14%	18	41.86%	0	0.00%
3	teil/teils	122	40.26%	68	55.74%	53	43.44%	1	0.82%
4	stark	93	30.69%	64	68.82%	29	31.18%	0	0.00%
5	sehr stark	43	14.19%	29	67.44%	13	30.23%	1	2.33%
	Arithmetisches Mittel	3.44		3.52		3.29		4.00	
	Gesamt	303	100.00%	186	61.39%	115	37.95%	2	0.66%

Die Eigenschaften der Fachkompetenz unterteilen sich in drei Unterfragen nach den Kenntnissen, Fähigkeiten und Fertigkeiten und werden mit der folgenden Tabelle 32 dargestellt. Bei der Gesamtbetrachtung kann das $\bar{x}$ der Fachkompetenz mit 3,66 angegeben werden.

Die Einschätzung der (Fach-)Kenntnisse erreicht einen Wert von $\bar{x}$=3,52.

Das arithmetische Mittel der Selbsteinschätzung von den aktuellen Fähigkeiten in Bezug auf den jeweiligen Ausbildungsstand wurde mit 3,64 ermittelt.

Das höchste $\bar{x}$ der Fachkompetenz stellt die Bewertung der Fertigkeiten (Skills) mit $\bar{x}$=3,81 dar.

Tabelle 32: Ergebnis des Fragenkomplexes „Fachkompetenz" mit den Aspekten Kenntnisse, Fähigkeiten und Fertigkeiten; dargestellt mit der Splitdimension "Geschlecht"; eigene Darstellung

| | | | | Geschlecht | | | | | |
| | | Gesamtzahl | | männlich | | weiblich | | divers | |
Code	Kenntnisse (Fachwissen)	N	%	n	%	n	%	n	%
1	gar nicht	0	0.00%	0	0.00%	0	0.00%	0	0.00%
2	etwas	18	5.94%	7	38.89%	11	61.11%	0	0.00%
3	teil/teils	133	43.89%	80	60.15%	52	39.10%	1	5.56%
4	stark	129	42.57%	82	63.57%	46	35.66%	1	0.75%
5	sehr stark	23	7.59%	17	73.91%	6	26.09%	0	0.00%
	Arithmetisches Mittel	3.52		3.59		3.41		3.50	
	Gesamt	303	100.00%	186	61.39%	115	37.95%	2	0.66%
Code	Fähigkeit (Fachwissen anzuwenden)								
1	gar nicht	1	0.33%	0	0.00%	1	100.00%	0	0.00%
2	etwas	11	3.63%	6	54.55%	5	45.45%	0	0.00%
3	teil/teils	104	34.32%	51	49.04%	52	50.00%	1	0.96%
4	stark	166	54.79%	118	71.08%	47	28.31%	1	0.60%
5	sehr stark	21	6.93%	11	52.38%	10	47.62%	0	0.00%
	Arithmetisches Mittel	3.64		3.72		3.52		3.50	
	Gesamt	303	100.00%	186	61.39%	115	37.95%	2	0.66%
Code	Fertigkeiten (Maßnahmen anzuwenden)								
1	gar nicht	0	0.00%	0	0.00%	0	0.00%	0	0.00%
2	etwas	11	3.63%	6	54.55%	5	45.45%	0	0.00%
3	teil/teils	68	22.44%	33	48.53%	34	50.00%	1	1.47%
4	stark	191	63.04%	121	63.35%	69	36.13%	1	0.52%
5	sehr stark	33	10.89%	26	78.79%	7	21.21%	0	0.00%
	Arithmetisches Mittel	3.81		3.90		3.68		3.50	
	Gesamt	303	100.00%	186	61.39%	115	37.95%	2	0.66%

Mit den Aspekten Kritikfähigkeit, lebenslanges Lernen und Selbstreflektion werden die Informationen aus der Selbsteinschätzung zur Selbstkompetenz mit der folgenden Tabelle 33 vorgestellt.

Von den TN wird ihre eigene Kritikfähigkeit im Allgemeinen mit „stark" bewertet. Der weibliche Anteil bewertet diese Eigenschaft mit $\bar{x}$=3,85 und somit im Durchschnitt 0,30 niedriger als die Männer.

Die Selbstüberprüfung der Einstellung bzw. Kompetenz des lebenslangen Lernens ergibt ein $\bar{x}$=3,79. Ein genderspezifischer Unterschied ist nicht signifikant.

Die Werte zur Einschätzung der eigenen Selbstreflektion betragen $\bar{x}$=3,84. Bei dem Vergleich des arithmetischen Mittels ist bei den Geschlechtern kein nennenswerter Unterschied zu erkennen.

Tabelle 33: Ergebnis des Fragenkomplexes „„Selbstkompetenz" mit den Aspekten Kritikfähigkeit, lebenslanges Lernen und Selbstreflektion; dargestellt mit der Splitdimension "Geschlecht"; eigene Darstellung

		Gesamtzahl		männlich		weiblich		divers	
Code	Kritikfähigkeit	N	%	n	%	n	%	n	%
1	gar nicht	0	0.00%	0	0.00%	0	0.00%	0	0.00%
2	etwas	6	1.98%	2	33.33%	4	66.67%	0	0.00%
3	teil/teils	68	22.44%	32	47.06%	36	52.94%	0	0.00%
4	stark	139	45.87%	90	64.75%	48	34.53%	1	0.72%
5	sehr stark	90	29.70%	62	68.89%	27	30.00%	1	1.11%
	Arithmetisches Mittel	4.03		4.14		3.85		4.50	
	Gesamt	303	100.00%	186	61.39%	115	37.95%	2	0.66%
Code	Lebenslanges Lernen								
1	gar nicht	0	0.00%	0	0.00%	0	0.00%	0	0.00%
2	etwas	12	3.96%	9	75.00%	3	25.00%	0	0.00%
3	teil/teils	95	31.35%	61	64.21%	34	35.79%	0	0.00%
4	stark	141	46.53%	82	58.16%	58	41.13%	1	0.71%
5	sehr stark	55	18.15%	34	61.82%	20	36.36%	1	1.82%
	Arithmetisches Mittel	3.79		3.76		3.83		4.50	
	Gesamt	303	100.00%	186	61.39%	115	37.95%	2	0.66%
Code	Selbstreflektion								
1	gar nicht	0	0.00%	0	0.00%	0	0.00%	0	0.00%
2	etwas	14	4.62%	12	85.71%	2	14.29%	0	0.00%
3	teil/teils	74	24.42%	43	58.11%	30	40.54%	1	1.35%
4	stark	160	52.81%	98	61.25%	62	38.75%	0	0.00%
5	sehr stark	55	18.15%	33	60.00%	21	38.18%	1	1.82%
	Arithmetisches Mittel	3.84		3.82		3.89		4.00	
	Gesamt	303	100.00%	186	61.39%	115	37.95%	2	0.66%

Mit der folgenden Tabelle 34 werden die drei Dimensionen (kooperatives Teamwork, Toleranz und Empathie) der selbst eingeschätzten Sozialkompetenz der TN präsentiert.

Die Geschlechter bewerten sich bei dem Aspekt „kooperatives Teamwork" als „stark". Das $\bar{x}$ erreicht einen Wert von 4,28.

Zur Toleranz gegenüber anderen Mitmenschen und dem Umfeld schätzten sich die weiblichen TN mit $\bar{x}$=4,27 um 0,16 stärker ein als die männlichen TN. Summiert wird die Toleranz als „stark" bewertet.

Mit einer Differenz von 0,15 erachteten sich die Männer ($\bar{x}$=4,17) bei der Kompetenz Empathie als schwächer als die weiblichen TN ($\bar{x}$=4,32).

Tabelle 34: Ergebnis des Fragenkomplexes „Sozialkompetenz mit den Aspekten kooperatives Teamwork, Toleranz und Empathie; dargestellt mit der Splitdimension "Geschlecht"; eigene Darstellung

				Geschlecht					
		Gesamtzahl		männlich		weiblich		divers	
Code	Kooperatives Teamwork	N	%	n	%	n	%	n	%
1	gar nicht	1	0.33%	0	0.00%	1	0.00%	0	0.00%
2	etwas	1	0.33%	1	100.00%	0	0.00%	0	0.00%
3	teil/teils	32	10.56%	21	65.63%	11	34.38%	0	0.00%
4	stark	147	48.51%	81	55.10%	65	44.22%	1	0.68%
5	sehr stark	122	40.26%	83	68.03%	38	31.15%	1	0.82%
	Arithmetisches Mittel	4.28		4.32		4.21		4.50	
	Gesamt	303	100.00%	186	61.39%	115	37.95%	2	0.66%
Code	Toleranz								
1	gar nicht	2	0.66%	1	50.00%	1	50.00%	0	0.00%
2	etwas	3	0.99%	2	66.67%	1	33.33%	0	0.00%
3	teil/teils	55	18.15%	35	63.64%	20	36.36%	0	0.00%
4	stark	124	40.92%	86	69.35%	37	29.84%	1	0.81%
5	sehr stark	119	39.27%	62	52.10%	56	47.06%	1	0.84%
	Arithmetisches Mittel	4.17		4.11		4.27		4.50	
	Gesamt	303	100.00%	186	61.39%	115	37.95%	2	0.66%
Code	Empathie, prosoziales Verhalten								
1	gar nicht	1	0.33%	0	0.00%	1	100.00%	0	0.00%
2	etwas	5	1.65%	4	80.00%	1	20.00%	0	0.00%
3	teil/teils	41	13.53%	27	65.85%	14	34.15%	0	0.00%
4	stark	132	43.56%	88	66.67%	43	32.58%	1	0.76%
5	sehr stark	124	40.92%	67	54.03%	56	45.16%	1	0.81%
	Arithmetisches Mittel	4.23		4.17		4.32		4.50	
	Gesamt	303	100.00%	186	61.39%	115	37.95%	2	0.66%

Die letzte Tabelle 35 zeigt die Daten zu der Selbsteinschätzung der Methodenkompetenz mit den Unterkategorien der situativen und flexiblen kognitiven Fähigkeiten zur Aneignung neuer Kenntnisse sowie um in besonderen beruflichen Situationen ergebnisorientiert handeln zu können. Aus der Tabelle geht hervor, dass die TN im Allgemeinen ihre Fähigkeit zur Aneignung neuer Kenntnisse mit $\bar{x}$=3,74 bewerteten. Auffällig ist, dass die Männer sich um 0,25 stärker als die weiblichen Subjekte einschätzten.

Der genderspezifische Unterschied bei der Eischätzung der Fähigkeiten, um in besonderen beruflichen Situationen ergebnisorientiert handeln zu können, beträgt 0,29.

Die männlichen TN erreichten ein $\bar{x}$=3,87 und die Frauen 3,58.

Tabelle 35: Ergebnis des Fragenkomplexes „Methodenkompetenz" mit den Aspekten Aneignung neuer Kenntnisse und Anwendung von Wissen; dargestellt mit der Splitdimension "Geschlecht; eigene Darstellung

| | | Gesamtzahl | | Geschlecht | | | | | |
| | | | | männlich | | weiblich | | divers | |
Code	Aneignung neuer Kenntnisse	N	%	n	%	n	%	n	%
1	gar nicht	0	0.00%	0	0.00%	0	0.00%	0	0.00%
2	etwas	3	0.99%	2	66.67%	1	33.33%	0	0.00%
3	teil/teils	102	33.66%	47	46.08%	53	51.96%	2	1.96%
4	stark	169	55.78%	116	68.64%	53	31.36%	0	0.00%
5	sehr stark	29	9.57%	21	72.41%	8	27.59%	0	0.00%
	Arithmetisches Mittel	3.74		3.84		3.59		3.00	
	Gesamt	303	100.00%	186	61.39%	115	37.95%	2	0.66%
Code	Anwendung von Wissen								
1	gar nicht	0	0.00%	0	0.00%	0	0.00%	0	0.00%
2	etwas	7	2.31%	1	14.29%	6	85.71%	0	0.00%
3	teil/teils	87	28.71%	43	49.43%	43	49.43%	1	1.15%
4	stark	182	60.07%	122	67.03%	59	32.42%	1	0.55%
5	sehr stark	27	8.91%	20	74.07%	7	25.93%	0	0.00%
	Arithmetisches Mittel	3.76		3.87		3.58		3.50	
	Gesamt	303	100.00%	186	61.39%	115	37.95%	2	0.66%

In Abbildung 11 sind die einzelnen Ergebnisse der Selbsteinschätzung mit gestapelten Säulen (auf 100% skaliert) sowie das jeweils arithmetische Mittel auf einer Linie mit Datenpunkten dargestellt. Das arithmetische Mittel aller selbst eingeschätzter Eigenschaften und Kompetenzen liegt bei 3,62.

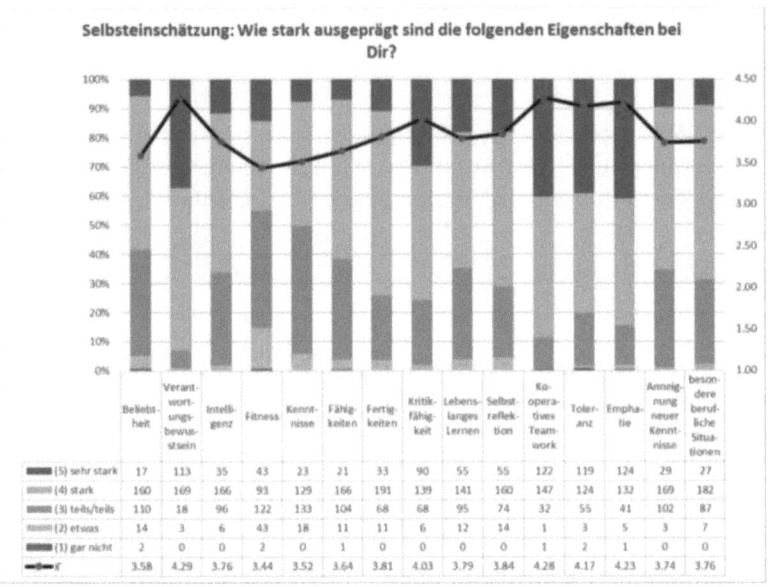

Abbildung 11: Gesamtergebnis des Fragenkomplexes zur Selbsteinschätzung von Eigenschaften und Kompetenzen in Anhängigkeit des Ausbildungsstandes; eigene Darstellung

Die Auswertung aller Eigenschaften und Kompetenzen der Vorbilder wird summiert mit gestapelten Säulen (auf 100% skaliert) sowie das jeweils arithmetische Mittel auf einer Linie mit Datenpunkten mit der Abbildung 12 versinnbildlicht. Das $\bar{x}$ von allen Eigenschaften und Kompetenzen kann mit 4,24 angegeben werden. Die drei Eigenschaften mit dem niedrigsten arithmetischen Mittel sind „Fitness" mit 3,44, „Kritikfähigkeit" mit $\bar{x}=3,82$ und „Beliebtheit" erreicht ein $\bar{x}=3,83$.

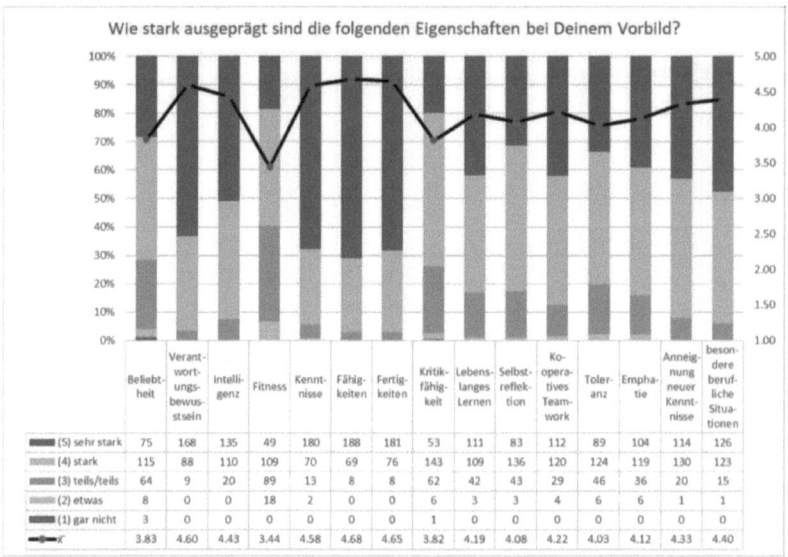

Wie stark ausgeprägt sind die folgenden Eigenschaften bei Deinem Vorbild?

	Beliebtheit	Verantwortungsbewusstsein	Intelligenz	Fitness	Kenntnisse	Fähigkeiten	Fertigkeiten	Kritikfähigkeit	Lebenslanges Lernen	Selbstreflektion	Kooperatives Teamwork	Toleranz	Emphatie	Anneignung neuer Kenntnisse	besondere berufliche Situationen
(5) sehr stark	75	168	135	49	180	188	181	53	111	83	112	89	104	114	126
(4) stark	115	88	110	109	70	69	76	143	109	136	120	124	119	130	123
(3) teils/teils	64	9	20	89	13	8	8	62	42	43	29	46	36	20	15
(2) etwas	8	0	0	18	2	0	0	6	3	3	4	6	6	1	1
(1) gar nicht	3	0	0	0	0	0	0	1	0	0	0	0	0	0	0
$\bar{x}$	3.83	4.60	4.43	3.44	4.58	4.68	4.65	3.82	4.19	4.08	4.22	4.03	4.12	4.33	4.40

Abbildung 12: Gesamtergebnis des Fragenkomplexes zur Einschätzung von Eigenschaften und Kompetenzen der Vorbilder; eigene Darstellung

Zum Vergleich der Ergebnisse der Selbsteinschätzung und Einschätzung der Vorbilder wurden die $\bar{x}$ in einem Netzdiagramm mit Datenpunkten übereinandergelegt und mit der folgenden Abbildung 13 veranschaulicht.

Wie in der Darstellung zu erkennen ist, erreichen die Vorbilder in den überwiegenden Kategorien höhere Werte. Dies trifft im Speziellen auf die Eigenschaften „beruflich relevante Intelligenz", „Fachkompetenz (Kenntnisse, Fähigkeiten u. Fertigkeiten)" und „Methodenkompetenz (Aneignung von Kenntnissen u. in besonderen beruflichen Situationen ergebnisorientiert handeln zu können)" zu. Bei den Aspekten „Kritikfähigkeit", „Toleranz" und „Empathie" sehen die TN überwiegend ihre eigenen Kompetenzen stärker ausgeprägt. Den niedrigsten Wert der TN so-

wie der Vorbilder erreicht die beruflich relevante Fitness
mit $\bar{x}$=3,44.

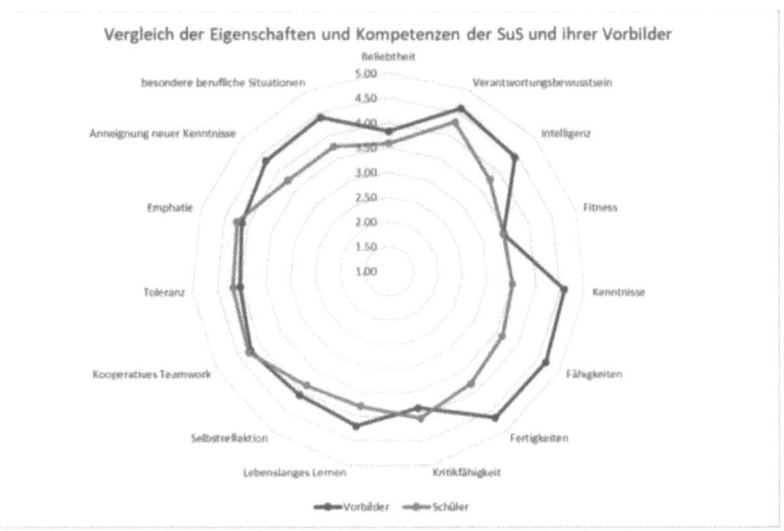

Abbildung 13: Vergleich der Ergebnisse aus der Selbsteinschätzung sowie der
Einschätzung der Vorbilder im Kontext von Eigenschaften und Kompetenzen;
eigene Darstellung

Zwischenfazit: Mit Bezug auf das $\bar{x}$ der Selbsteinschät-
zung der TN (s. Abbildung 11) von 3,62, dem $\bar{x}$=4,24 der
Einschätzung der Vorbilder (vgl. Abbildung 12) und dem
Vergleich in der Abbildung 13, orientieren sich die SuS an
Vorbildern, die ein höher eingeschätztes $\bar{x}$ vorweisen.
Dies trifft besonders auf die beruflich relevanten Eigen-
schaften wie der Fach-, Selbst- und Methodenkompetenz
zu.

4.8 Motivationslevel in Bezug auf die Berufsausbildung im Kontext der lernfördernden/motivierenden Wirkung durch Vorbild(-er) und der Lernorte

In diesem Kapitel soll untersucht werden, wie motiviert die SuS in Bezug auf ihre Ausbildung sind, welchen Stellenwert dabei Vorbilder erreichen sowie ein Ranking der Lernorte in Bezug auf die Lernmotivation erstellt werden.

Das arithmetische Mittel des Motivationslevels im Kontext der Berufsausbildung sowie des Erfolgs liegt bei 80,06% (N=303). Gesplittet nach dem Geschlecht ergibt sich folgende Reihenfolge: männlich (81,69%), weiblich (77,54%) und divers (73,50%). Veranschaulicht wird das Motivationsniveau mit Box-Plots in der Abbildung 14.

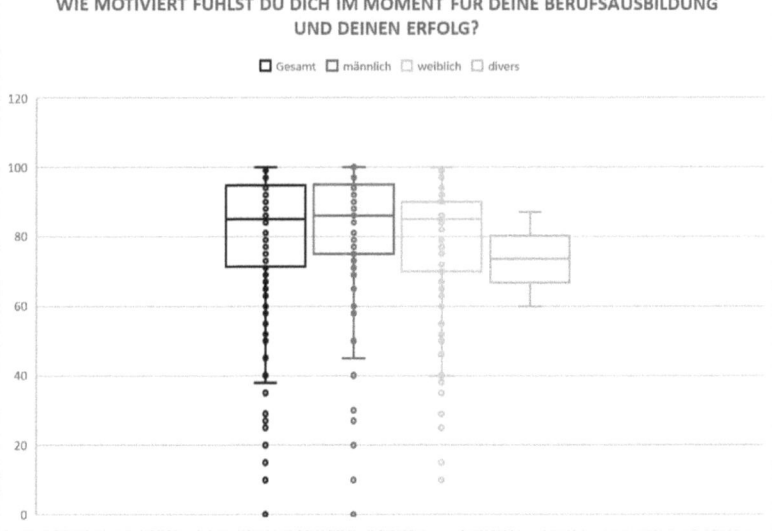

Abbildung 14: Motivationsniveau der Stichprobe in Bezug auf ihre Berufsausbildung und Erfolg; eigene Darstellung

Der folgenden Abbildung 15 sind mit den Box Plots die Angaben zu dem eingeschätzten Einfluss auf die Lernförderung/Motivation der TN zu entnehmen. Das $\bar{x}$ erreicht 68,48%.

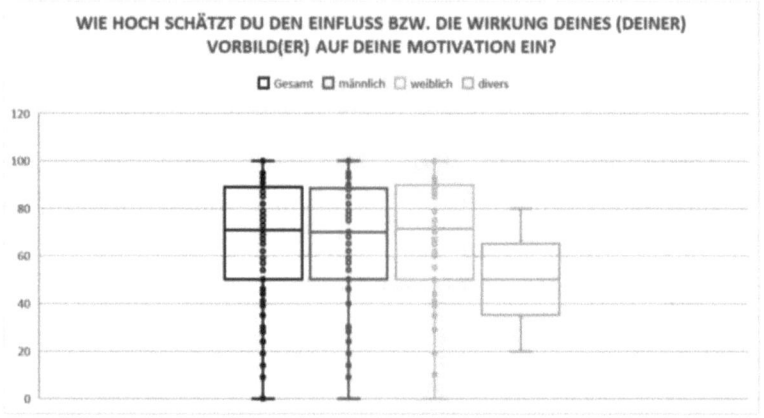

Abbildung 15: Einschätzung der lernfördernden/motivierenden Wirkung von Vorbild(-ern) auf die Stichprobe; eigene Darstellung

Das Ranking der Lernorte (N=303) ergab die in der Abbildung 16 dargestellte Reihenfolge. Mit dem Höchstwert von 38% wird der Lernort „Rettungswache" als lernfördernd und motivierend eingestuft. Der Lernort „BFS" erreicht 27,17%.

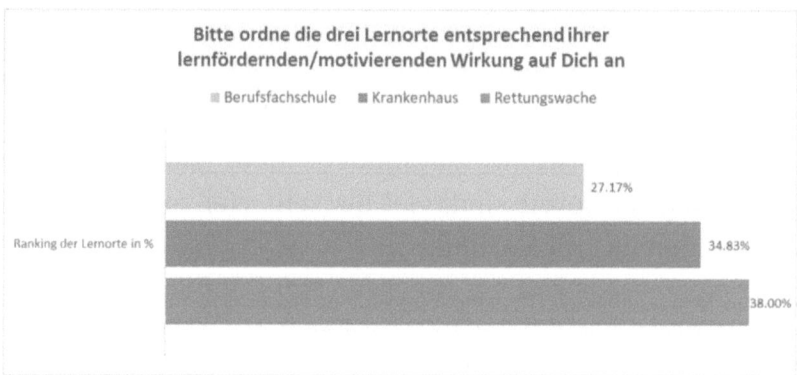

Abbildung 16: Ranking der drei Lernorte in Bezug auf die lernfördernde/motivierende Wirkung; eigene Darstellung

Zwischenfazit: Das Motivationslevel der TN in Bezug auf ihre Berufsausbildung und Erfolg liegt im Mittel bei 80,06%. Der eingeschätzte Einfluss auf die Lernförderung/Motivation durch Vorbilder wird mit 68,48% ausgegeben. Beim Ranking der Lernorte nach deren lernfördernder und motivierender Wirkung erreicht der Lernort „Rettungswache" 38% (Rang 1), „Krankenhaus" 34,83% und Rang Drei die BFS mit 27,17%.

4.9 Veränderungen durch das Vorbild

Durch den Filterpfad wurden N=265 TN (158 männlich, 105 weiblich und 2 divers) gefragt, wieviel sie bereit sind zu tun, um so wie ihr Vorbild zu sein (s. Tabelle 36). Dies beantworteten 75,85% mit „viel, aber ich bleibe immer noch ich selbst", weitere 18,87% mit „sehr viel" und 1,89% (2,53% der männlichen und 0,95% der weiblichen TN) mit „alles". Dem gegenüber gaben 0,75% „nichts" und 2,64% „eher wenig" als Antwort.

Beim Vergleich der Daten in der Abbildung 15 & Abbildung 16 sowie Tabelle 36 lässt sich durch die Kontrollfrage bestätigen, dass zum einen die TN ihr Vorbild als motivierend/lernfördernd empfinden und zum anderen überwiegend bereit sind, viel bis sehr viel zu tun, um so zu werden wie ihr Vorbild.

Tabelle 36: Ergebnis der Fragen „Wieviel würdest Du tun, um so zu sein wie Dein Vorbild?"; dargestellt mit der Splitdimension "Geschlecht"; eigene Darstellung

Frage: Wieviel würdest Du tun, um so zu sein wie Dein Vorbild?									
				Geschlecht					
		Gesamtzahl		männlich		weiblich		divers	
Code	Wieviel	N	%	n	%	n	%	n	%
1	alles	5	1.89%	4	80.00%	1	20.00%	0	0.00%
2	sehr viel	50	18.87%	25	50.00%	25	50.00%	0	0.00%
3	viel, aber ich bleibe immer noch ich selbst	201	75.85%	126	62.69%	73	36.32%	2	1.00%
4	eher wenig	7	2.64%	2	28.57%	5	71.43%	0	0.00%
5	nichts	2	0.75%	1	50.00%	1	50.00%	0	0.00%
	Arithmetisches Mittel	2.82		2.82		2.81		3.00	
	Gesamt	265	100.00%	158	59.62%	105	39.62%	2	0.75%

Durch zwei weitere Fragen sollte geklärt werden, ob die Subjekte ihr Aussehen/Dienstkleidung oder ihren Charakter an ihrem Vorbild ausgerichtet haben.

Hier kann festgestellt werden, dass entsprechend der Tabelle 37 die Antwort zu 96,98% mit „Nein" angegeben wurde. Acht TN gaben an, dass sie mehr auf ordentliche Dienstkleidung (Schuhwerk geschlossen, Hemd in der Hose, ...) und Erscheinen (Piercings, keine künstlichen Fingernägel, ...) achten oder ein paar Hilfsmittel (Taschenkarten, Stethoskop, Pupillenleuchte, ...) am Gürtel bzw. in den Taschen tragen.

Tabelle 37: Ergebnis der Frage „Hast Du Dein Aussehen/Dienstkleidung gemäß Deinem Vorbild geändert?"; dargestellt mit der Splitdimension "Geschlecht"; eigene Darstellung

Frage: Hast Du Dein Aussehen/Dienstkleidung gemäß Deinem Vorbild geändert?								
						Geschlecht		
		Gesamtzahl		männlich		weiblich		divers
Ja/Nein	N	%	n	%	n	%	n	%
Nein	257	96.98%	154	59.92%	101	39.30%	2	0.78%
Ja	8	3.02%	4	50.00%	4	50.00%	0	0.00%
Gesamt	265	100%	158	59.62%	105	39.62%	2	0.75%

Der folgenden Tabelle 38 kann entnommen werden, dass 29,81% der TN ihren Charakter bzw. ihre Haltung an einem/ihrem Vorbild ausgerichtet haben. Die 79 Angaben aus dem Textfeld wurden für diese Arbeit nicht weiterverarbeitet.

Tabelle 38: Ergebnis der Frage „Hast Du Deinen Charakter/Deine Haltung gemäß Deinem Vorbild geändert?"; dargestellt mit der Splitdimension "Geschlecht"; eigene Darstellung

Frage: Hast Du Deinen Charakter/Deine Haltung gemäß Deinem Vorbild geändert?								
						Geschlecht		
		Gesamtzahl		männlich		weiblich		divers
Ja/Nein	N	%	n	%	n	%	n	%
Nein	186	70.19%	110	59.14%	74	39.78%	2	1.08%
Ja	79	29.81%	48	60.76%	31	39.24%	0	0.00%
Gesamt	265	100%	158	59.62%	105	39.62%	2	0.75%

Zwischenfazit: Die Mehrheit der TN räumten ein, dass sie sich durch ihr Vorbild in Bezug auf ihre Berufsausbildung und Lernen motiviert fühlen (vgl. 4.8) und viel bis sehr viel tun, um so wie ihr Vorbild zu werden. 29,81% machten Angaben, dass sie ihren Charakter bzw. ihre Haltung nach ihrem Vorbild geändert haben.

4.10 Darstellung des idealisierten Vorbilds

Im Hinblick auf die Fragestellung, welche Soft & Hard Skills ein idealisiertes Vorbild aufweisen sollte, um als Vorbild ausgewählt zu werden, wurden folgend die offenen Angaben der TN qualitativ ausgewertet.

Die Frage „Welche Soft Skills[6] sollte Dein idealisiertes Vorbild haben, um Dich in der Ausbildung zum Notfallsanitäter/in zum Lernen zu motivieren?" war nicht als DAC markiert und wurde von N=231 mit insgesamt 879 Aussagen, teils stichpunktartigen Angaben, beantwortet. Die Gesamtmenge der Informationen wurde auf Ähnlichkeiten der Objekte analysiert und in mehreren Schritten zusammengefasst (hartes Clustering).

Bei der Bewertung, ob durch die Ausfüllanweisung (s. Fußnote) ein Bias entstanden ist, kann festgestellt werden, dass 32,27% der Nennungen denen der Ausfüllhilfe entsprechen und folglich 67,73% andere Angaben enthalten. „Empathie" wurde mit 15,58% am häufigsten genannt. Da dieser Soft Skill nachvollziehbar eines der drei erstgenannten Beispiele ist, wird folglich davon ausgegangen, dass hier kein bzw. nur ein marginaler Bias vorliegt. Die Objekte mit einer Häufigkeit von >0,5% sind hierarchisch geclustert in Tabelle 39 dargestellt.

Bei der Betrachtung der Objekte, die ca. 75% der hierarchischen Cluster umfassen, sind diese (proportional) für die Geschlechter gleich wichtig. Auffällig sind nennenswerte Unterschiede bei Objekten mit sozialer Komponente, wie: „soziale Kompetenz, Respekt und Toleranz", die bei dem männlichen Geschlecht um die 35% rangieren.

---

[6] Als Ausfüllanweisung wurde zusätzlich angegeben: Soft Skills umfassen persönliche, soziale und methodische Kompetenzen. Damit beschreiben sie überfachliche Qualifikationen, die sich schwieriger überprüfen lassen. Ein paar Beispiele: Kommunikationsfähigkeit, Charisma, Belastbarkeit, Empathie, Flexibilität, Interkulturelle Kompetenz, Anpassungsfähigkeit...

Dem gegenüber fallen zwei Männerdomänen mit 92,86% und 100% auf: „Motivation zur Lehre [durch das Vorbild]" mit 92,86% und 100% „revolutionäres Handeln (kreativ/konsequent neues visionieren/entwickeln/ anstoßen/voranbringen)". Es ist noch anzumerken, dass „Fachkompetenz" einen Hard Skill darstellt und in hier nur dargestellt wird, da 6,08% dies explizit bei der Frage nannten.

Tabelle 39: Ergebnis der Clusteranalyse von der Frage: „Welche Soft Skills* sollte Dein idealisiertes Vorbild haben, um Dich in der Ausbildung zum Notfallsanitäter/in zum Lernen zu motivieren?", dargestellt mit der Splitdimension "Geschlecht"; eigene Darstellung

Frage: Welche Soft Skills* sollte Dein idealisiertes Vorbild haben, um Dich in der Ausbildung zum Notfallsanitäter/in zum Lernen zu motivieren?

Soft Skill	Gesamtzahl		Geschlecht männlich		weiblich		divers	
	N	%	n	%	n	%	n	%
Empathie	141	15.58%	77	54.61%	62	43.97%	2	1.42%
Kommunikationsfähigkeit	80	8.84%	47	58.75%	32	40.00%	1	1.25%
Persönlichkeit (Charakter, positive Ausstrahlung, Humor, Freundlichkeit, Coolness, Kongruenz)	78	8.62%	47	60.26%	31	39.74%	0	0.00%
Belastbarkeit/Durchhaltevermögen	58	6.41%	37	63.79%	21	36.21%	0	0.00%
Pädagogische Kompetenz (Methoden, Erklären, Feedback, Debriefing)	53	5.86%	33	62.26%	20	37.74%	0	0.00%
Fachkompetenz	55	6.08%	36	65.45%	19	34.55%	0	0.00%
Motivation und Motivationsfähigkeit (berufsbezogen)	43	4.75%	21	48.84%	22	51.16%	0	0.00%
Ruhe & Geduld (bewahren/ausstrahlen)	37	4.09%	22	59.46%	13	35.14%	2	5.41%
Flexibilität	33	3.65%	21	63.64%	12	36.36%	0	0.00%
Kooperatives Teamwork (CRM/TRM)	31	3.43%	23	74.19%	8	25.81%	0	0.00%
Anpassungsfähigkeit	29	3.20%	16	55.17%	13	44.83%	0	0.00%
Kritikfähigkeit	29	3.20%	21	72.41%	7	24.14%	1	3.45%
Soziale Kompetenz	24	2.65%	8	33.33%	15	62.50%	1	4.17%
Verantwortungs- u. Pflichtbewusstsein	22	2.43%	14	63.64%	8	36.36%	0	0.00%
Charisma	20	2.21%	13	65.00%	7	35.00%	0	0.00%
Selbstreflektion	18	1.99%	12	66.67%	5	27.78%	1	5.56%
Führungskompetenz	17	1.88%	9	52.94%	8	47.06%	0	0.00%
Intelligenz	17	1.88%	10	58.82%	7	41.18%	0	0.00%
Lebenslanges Lernen	15	1.66%	9	60.00%	6	40.00%	0	0.00%
Motivation zur Lehre	14	1.55%	13	92.86%	1	7.14%	0	0.00%
Selbstbewusstsein	14	1.55%	7	50.00%	7	50.00%	0	0.00%
Revolutionär (kreativ/konsequent neues visionieren/entwickeln/anstoßen/voranbringen)	12	1.33%	12	100.00%		0.00%	0	0.00%
Interkulturelle Kompetenz	11	1.22%	6	54.55%	5	45.45%	0	0.00%
Offenheit (für andere Personen/Wege/Lösungen/Ansichten/Interpretationen)	10	1.10%	5	50.00%	5	50.00%	0	0.00%
Durchsetzungsvermögen	9	0.99%	6	66.67%	3	33.33%	0	0.00%
Handlungskompetenz	8	0.88%	5	62.50%	3	37.50%	0	0.00%
Respekt jedem gegenüber	8	0.88%	3	37.50%	5	62.50%	0	0.00%
Toleranz	8	0.88%	1	12.50%	7	87.50%	0	0.00%
Hilfsbereitschaft	6	0.66%	4	66.67%	2	33.33%	0	0.00%
Professionalitätsbewusstsein	5	0.55%	3	60.00%	2	40.00%	0	0.00%
Gesamt	905	100.00%	541	59.78%	356	39.34%	8	0.88%

Auch die Frage „Welche Hard Skills[7] sollte Dein idealisiertes Vorbild haben, um Dich in der Ausbildung zum Notfallsanitäter/in zum Lernen zu motivieren?" war nicht als DAC markiert. 163 TN haben insgesamt 394 Angaben, teils stichpunktartig, gemacht. Die Gesamtmenge der Informationen wurde auf Ähnlichkeiten der Objekte analy-

---

[7] Als Ausfüllanweisung wurde zusätzlich angegeben: Hard Skills sind jene Fähigkeiten und Eigenschaften, die erlernbar sind. Sie stellen die Fachkompetenz dar, die im Laufe des Lebens und mit mehr Berufserfahrung immer größer wird.

siert und in mehreren Schritten zusammengefasst (hartes Clustering). Hierbei fiel auf, dass den TN die Differenzierung zwischen Soft & Hard Skills nur teilweise gelungen ist. Des Weiteren wurden Angaben gemacht, die, auch interpretiert, keinem Hard Skill entsprechen.

Insgesamt sind in Tabelle 40 N=140 Einzeldaten geclustert dargestellt. Zu erkennen ist, dass zwei Cluster für alle Geschlechter (in Gesamtverhältnis der Stichprobe) von besonderer Bedeutung für die Lernmotivation sind. Zum einen ein umfangreiches State of the Art Fachwissen in der Theorie sowie als Begründung für das praktische Handeln (60%) und zum anderen die Handlungskompetenz durch strukturiertes Vorgehen u.a. nach den Strategien von internationalen Kurssystemen (17,14%). Nennenswert sind auch die Hard Skills der Praxisanleitungsfähigkeiten (speziell für invasive Maßnahmen) sowie die Durchführung von (lebensrettenden) invasiven Maßnahmen, die gemeinsam mit 17,15% der zweithäufigsten Nennung (Handlungskompetenz) entsprechen.

Tabelle 40: Ergebnis der Clusteranalyse von der Frage: „Welche Hard Skills*
sollte Dein idealisiertes Vorbild haben, um Dich in der Ausbildung zum Not-
fallsanitäter/in zum Lernen zu motivieren?", dargestellt mit der Splitdimension "Geschlecht"; eigene Darstellung

Frage: Welche Hard Skills* sollte Dein idealisiertes Vorbild haben, um Dich in der Ausbildung zum Notfallsanitäter/in zum Lernen zu motivieren?								
	Gesamtzahl		Geschlecht					
			männlich		weiblich		divers	
Hard Skill	N	%	n	%	n	%	n	%
State of the Art (umfangreiches) Fachwissen in Theorie und Praxis (und darüber hinaus)	84	60.00%	54	64.29%	29	34.52%	1	1.19%
Handlungskompetenz (Strukturiertes und sicheres Arbeiten nach dem ABCDE, SAMPLER,EKG Interpretation und Kurssystemen wie ACLS, ITLS, PALS, etc.)	24	17.14%	16	66.67%	8	33.33%	0	0.00%
Praxisanleitung (speziell Handeln begründen und invasive Maßnahmen anleiten)	13	9.29%	5	38.46%	8	61.54%	0	0.00%
Invasive Maßnahmen (Atemwegsmanagement, Zugangsmanagement, Medikamentengabe, Eskalationsstufen ...)	11	7.86%	6	54.55%	5	45.45%	0	0.00%
Langjährige Berufserfahrung (auch RTH, ITW)	4	2.86%	3	75.00%	1	25.00%	0	0.00%
Einsatztaktik (Wissen und Fähigkeit)	4	2.86%	3	75.00%	1	25.00%	0	0.00%
Gesamt	140	100.00%	87	62.14%	52	37.14%	1	0.71%

Zur kompakten und aussagekräftigen Darstellung der Ergebnisse wurden in Abbildung 17 alle Objekte mit einer
Relevanz von ≥ 5% ausgewählt und nach der Häufigkeit
der Nennung sortiert. Eine Linie mit Datenpunkten stellt
die prozentuale Gewichtung dar. Besonders fällt mit 60%
der Hard Skill „State of the Art (umfangreiches) Fachwissen in Theorie und Praxis (und darüber hinaus)" als äußerst relevant auf.

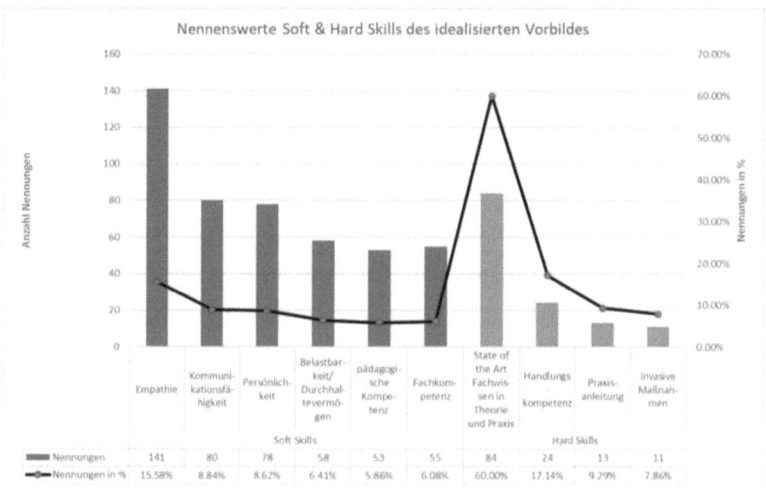

Abbildung 17: Nennenswerte Soft & Hard Skills des idealisierten Vorbilds; eigene Darstellung

Zwischenfazit: Die Wichtigkeit der Soft Skills scheint für die Wahl bzw. das Profil eines idealisierten Vorbildes nicht so relevant zu sein. Nennenswert sind dennoch „Empathie", „Kommunikationsfähigkeit", „Persönlichkeit", „Belastbarkeit" und „pädagogische Kompetenz". Der entscheidendste Skill ist der Hard Skill „State of the Art (umfangreiches) Fachwissen in Theorie und Praxis (und darüber hinaus)".

5 Diskussion

Im folgenden Abschnitt werden zunächst die Ergebnisse der empirischen Studie dargestellt und anschließend diskutiert.

5.1 Darstellung der Ergebnisse

In der repräsentativen Fragebogenstudie wurden N=344 TN (s. Kap. 4.1) aus dem gesamten Bundesgebiet evaluiert. Die TN sind überwiegend zwischen 19 und 24 Jahre alt, verteilen sich annähernd gleichmäßig auf die drei Schuljahre und verfügen in der Mehrheit über einen höheren Schulabschluss. Das Geschlechterverhältnis entspricht der Gesamtheit.

88,08% nennen ein Vorbild im Umfeld ihrer Berufsausbildung (s. Kap. 4.2). Für 53,47% war ein Vorbild für die Berufsentscheidung (s. Kap. 4.3) relevant. Hier sind mit 69,14% Freunde, Bekannte und Arbeitskollegen zu nennen. Familiäre Vorbilder wurden mit 15,43% angegeben (vgl. Tabelle 19). 69,75% gaben an, dass ihr berufsentscheidendes Vorbild (s. Tabelle 20) die Qualifikation der Fachkraft im RD (RettAss und NotSan) aufweist.

Wie in Tabelle 17 aufgezeigt, hat für 71,29% ein neues bzw. weiteres Vorbild seit Beginn der Ausbildung eine orientierende Rolle übernommen (s. Kap. 4.4), davon zu 70,37% NotSan oder NotSan+PAL. Weiter erwiesen sich mit 18,52% akademisierte Berufe als relevant (vgl. Tabelle 21). Dem Kap. 4.9 ist zu entnehmen, dass 96,61% viel bis sehr viel Anstrengungen unternehmen, um so zu werden wie ihr Vorbild; z.B. geben 29,81% an, an ihrem Charakter bzw. ihrer Haltung zu arbeiten. An dieser Stelle kann festgestellt werden, dass das Konstrukt „Vorbild" im Bereich Berufswahl und Orientierung während der Berufsausbildung von den SuS genutzt wird und eine Wirkung ausübt.

Der Tabelle 22 ist zu entnehmen, dass 70,83% nach der Ausbildung als NotSan im RD tätig sein wollen und 25,93% ein weiterführendes Studium anstreben (vgl. Kap. 4.5). Diese Konstellation lässt vermuten, dass Mertons Hypothese, dass sich die SuS an Personen auf den von ihnen angestrebten sozialen und beruflichen Positionen orientieren, zutreffend ist.

Als weiteres Ergebnis der Studie kann dem Kap. 4.6 entnommen werden, dass 76,24% der Stichprobe durch Vorleben und Vermitteln von Sozial- und Fachkompetenz anderer SuS und Kollegen ein Vorbild sein wollen.

Als Ergebnis der Selbsteinschätzung der TN, der Verortung der Vorbilder und dessen Abgleich (vgl. Kap. 4.7) kann festgestellt werden, dass die TN Vorbilder wählen, die höhere Kompetenzen und Eigenschaften als sie selbst aufweisen. Dies zeigt sich besonders bei der Fach-, Selbst- und Methodenkompetenz (s. Abbildung 13).

Die Resultate im Kap. 4.8 haben gezeigt, dass der Aspekt der (Lern-)Motivation der TN mit 80,06% hoch ist und mit dem Wert der lernfördernden und motivierenden Wirkung von Vorbildern, der mit 68,48% angegeben ist, zusammen hängt und sich folglich gegenseitig beeinflusst. Beim Ranking der Lernorte erreicht die Rettungswache Platz 1 mit 38%, das Krankenhaus Platz 2 mit 34,83% und die BFS Platz 3 mit 27,17%.

Bei der Frage nach einem idealisierten Vorbild (s. Kap. 4.10) verdichtete sich mit 60% ein wesentlicher Hard Skill: „State of the Art (umfangreiches) Fachwissen in Theorie und Praxis (und darüber hinaus)". Überdies wur-

de eine Vielzahl von Soft Skills genannt: „Empathie"
(15,58%), „Kommunikationsfähigkeit" (8,85%), „Persönlichkeit" (8,62%), „Belastbarkeit" (6,41%) und „pädagogische Kompetenz" (5,86).

Bei den geschlechterspezifischen Unterschieden fällt auf,
dass ein deutlich höherer Anteil der weiblichen TN
(81,35%) über einen höheren Schulabschluss (vgl. Tabelle
14) verfügt. Bei der Berufswahl waren für 19,23% der
männlichen TN familiäre Vorbilder maßgeblich und bei
den Frauen 8,77% (s. Tabelle 19). 95,24% derjenigen, die
eine Tätigkeit bei der Berufsfeuerwehr anstreben, sind
Männer, ebenso wie 81,08% jener, die sich zukünftig auf
einem Rettungshubschrauber sehen. 21,43% der Frauen
und 15,38% der Männer wollen nach der Ausbildung studieren. Die Männer schätzen ihre Eigenschaften und
Kompetenzen i.d.R. höher ein als die weiblichen TN. Nur
in den Kategorien von sozialer Kompetenz, Respekt und
Toleranz evaluieren sich die weiblichen TN stärker (vgl.
Kap. 4.7).

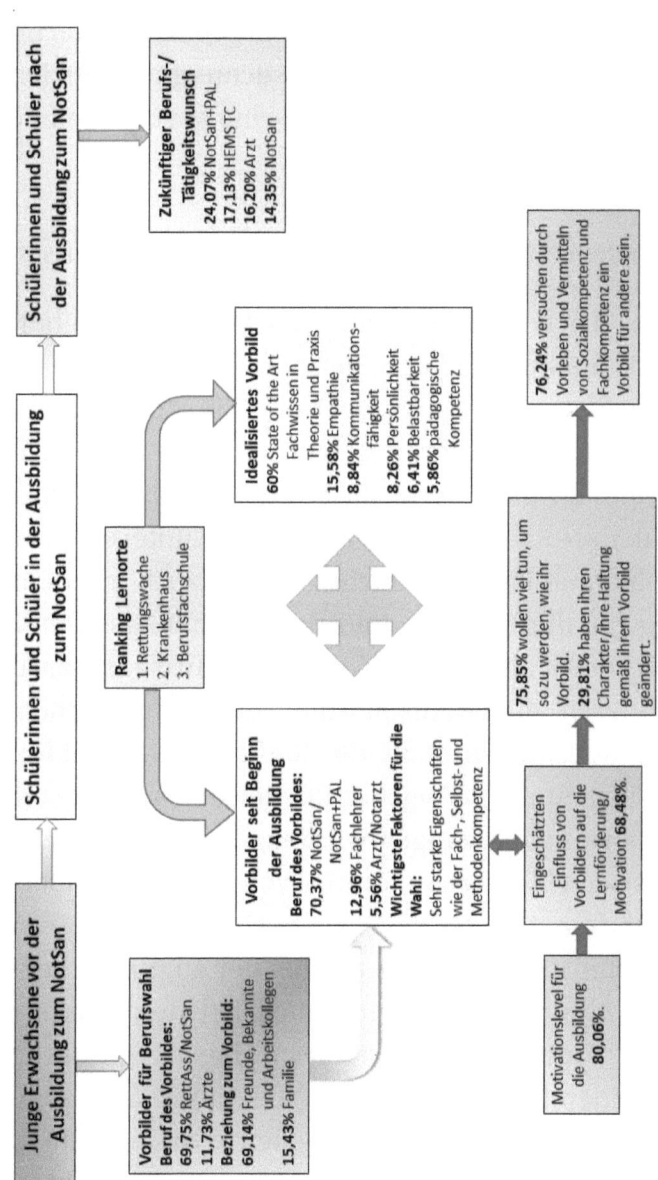

Abbildung 18: Zusammenfassende Darstellung der Ergebnisse; eigene Darstellung

Im Folgenden werden nun die Ergebnisse interpretiert werden, Limitationen der Untersuchung identifiziert und Empfehlungen für weitere Forschungsvorhaben formuliert werden.

5.2 Diskursive Auseinandersetzung mit den Ergebnissen

Im Kap. 4.1 wurde mit dem Zwischenfazit bereits belegt, dass die Stichprobe mit 5,86% und den relevanten Faktoren der Gesamtheit entspricht und die Studie demzufolge repräsentativ ist. Allerdings wurden mehr als zwei TN aus der fünfjährigen Berufsausbildung sowie Studierende nach dem NotSanG § 7 erwartet. Diese unterrepräsentierte Teilnahme lässt sich nicht grundsätzlich mit dem Marketing für die Umfrage und der Forschungsmethode erklären, führt aber dazu, dass keine Aussagen zu diesen spezielleren Ausbildungsformen getroffen werden können. Grundsätzlich stellt die fünfjährige Ausbildung ein berufsbegleitendes Angebot für Rettungssanitäter dar. Es kann davon ausgegangen werden, dass diese eine andere intrinsische Motivation für die Weiterbildung haben, über eine andere Berufserfahrung verfügen und der Altersdurchschnitt höher ist als der bei der zugrunde liegenden Studie. Ähnliches lässt sich auch bei den Studierenden nach § 7 NotSanG schlussfolgern. Hier ist vermutlich der entscheidende Unterschied in der abweichenden Lernform begründet. Dem nachzugehen erfordert eine zielgerichtete Umfrage bei den Studenten. So betrachtet, existieren nach dieser Studie nur verwertbare Daten von SuS in der dreijährigen Ausbildung. Potenzielle Unterschiede der drei Ausbildungsarten können daher nur vermutet werden. So kann angenommen werden, dass z.b. bei einer Kohortenstudie in den beiden (unterrepräsentierten) Gruppen andere Werte erreicht werden und erst dann eine Aussage darüber möglich ist, ob die Ergebnisse dieser Befragung allgemeingültig sind.

Eine weitere Limitation in der Aussagekraft der Studie wird in der stark unterschiedlichen Teilnahme von SuS in den 16 Bundesländern gesehen, denn zehn Bundesländer sind mit <5% unterrepräsentiert. Mit Verweis auf das Kap. 3.3.7 ist anzunehmen, dass hier das Marketing bei den verschiedenen Empfängern zu unterschiedlichen Reaktionen geführt hat. Entweder wurde die Umfrage durch die schriftlich informierte Schulleitung unterstützt und die SuS informiert, oder die Anfrage wurde nicht weiterverfolgt.

Den größten Marketingeffekt erzielten die Kommilitonen, welche an den Schulen in Baden-Württemberg (24,42%), Hessen (22,67%) und Bayern (9,88%) z.T. im Rahmen des Unterrichts den Fragebogen zur Pflicht gemacht haben. Bei einer Wiederholung der Studie sollte dieser Aspekt mitberücksichtigt und so zielgerichtet BFSen der unterrepräsentierten Bundesländer persönlich um Kooperation gebeten werden. Erst dann lässt sich feststellen, ob die Ergebnisse dieser Befragung auf alle SuS in der BRD übertragbar sind.

Ob das Konstrukt „Vorbilder", entsprechend der Definition des Kap. 2.1, eine Rolle spielt, steht aufgrund der Werte außer Diskussion, denn 88,08% (s. Tabelle 15) geben ein Vorbild im Umfeld ihrer Ausbildung an. Etwas Vorsicht ist allerdings geboten, da durchaus ein Bias vorliegen kann, da aufgrund des Marketings und der Beschreibung (vgl. Kap. 2.1) möglicherweise TN angezogen wurden, die ein Vorbild haben und jene Individuen nicht teilgenommen haben, die eben das Konstrukt als nicht relevant bewerten. Bei der Studie haben zwar 11,92% angegeben, kein Vorbild in ihrem Umfeld zu haben, doch ob dies reell und absolut ist oder ob es eine „Dunkelziffer" gibt, lässt sich so nicht beantworten.

Aus diesem Wert (88,08%) als auch aus den weiteren Informationen der Studie geht auch nicht hervor, ob es sich um „positive" oder „negative" Vorbilder handelt. Somit bleibt die Frage, ob die Vorbilder eher der Orientierung dienen, wie man sein oder wie man nicht sein will, unbeantwortet. Dies könnte durch weiteres Untersuchen, z.B. Interviews, verdeutlicht werden.

Die erste Frage, ob ein Vorbild maßgeblich für die Berufswahl war, wurde von 53,47% mit „Ja" beantwortet (vgl. Tabelle 16), also hat sich hier knapp über die Hälfte an Vorbildern orientiert. Dieser Wert stellt keine überwältigende Mehrheit dar. Durch welche Faktoren der Berufsentscheidungsprozess der verbleibenden 46,53% entscheidend beeinflusst wurde, kann mit der zugrunde liegenden Datenlage weder diskutiert noch beantwortet werden, u.a. auch, weil hier keine pädagogische Einflussmöglichkeit besteht. Relevanter erscheint der Aspekt, dass für die Berufswahl 87,65% männliche Vorbilder (s. Tabelle 18) angegeben wurden.

Bei der Betrachtung der Angaben zum Beruf des Vorbildes spielen 72,84% im RD Tätige (vgl. Tabelle 20) eine Rolle. Dies kann auf Basis der geschlechtlichen Zusammensetzung des RD-Personals begründet sein. Im Jahr 2018 waren 69,01% Männer und 30,99% Frauen im RD (s. Abbildung 1) angestellt, wobei deren Qualifikation (qualifizierter Fahrer, RSH, RettSan, RettAss oder NotSan) nicht geschlüsselt wurde.

Dem gegenüber standen seit der Einführung des Berufsbildes NotSan ab dem Schuljahr 2014/15 im Durchschnitt 69,71% männliche und 30,29% weibliche SuS (vgl. Abbildung 2). Auf den Zahlen basierend, standen folglich doppelt so viele männliche Vorbilder wie weibliche zur Auswahl und somit ist es nachvollziehbar, dass der Anteil an weiblicher Orientierung geringer ausfällt. Für junge Frauen waren 15,70% weibliche Vorbilder von Bedeutung. Das war überraschend, da hier von einem deutlich höheren Anteil ausgegangen wurde. Weiter wäre, mit Verweis auf das Kap. 2.4.3, die Schlussfolgerung nachvollziehbar, dass sich junge Frauen eher an weiblichen Vorbildern bei der Berufswahl orientieren, sofern sich diese im Wahrnehmungsbereich befinden sowie vorbildliche Eigenschaften und Ähnlichkeiten aufweisen. Ob dies tatsächlich zutreffend ist, könnte aufgrund von veränderten Voraussetzungen bei einer Wiederholung der Fragebogenanalyse oder einer adaptierten Studie in ein paar Jahren überprüft werden. Nur so kann geklärt werden, ob die Zunahme an weiblichen SuS zu einer pädagogischen Anpassung führen muss und wie dies vollzogen werden könnte. Es kann allerdings festgestellt werden, dass der RD keine

Männerdomäne (mehr) darstellt und zunehmend für Frauen attraktiv erscheint.

Die Antworten der TN auf die Frage, in welcher Beziehung sie zu dem beruflichen Vorbild stehen, überraschten im Ergebnis. In der Literatur, die im Kap. 2.4 dargestellt wurde, haben die Eltern den höchsten Stellenwert, gefolgt von den Peers und der Schule. Diese Umfrage kommt zu dem Ergebnis, dass zu 69,14% die Freunde, Bekannte und Arbeitskollegen als maßgeblich angegeben wurden. Zusammengefasst erreicht die eigene Familie (Eltern, Geschwister und Verwandtschaft) mit 15,43% einen untergeordneten Stellenwert. Bei der Betrachtung der Geschlechter wird darüber hinaus deutlich, dass nur 8,77% (n=5 von 57) der jungen Frauen sich an ihrer Familie orientiert haben und diese quasi bei der Berufsorientierung keine Bedeutung hat.

Demgegenüber waren für 20 von 104 (19,23%) jugendlicher Männer Vorbilder aus der Familie maßgeblich. Dies könnte an der soziologischen Prägung der Eltern, der gesellschaftlichen Einordnung des Berufes „NotSan" (vgl. Kap. 2.4.3) und der rollenspezifischen Emanzipation und Identitätsentwicklung (s. Kap. 2.3) der jungen Frauen in der heutigen Gesellschaft liegen. Andere Beispiele hierfür sind der Anteil von Frauen bei der Bundeswehr (11%, davon 40% im Sanitätsdienst (Bundeswehr, 2020)) oder der Polizei (ca. 40% (DPolG, 2020)). Da hier nicht spezifisch nachgefragt wurde, wird eine Antwort erst möglich sein, wenn diesbezüglich weiter nachgeforscht wird.

100% der beruflich entscheidenden Vorbilder (s. Tabelle 20) führen ihre berufliche Tätigkeit im medizinischen und präklinischen Bereich aus, was der Annahme entspricht. Summiert weisen hiervon 69,75% die Qualifikation der Fachkraft im RD auf. Weitere 11,73% sind Ärzte und 4,32% Fachlehrer. Dieses Ergebnis bedarf keiner langen Diskussion. Mertons (1958, S. 378-379) Begriff „role model" und seine Hypothese, dass sich Menschen an Vorbildern orientieren, deren soziale Position angestrebt wird (vgl. Kap. 2.7), kann in diesem Bezug voll bestätigt werden.

Ganz offensichtlich orientieren sich SuS ab Beginn der Ausbildung an neuen/weiteren Vorbildern, da dies 71,29% mit „Ja" (s. Tabelle 17) beantworteten. Dieses Ergebnis schließt auch diejenigen ein, für die bei der Berufswahl kein Vorbild von Bedeutung war. Eine mögliche Erklärung wäre, dass ab diesem Zeitpunkt sich die drei Lernorte neu um die SuS strukturiert haben und diese mit unbekannten Menschen in Kontakt kommen, die dort lehren und tätig sind (vgl. Kap. 2.6). Blumer (1973, S. 10) stellt hierzu fest, dass das Zusammenleben bzw. Zusammenarbeiten in Gruppen auf Interaktionen zwischen den Gruppenmitgliedern angewiesen ist.

Es gibt viele unterschiedliche Formen und Arten von Gruppen, die sich nicht immer einfach voneinander unterscheiden lassen. Um dieses Phänomen besser beschreiben zu können benutzt man in der Soziologie den Begriff „Entitativität (entitativity): Das Ausmaß, in dem eine Anzahl von Personen als miteinander verbundene, kohärente Einheit wahrgenommen wird" (Nijstad & Van Knippenberg, 2014, S. 443).

In der BFS treffen die SuS mit ihren neuen Mitschülern zusammen, die auch NotSan werden wollen und bilden eine Gemeinschaft. Durch die Fachlehrer werden das Denken und Handeln in Theorie und Praxis auf das Berufsziel ausgerichtet. Viel Lerninhalt und Zensuren reichen sich die Hand. Im RD kommen die SuS mit ihrer neuen „Familie" zusammen. Notfalleinsätze werden abgearbeitet. Alles ist aufregend. Der Bezug zum Berufsziel ist allgegenwärtig. Im Krankenhaus werden die invasiven Maßnahmen von PALs angeleitet praktisch erlernt. Hier kann viel beobachtet und nachgeahmt werden.

Diese Orte und Menschen beginnen auf die SuS durch neue Erlebnisse, verschiedenste Emotionen, die Theorie und Praxis zu wirken. Die SuS sind kognitiv stark gefordert und müssen sich zurechtfinden. 70,37% geben jetzt den NotSan (mit oder ohne Zusatzfunktionen) als Vorbild an, orientieren sich folglich am Berufsbild bzw. an der Gruppe mit der höchsten Entitativität. Mit einer Ausprägung von 39,35% weist die Gruppe der NotSan+PAL die höchste Nennung auf. Mit Blick auf die 200-stündige Weiterbildung zum PAL ist dieses gute Ergebnis nicht zu erklären. Die Inhalte sind in keinem Gesetz oder Vorschrift geregelt, lediglich die Zugangsvoraussetzungen, berufliche Erfahrung und zeitlicher Umfang (s. Tabelle 1) sind in dem § 3 Absatz 1 NotSan-APrV (2016, S. 2) verschriftlicht.

Bei der Betrachtung der Kontaktzeit der SuS auf einer Rettungswache (1.960 Std. von 4600 Std.) und der unmittelbaren Nähe zu den PALs auf dem Rettungswagen in Verbindung mit den Aufgaben eines PAL (max. 6 SuS zu 1 PAL), erscheint der hohe Vorbild-Wert verständlich. Der Dienst beginnt zusammen, Wachaufgaben werden gemeinsam erledigt, der PAL ist jederzeit für Fragen ansprechbar, Einsätze werden im Team von A-Z abgearbeitet und nachbesprochen, (invasive) Maßnahmen werden trainiert und am Patienten zur Anwendung gebracht. Erlebnisse, die mit starkem emotionalem Empfinden (Aufregung, Faszination, Angst, Erfolg u.a.) verknüpft sind, prägen sich besonders tief ins Gedächtnis ein (vgl. Kap. 2.6). Dies liegt unter anderem daran, dass zwischen der für die emotionale Bewertung von Reizen verantwortlichen Amygdala und dem für die Gedächtnisbildung zentralen Hippocampus enge Verbindungen bestehen. Der u.a. ausgeschüttete Botenstoff Noradrenalin fördert hierbei die Neubildung und Stärkung von Nervenzellverbindungen und so einen für die Gedächtnisbildung zentralen Prozess (Ullmann, 2016, S. 4-21). Dieser physiologische Vorgang könnte eine Rolle bei der Auswahl von Vorbildern im RD spielen.

Mit 21,76% erreicht der NotSan (ohne weitere Qualifikationen) Rang zwei und könnte ebenfalls mit der hohen Kontaktzeit und den erlebnisreichen Einsätzen erklärt werden, wo der NotSan seine ganze berufliche Praxis vorweisen kann und somit ein attraktives Vorbild wird. Eine weitere Begründung könnte mit Mertons Konstrukt der „In-groups" und „Out-groups" dargestellt werden. Er beschreibt, dass es immer In-groups gibt, denen man zugehörig ist und Out-groups, zu denen man nicht gehört.

Dabei kann es sein, dass man einer der Gruppierungen angehören möchte, wobei es keine Rolle spielt, welcher. Im Kontext der NotSan-Ausbildung, könnten die Mitschüler, der RD mit seinen NotSan eine In-group darstellen und die, die ihr nicht angehören, bilden die Out-group (wie die BFSen mit ihren Fachlehrern, den Krankenhäusern mit deren Personal). Weiter zeigte Merton in seinem Aufsatz auf, dass wenn eine In-group eine Out-group als minderwertig ansieht, es zu Diskriminierungen kommt, ganz gleich, wie sich die Out-group verhält. Merton (1968, S. 480) nennt dies: „damned-if-you-do and damned-if-you don't process in ethnic and racial relations".

Der Fachlehrer wird mit 12,96% als Vorbild angegeben und liegt unter den Erwartungen. Aus Sicht eines Pädagogen kann über diesen Wert nicht gejubelt werden, immerhin verbringen die SuS über die drei Schuljahre verteilt 1.920 Std. in der BFS. Hier muss auch berücksichtigt werden, dass Hattie die Effektstärke der „Teacher credibility" mit 0,90 (vgl. Kap. 2.7) angibt und folglich diese lernfördernde Wirkung entsprechend utilisiert werden muss. Oberflächlich könnte argumentiert werden, dass am Lernort BFS die Aufgaben und Tätigkeiten des Lehrenden wenig Projektionsfläche der vorbildlichen Eigenschaften des Fachlehrers aus Sicht der SuS bieten.

Darüber hinaus hat eine Klasse als feste Größe zwar einen Klassleiter, doch die Schulungen werden von diversen Fachlehrern (akademische Lehrkräfte oder ernannte), Ärzten und anderen Dozenten durchgeführt – mit mehr oder weniger pädagogischer Ausbildung. Vielleicht können sich die SuS bei dieser Vielzahl von Lehrenden nicht spezifisch an einem nennenswerten Vorbild orientieren. Argumentativ ist zwingend das Theorie-Praxis-Problem zu nennen, auch wenn es im Rahmen dieser Arbeit kein griffiges Ergebnis geben kann (Fleischmann & Güler, 2011, S. 11).

Durch die Verortung von Lernaufgaben obliegt es der BFS, den SuS die Lernziele und -inhalte vorzugeben, diese curricular zu arrangieren, geeignete Methoden zu wählen und die SuS beim Erlernen des beruflichen Wissens zu unterstützen bis hin zum problemorientierten und selbstständigen (wissenschaftlichen) Erarbeiten von Wissen. Des Weiteren sind die Schulen zur Leistungserhebung verpflichtet, auch an den anderen Lernorten im Rahmen der Praxisbegleitung. Final wird die Abschlussprüfung an der BFS von den Fachlehrern abgenommen. Im Vergleich zu den NotSan und NotSan+PAL unterscheiden sich die Aufgaben und Erlebnisfelder der Fachlehrer deutlich und die BFS kann ohne gezielte Methoden und Maßnahmen dem „Thrill" des Lernortes RD nicht entsprechen. Auch die Berücksichtigung der In-group (Klasse) und Out-group (Fachlehrer) Theorie von Merton muss argumentativ mit angeführt werden.

An dieser Stelle sollte weiter untersucht werden, warum die SuS den Fachlehrer nicht häufiger als Vorbild angegeben haben, ob es pädagogisch relevant wäre, dies zu verbessern und mit welchen Maßnahmen dies gelingen könnte, um die Wirkung und Lernförderung durch den Fachlehrer am Lernort Schule zu erhöhen.

Aufgrund der höheren medizinischen Qualifikation und der Annahme, Ärzte seien, nicht nur bezüglich der Durchführung von invasiven Maßnahmen, ein attraktives Vorbild, werden Ärzte mit Beginn der Ausbildung nur noch mit 5,56% (11,73% bei Berufswahl) angegeben. Dies widerspricht auch dem Ergebnis des Kap. 4.7 (s. Abbildung 13), dass sich SuS besonders an Vorbildern orientieren, die höhere beruflich relevante Eigenschaften wie der Fach-, Selbst- und Methodenkompetenz aufweisen.

Ob sich dies damit begründen lässt, dass Ärzte keine guten Lehrenden sind oder das Berufsbild Arzt nicht dem sozialen und beruflichen Ziel (s. Kap. 2.7) entspricht oder ob sich die SuS an der Thematik erweiterte Maßnahmen und interprofessionelle Konflikte (Desa, Block, Sieg, Seebode, & Eismann, 2018; AGNN, 2019) reiben oder ganz andere Gründe zu nennen wären, lässt sich mit dieser Arbeit nicht beantworten. Weiter kann nicht evaluiert werden, ob die Ärzte als Dozenten an einer BFS, im RD als Notarzt oder im Krankenhaus auf die TN trafen und als Vorbild gewählt wurden.

Warum explizit kein pflegendes Vorbild genannt wurde, könnte mit der kurzen Kontaktzeit im Krankenhaus begründet sein. Insgesamt verbringen die SuS 720 Stunden in einem (oder mehreren) Krankenhaus und durchlaufen hierbei sechs verschiedene Stationen (zwischen 40 und 280 Std./Station). Während dieser Zeit „konkurrieren" die SuS mit SuS des Krankenhauses, Famulanten, PJlern, Assistenzärzten und anderen. Auch hier könnten die Aspekte der In-group und Out-group relevant sein, denn die jeweiligen Gruppen neigen dazu, die jeweils anderen

Gruppen zu diskriminieren. Eine weitere Erklärung könnte aus der differenzierten Zielorientierung der Berufe Gesundheits- und Krankenpfleger (GKP) und NotSan und dem damit verbundenen Berufswahlorientierungsprozess formuliert werden. Wie im Kap 2.4 (s. S. 72) beschrieben, war für 98% der Menschen in Pflegeberufen bei der Berufswahl die sinnvolle Arbeit mit Menschen von höchster Bedeutung, während dies nur 7% der NotSan-SuS angaben. Ihre Motivation ging mit 74,6% überwiegend vom fachlichen Interesse aus und 28% nannten die Notfallrettung an sich als entscheidend. Dieser Unterschied in der Haltung zum Beruf könnte auch am Lernort Krankenhaus dazu führen, dass die NotSan-SuS ein überwiegendes Interesse an invasiven Maßnahmen haben und pflegerische Aspekte somit in den Hintergrund rücken. Doch die Pflege von Kranken stellt die überwiegende Tätigkeit an diesem Lernort dar und ist eben auch die Kernkompetenz der dort handelnden PAL. Diese Ergebnisse lassen allerdings keine Rückschlüsse auf die Auswahlkriterien des Vorbildes, den Zeitpunkt, den Ort oder eine relevante Situation bzw. Ereignis zu. Um hier Informationen zu gewinnen, wären primär Instrumente der qualitativen Forschung wünschenswert.

Im Kap. 4.4 wurde mit der Abbildung 8 veranschaulicht, dass sich die Orientierung an Vorbildern für die Berufswahl mit Beginn der Ausbildung verändert. War für n=162 der SuS ein Vorbild für die Berufswahl maßgeblich, so gaben n=141 der TN an, erst seit Beginn der Berufsausbildung ein Vorbild zu haben und, dass für sie andere Aspekte für die Berufsentscheidung relevant waren. Dies ist nachvollziehbar. Der Prozess der Berufswahl stellt jeden auch vor die Frage nach seiner beruflichen Identität (vgl. Kap. 2.3). Laut Erikson bedeutet dies für die jungen Menschen immer auch die Auseinandersetzung mit dichotomen Krisen, z.B. Identität vs. Identitätsdiffusion. Hier können Vorbilder (vgl. Tabelle 4, übernommene Identität) bei der Berufsentscheidung hilfreich sein.

Mit der Ausbildung und den Erfahrungen an den Lernorten verändert sich die innere Einstellung der SuS, deren Werte und Normen und die zukünftige berufliche Rolle entwickeln sich. Im Zuge dessen kann die übernommene Identität über das Moratorium hin zu einer eigenen erarbeiteten Identität reifen oder die Erkenntnis erlangt werden, dass eine andere Identifikation angestrebt wird. So ist es nachvollziehbar, dass sich die Orientierung während der Ausbildung in Richtung des eigenen Berufswunsches verändert und dies offensichtlich auch passiert (vgl. Abbildung 9).

Nicht beantwortet werden können Fragen, wie viele Vorbilder insgesamt eine Rolle spielen oder gespielt haben, da nach den jeweils relevanten gefragt wurde. Ebenfalls nicht erfasst wurden hier die genderspezifischen Aspekte sowie die Beziehung zum Vorbild. Es muss vermutet werden, dass nicht nur ein bis zwei Vorbilder für einen SuS eine Rolle spielen. Ob diese Frage geklärt werden sollte, um den pädagogischen Nutzen des Konstrukts zu erforschen, kann nicht eindeutig eingeschätzt werden.

Völlig überraschend war, dass 76,24% der TN ein Vorbild für andere sein wollen und mit Verweis auf Tabelle 21 auch 3,24% einen anderen SuS als neues Vorbild nannten. Ob diese Haltung, ein Vorbild sein zu wollen, auf eine gewachsene Selbstwirksamkeitserwartung (Warner, 2020) oder z.B. eine Reaktion auf Methoden, wie der Gruppen-Experten-Rallye zurückzuführen ist, kann nicht analysiert werden. Als erwiesen scheint, dass es so ist.

Viel interessanter erscheint die Frage, ob diese Haltung der SuS dem Zufall überlassen wird oder ob dieses mögliche Potenzial gezielt pädagogisch nutzbar gemacht werden kann. Hierauf kann keine Antwort gegeben werden. Beachtlich ist weiter, dass 27,27% der TN im ersten Schuljahr diese Haltung angegeben haben. Genauer betrachtet waren diese erst seit Oktober in der Ausbildung, also seit drei bis dreieinhalb Monaten. In diesem Zusammenhang muss evaluiert werden, welche Kompetenzen und nachahmenswerte Eigenschaften etabliert sind. Sicherlich können einige SuS bereits eine Rettungssanitäterqualifikation vorweisen und verfügen folglich über erste Erfahrungen im RD. Doch wie, in welchem Umfang und wie lange ist der Vorsprung an Erfahrungen hilfreich?

Vorbilder wirken (s. Kap. 2.2) nur dann, wenn eine Person im Umfeld erkennbare Kompetenzen aufweist, die vorbildlich sind und erlernt werden wollen. Dies ist auch als Ergebnis (s. Kap. 4.7) des Vergleichs von selbst eingeschätzten Kompetenzen der SuS in der Relation zu der Bewertung ihrer Vorbilder zu erkennen (vgl. Abbildung 13). Besonders ausgeprägt stellt sich die Differenz bei den Dimensionen der Fach- und Methodenkompetenz dar. Werden noch die Ergebnisse der Abbildung 11 berücksichtigt, schätzen sich die SuS in Abhängigkeit des jeweiligen Ausbildungsstands bei Eigenschaften wie Verantwortungsbewusstsein, Selbst- und Sozialkompetenz stark ein.

Eigenschaften der Fach- und Methodenkompetenz werden etwas zurückhaltender verortet. Als Limitation oder auch als Bewertungs-Bias kann die verwendete Skalierung betrachtet werden. Für die TN war nicht klar zu erkennen, ob es sich bei den Bewertungen von „gar nicht" bis „sehr stark" um eine ordinale oder metrische Skala handelt. Für die Darstellungen und die Berechnungen wurde eine metrische Skala angewandt. Um exaktere Werte zu generieren, wäre eine veränderte Antwortoption mit einer metrischen Skala, z.B. von 1-10 oder in Prozent eine Option.

Dass der Lernort Rettungswache mit 38% den ersten Rang einnimmt (vgl. Kap. 4.8), erscheint im Kontext des zu erlernenden Berufsbildes nicht überraschend. Der hohe Anteil (70,37%., s. Tabelle 21) an Fachkräften im RD als berufliche Vorbilder ergibt ein schlüssiges Bild. Weiter kann festgestellt werden, dass die TN mit 80,06% einen hohen Motivationslevel aufweisen und dies zu 68,48% mit ihrem Vorbild in Verbindung sehen. Unter Berücksichtigung dieser Ergebnisse kann gefolgert werden, dass am Lernort Rettungswache durch seine Vorbilder die lernfördernde Wirksamkeit von Vorbildern anzunehmen ist. Ob in dieser Lernumgebung zu 100% die Lehrmeinung, Algorithmen und Standards Anwendung finden, muss angezweifelt werden.

Diese Annahme nun zu bewerten würde wohl keinen Sinn ergeben, da im „real life" die Einsätze so abgearbeitet werden müssen, wie sich die Lage darstellt. Diese Methodenkompetenz wird im Kontext der Handlungskompetenz positiv gewertet, da sie die Aufmerksamkeit dorthin lenkt, wo Fachkompetenz anschlussfähig sein muss und Lernen ermöglicht (vgl. Kap. 2.6). Die so gemeisterten Einsätze können sich positiv auf die Selbstwirksamkeitserwartung auswirken und führen zu beruflicher Motivation.

An dieser Stelle muss das Abschneiden des Lernorts BFS (Platz 3, 27,17%) sowie die vorbildliche Rolle der Fachlehrer (12,96%) kritischer diskutiert werden. Eine der möglichen Ursachen sehen Hagenauer & Hascher (2011, S. 63ff.) in zunehmend gereiften intellektuellen Fähigkeiten sowie Reflexionsvermögen der SuS begründet. Als Konsequenz setzen sich die Jugendlichen vermehrt kritisch mit der Schule, deren Sinn und Zweck auseinander. Die Adoleszenten bilden sich im zunehmenden Maß eine eigene Meinung über Lehrpersonen, Lerninhalte und Methoden. Dies kann zu einem Motivationsmangel führen, besonders wenn die aufgetragenen Lernaufgaben als „ich- bzw. berufsfremd" empfunden werden. Sie empfehlen, die schulischen Umweltbedingungen und deren Auswirkung auf emotionale, kognitive und motivationale Faktoren des Lernens gezielter zu analysieren. Balanck (2019, S. 734ff.) untersuchte in diesem Zusammenhang im Umfeld der NotSan-Ausbildung den Motivationsverlust durch Boreout, der durch (schulische) Unterforderung entsteht.

Hier schließen sich strukturelle Mängel in der Organisation der BFS an. Meyer, Hahnen und Sander (2020, S. 19) benennen zwei führende Probleme der BFSen: zum einen ist der Prozess der akademisierten Fachlehrer noch nicht abgeschlossen und zum anderen wurde der mentale Wechsel von der Ausbildung von RettAss zur handlungsorientierten Berufsausbildung zum Notsan seit 2014 noch nicht vollzogen. Der letzte Aspekt führte und führt zu Unzufriedenheit auf beiden Seiten. Entweder wurde dieses Problem durch eine inflationäre Nutzung von Gruppenarbeiten (z.b. SOL) oder durch den ambitionierten Versuch eines möglichst perfekten handlungsorientierten Ansatzes umgesetzt, der wieder beide Seiten überforderte und zu großem Frust führte. Unter Einbeziehung der Effektstärke von 1,57 der „Collective teacher efficacy" (vgl. Kap. 2.6) ist es evident, dass hier das Entwicklungspotential der schulischen Struktur unbedingt berücksichtigt und angegangen werden muss, denn die Rolle von Fachlehrern als Vorbild sowie der Lernort „BFS" können durch Synergieeffekte aller BFSen die Wirksamkeit des Lernorts optimieren.

Bezüglich des Rankings der Lernorte muss wieder der (bewusste) Fehler genannt werden, dass die TN die Lernorte nach ihrem Einfluss auf ihre Lernmotivation sortieren sollten und dies ordinal ist. Demzufolge ist deren Platzierung zwar korrekt, aber die Prozentangaben (metrisch) entsprechen der Häufigkeit der Nennung und stellen nicht direkt den messbaren Abstand zwischen den Lernorten dar. Mit diesem Ergebnis lässt sich bei einer wiederholten Anwendung der Frage ein Verlauf darstellen und eventuell der Erfolg von Maßnahmen zur Lernortattraktivität und Lernmotivation ablesen.

Die Angaben bei der Frage zu den Soft und Hard Skills eines idealisierten Vorbildes (vgl. Kap. 4.10) entsprechen den Erwartungen. Von besonderer Bedeutung bei den Hard Skills war eine überdurchschnittliche und aktuelle Fachkompetenz (60%). Dieses Ergebnis erscheint plausibel und deckt sich mit dem in Kap. 4.7 illustrierten Resultat, dass sich die SuS an Vorbildern orientieren, deren Eigenschaften und Kompetenzen stärker ausgeprägt sind als bei ihnen selbst. Dies war besonders bei den Dimensionen der Handlungskompetenz deutlich. Unter der Annahme, dass die Forschungsergebnisse an Medizinstudenten in Kap. 2.7 übertragbar sind, erscheint es als erwiesen, dass die Fachkompetenz mit ihren Kategorien „Fachwissen", „Fertigkeiten" und „Fähigkeiten" das entscheidende Auswahlkriterium darstellt, aber, mit Blick auf die Soft Skills, als reines Attribut nicht ausreicht.

Bei den wünschenswerten Soft Skills (vgl. Tabelle 39) nennen die TN Eigenschaften wie „Empathie", „Kommunikationsfähigkeiten", „Persönlichkeit", „Belastbarkeit" und „pädagogische Kompetenzen" besonders häufig. Interessant ist in diesem Zusammenhang der Blick auf die Abbildung 13. Dort ist zu erkennen, dass sich die SuS in den sozialen Kompetenzen „Empathie", „Toleranz", „kooperatives Teamwork" und „Kritikfähigkeit" (im Durchschnitt 10%) stärker als ihre Vorbilder bewerten. Dieser Umstand scheint zwar kein Hindernis darzustellen, doch ist zu vermuten, dass der Bewertungsabstand bei diesen Eigenschaften nicht zu groß sein darf. Zu ähnlichen Ergebnissen kommt die Sozialforschung bei den Medizinern (s. Kap. 2.7), die Persönlichkeit, pädagogische Fähigkeiten und eine gute Lehrer-Lernende-Beziehung als Kriterium für Vorbilder nennen.

Bei der Bewertung, ob durch die Ausfüllanweisung ein
Bias entstanden ist, kann festgestellt werden, dass
32,27% der Nennungen denen der Ausfüllhilfe entsprechen und folglich 67,73% andere Angaben enthalten.
„Empathie" wird mit 15,58% am häufigsten genannt. Da
diese Soft Skills nachvollziehbar eine der drei Erstgenannten Angaben (vgl. Tabelle 39) ist wird folglich davon ausgegangen, dass hier kein bzw. nur ein marginaler Bias
vorliegt. Ob und in wie weit durch eine Wiederholung der
Clusterung der Soft und Hard Skills durch Forschende
abweichende Ergebnisse oder Erkenntnisse sichtbar gemacht werden können, muss abgewartet werden. Die Resultate des Kap. 4.10 liefern Grunddaten ohne tiefgehende
und differenzierte Erkenntnisse und können nur durch
weitere Untersuchungen spezifiziert werden. So könnten
die relevanten Soft Skills auf ihre Ausprägung, Wahrnehmung, Auswirkung und Auswahlwahrscheinlichkeit hin-
gehend Erkenntnisse gewonnen werden.

6 Fazit

Dies ist die erste repräsentative Studie im Umfeld des RD,
die das Thema der Rolle von Vorbildern, speziell in der
Ausbildung zum Notfallsanitäter, untersuchte und grundlegende Ergebnisse generiert hat. Es wurde belegt, dass
das Konstrukt „Vorbild" bei der Berufswahl sowie während der Ausbildung von den SuS genutzt wird und sie ab
Beginn der Ausbildung für Andere vorbildlich wirken
wollen. Da sich das Curriculum spiralförmig entwickelt,
wäre es vorstellbar, dass SuS aus dem höheren Schuljahr

durchaus als Tutor bzw. Vorbild wirken können. Eine geplante, gesteuerte und pädagogische Methode zur Nutzung von SuS als Vorbilder wäre z.B. das „Peer group teaching".

So werden den SuS die Instrumente an die Hand gegeben, um sich in die Rolle eines Vorbilds zu entwickeln. Diese Methode ist wissenschaftlich abgesichert (Carlson, et al., 2019; Lincoln & McAllister, 2009; McLeod, 2012) und ihre Wirksamkeit nachgewiesen. Da es nun erwiesen ist, dass SuS als Vorbild wirken wollen, muss dieses Bewusstsein bei den Pädagogen geschärft sowie bei den entsprechenden Planungen von Unterrichten mitberücksichtigt werden. Ob sich hieraus ein positiver Lerneffekt für die SuS im Allgemeinen entwickelt, muss weiter erforscht werden.

Überwiegend wählen SuS Vorbilder aus dem RD (NotSan und NotSan+PAL). Dabei haben die Vorbilder eine lernfördernde und motivierende Wirkung auf die SuS. Besonders trifft dies auf den Lernort RW zu, oder wie es Reiners (2004, S. 350) ausdrückte: „Lehrsätze reden, Beispiele sprechen."

Welche Kriterien bei der Wahl eins Vorbildes exakt maßgeblich sind, kann nicht geklärt werden, jedoch der Stellenwert einiger Skills. Auswahlkriterien sind die fachliche Kompetenz, Empathie, Kommunikationsfähigkeiten, die Persönlichkeit, (berufliche) Belastbarkeit und pädagogische Kompetenzen. Grundsätzlich kann davon ausgegangen werden, dass den PAL und den Fachlehrern dies implizit bewusst ist. Wünschenswert wäre eine explizitere

Schulung und Training der PAL im Rahmen ihrer Qualifikationsmaßnahmen.

Lehrende können und sollten nicht durch Kommunikationstechniken und Methoden künstlich an ihrer Vorbildrolle arbeiten. Es sollte vielmehr ein Prozess angestrebt werden, der zum einen das Bewusstsein schärft als Vorbilder zu wirken und zum anderen sich dadurch die innere Einstellung, Haltung und somit die Eigenschaften verbessern, um auf authentischem Weg zu einem Vorbild zu werden. Eine Person kann sich selbst nicht zum Vorbild für andere machen (Böhm, 2005, S. 668). Wer schließlich ein Vorbild wird, kann pädagogisch nicht herbeigeführt werden. Den Beteiligten wird es häufig später erst bewusst, wer Vorbild für sie war bzw. ist (Knab, 1995, S. 36).

Als noch viel essenzieller wird jedoch die Überprüfung der studentischen Ausbildung von Fachlehrern erachtet. Soweit bekannt ist, wird das Konstrukt „Vorbild" als Aspekt der Lernpsychologie während des Studiums nicht thematisiert, aber die Rolle des Lehrenden auf Effektstärken, Unterrichtsplanung, Methoden, Medien und Lernbegleiter fokussiert. Betrachtet man die geringe Rolle des Fachlehrers als Vorbild sowie den Platz drei des Lernortes BFS, muss klar darüber nachgedacht werden, durch welche Maßnahmen die Lernmotivation und vorbildwirkende Rolle von Fachlehrern verbessert werden kann, denn an diesem Lernort wirken die berufspädagogischen Experten und die „Collective teacher efficacy" führt mit Rang 1 und einer Effektstärke von bis zu 1,57% Hatties (2017) Rangliste an.

Hier sind Faktoren der Struktur der Schule mit ihren Ressourcen und der curricularen Entwicklung sowie die der Fachlehrer von Bedeutung. Damit die BFS an sich überwiegend positiv bewertet wird, sollten alle State of the Art Medien (Ausstattung der Lehrräume, Simulationsbereich, Virtual Reality etc.) und Methoden zur Verfügung stehen und anwendbar sein. Mit dem Wissen um die Vorgänge bei der Identitätsbildung, Lernpsychologie und den Einfluss von Peers sowie der expliziten Forderung zum handlungskompetenten Unterricht (NotSan-APrV, 2016, S. 2) könnte sich ein Blick zur Erlebnispädagogik lohnen.

> „Erlebnispädagogik ist eine handlungsorientierte Methode und will durch exemplarische Lernprozesse, in denen junge Menschen vor physische, psychische und soziale Herausforderungen gestellt werden, diese jungen Menschen in ihrer Persönlichkeitsentwicklung fördern und sie dazu befähigen, ihre Lebenswelt verantwortlich zu gestalten". (Michl, 2018, S. 11)

Demzufolge wäre z.B. eine Berücksichtigung der Aspekte „physische, psychische und soziale Herausforderungen" bei der Planung von Szenarientraining förderlich und könnte bei den SuS den Eindruck hinterlassen, dass diese „real life" Situationen auf die vorbildliche (Fach-)Kompetenz sowie Sozialkompetenz zurückzuführen sind. Dies wird vermutlich beim Feedback der Szenarien weiter prägnant. Ein weiterer Blick über den Tellerrand rückt das Biographische Lernen (Behrens-Cobet, 2000, S. 299ff.) in den Fokus. Aktuell existieren zwar keine deutschlandweiten NotSan, deren Biografie utilisiert werden kann. Wird aber dieses Modell durch das Konstrukt „Leitbild" (BiBB, 2020) ergänzt, bewegen sich zwei

Parteien ins Zentrum der Aufmerksamkeit: Die Lehrenden und die SuS.

Eine Idee wäre, wenn zu Beginn eines jeden Schuljahres
die SuS gemeinsam unter der Moderation des Fachlehrers
ein SMARTes (Doran, 1981, S. 35-36) Leitbild erarbeiten
würden. Das Leitbild könnte einerseits dem Lernziel des
Schuljahres als auch der wünschenswerten Haltung entsprechen, wo die SuS in den verschiedenen Dimensionen
der (Handlungs-) Kompetenzen am Ende des Schuljahres
stehen sollten. Dieses Leitbild könnte dann für jeden SuS
für das jeweilige Schuljahr als Orientierung nützlich sein
und würde über die vorgegebenen Kompetenzen der Not-
San-APrV hinaus gehen, indem es auch die Haltung der
SuS darstellen könnte.

> „Ohne Vorbild, ohne ideales Vorbild kann Keiner recht thun
> [sic!]." (Joubert, k. D.)

Literatur

AGNN. (11 2019). BV ÄLRD Deutschland e.V. Rechtssicherheit (nicht nur) für
    Notfallsanitäter/-innen. Aktuelle Diskussion - Lösungsansatz. Verfügbar
    unter https://www.agnn.de/wp-
    content/uploads/2019/11/Rechtssicherheit-NotSan-BV-%C3%84LRD-
    22-12-2019.pdf [11.02.2020]

Albert, M., Hurrelmann, K., & Quenzel, G. (10 2019). Shell. 18. SHELL JU-
    GENDSTUDIE - JUGEND 2019 - EINE GENERATION MELDET SICH ZU
    WORT. Verfügbar unter https://www.shell.de/ueber-uns/shell-
    jugendstu-
    die/_jcr_content/par/toptasks.stream/1570810209742/9ff5b72cc4a915
    b9a6e7a7b6fdc653cebd4576/shell-youth-study-2019-flyer-de.pdf
    [14.11.2019]

Arnold, E. (2000). Lernen durch Vorbilder. Was sagen psychologische Theo-
    rien? Pädagogik, Heft 7-8, S. 53-55.

Atteslander, P. (2008). Methoden der empirischen Sozialforschung. Berlin:
    Erich Schmidt Verlag GmbH & Co.

Balanck, J.-C. (08 2019). Motivationskiller Boreout: Wenn Langeweile zur Unterforderung an RD-Schulen führt. Rettungsdienst, S. 734-738.

Bandura, A. (06 1965). Influence of models reinforcement contingencies on the acquisition of imitative response. Journal of Personality and Social Psychology, Vol. 1(6), S. 589-595.

Behrens-Cobet, H. (2000). Biographisches Lernen. In S. (. Becker, L. Veelken, & P. Wallraven, Handbuch Altenbildung: Theorien Und Konzepte Für Gegenwart Und Zukunft (S. 299-304). Wiesbaden: Vs Verlag für Sozialwissenschaften.

Beinke, L. (2000). Elterneinfluss auf die Berufswahl. Bad Honnef: K. H. Bock.

Beinke, L. (2004). Berufsorientierung und peer-groups. Und die berufswahlspezifischen Formen der Lehrerrolle. Bad Honnef: K. H. Bock.

Berk, L. (2011). Entwicklungspsychologie 5. aktualisierte Aufl. München: Pearson Studium.

Bettinger, E., & Long, B. (02 2005). Do Faculty Serve as Role Models? The Impact of Instructor Gender on Female Students. American Economic Review 95(2), S. 152-157.

bibb. (2020). Bundesinstitut für Berufsbildung. Gendersensible Berufsorientierung. Verfügbar unter https://www.bibb.de/de/16743.php [31.01.2020]

BiBB. (2020). Bundesinstitut für Bildung und Forschung. Ein Leitbild für die betriebliche Ausbildung: Leitfaden zur Leitbildentwicklung. Verfügbar unter https://www.bibb.de/dokumente/pdf/BAQLeitfadenfaden_Leitbild_web.pdf [06.02.2020]

Biermann, C. (1997). Friedrich-Jahresheft Schüler '97: Stars, Idole, Vorbilder. Seelze: Friedrich.

Blumer, H. (1973). Der methodologische Standort des symbolischen Interaktionismus. Der Baum der Erkenntnis. Verfügbar unter http://hehl-rhoen.de/pdf/Philosopie/blumer%20-%20interaktionismus.pdf [05.02.2020]

Boeree, C. (2006). Erik Erikson. Persönlichkeitstheorien (deutsche Übersetzung: D. Wieser, 2006) . Verfügbar unter http://www.social-psychology.de/do/PT_erikson.pdf [29.12.2019]

Boesch, M. (2002). Standort-Theorie. Skript Wirtschaftsgeographie I. St. Gallen: FWR-HSG, Universität St. Gallen.

Böhm, W. (2005). Wörterbuch der Pädagogik, 16. vollständig überarbeitete Auflage unter Mitarbeit. Stuttgart: Alfred Kröner Verlag.

Bortz, J., & Döring, N. (2006). Forschungsmethoden und Evaluation für Human- und Sozialwissenschaftler (4. überarbeitete Auflage). Heidelberg: Springer Medizin.

Bosnjak, M. (2003). Web-basierte Fragebogenuntersuchungen : Methodische Möglichkeiten, aktuelle Themen und Erweiterungen. In A. S. ADM, Online-Erhebung (S. 109-133). Bonn: Informationszentrum Sozialwissenschaften.

Brockhaus Enzyklopädie Online. (2019a). Idol (allgemein) . Verfügbar unter https://brockhaus.de/ecs/permalink/17E2924E81A97E49DCDEE8E196 318044.pdf [26.12.2019]

Brockhaus Enzyklopädie Online. (2019b). Star (allgemein) . Verfügbar unter https://brockhaus.de/ecs/permalink/DD9EBBBBCEFB32B3A0FCC488F4 58BD60.pdf [26.12.2019]

Brockhaus Enzyklopädie Online. (2019c). Held (allgemein) . Verfügbar unter https://brockhaus.de/ecs/permalink/CA7E9A2C4D86585BE004A0DCFE A3B6F1.pdf [26.12.2019]

Brockhaus Enzyklopädie Online. (2019d). Vorbild. Verfügbar unter https://brockhaus.de/ecs/permalink/F3834E39FBE875267C9A26BA3E 97BA33.pdf [26.12.2019]

Brockhaus Enzyklopädie Online. (2019e). Einsicht. Verfügbar unter https://brockhaus.de/ecs/permalink/C55FB487E03FEB48AC21EE3AD1 444E0A.pdf [28.12.2019]

Brockhaus Enzyklopädie Online. (2019f). Identität (allgemein) . Verfügbar unter https://brockhaus.de/ecs/permalink/6EE362C57B8A199566C93F0070 EBAE5B.pdf [29.12.2019]

Brockhaus Enzyklopädie Online. (2019g). Identität (Psychologie) . Verfügbar unter https://brockhaus.de/ecs/permalink/2B8F15BDBC1C0164FF45599722 0E17A7.pdf [29.12.2019]

Brockhaus Enzyklopädie Online. (2019h). Ichidentität. Verfügbar unter https://brockhaus.de/ecs/permalink/73375D29E1634490023CCD4535 94B712.pdf [29.12.2019]

Brockhaus Enzyklopädie Online. (2020a). Peergroup (Entwicklungspsychologie) . Verfügbar unter https://brockhaus.de/ecs/permalink/705D7220E2366901982D7F64E9 A9C36D.pdf [01.01.2020]

Brockhaus Enzyklopädie Online. (2020b). MINT-Berufe. Verfügbar unter https://brockhaus.de/ecs/permalink/4F618A055D6CFE8FB0928DA54B 556248.pdf [01.01.2020]

Bühner, M. (2010). Einführung in die Test- und Fragebogenkonstruktion. 2., aktualisierte Auflage. München u. a.: Pearson Studium. München: Pearson Studium.

Bundeswehr. (2020). Bundeswehrentdecken. Frauen bei der Bundeswehr. Verfügbar unter https://www.bundeswehrentdecken.de/soldatenberuf/frauen-bei-der-bundeswehr [04.02.2020]

Carlson, E., Stenberg, M., Lai, T., Reisenhofer, S., Chan, B., Cruz, E., Chan, E. (28. 02 2019). Nursing students' perceptions of peer learning through cross-cultural student-led webinars: A qualitative study. Journal of Advanced Nursing, 75(7), S. https://doi.org/10.1111/jan.13983.

Cheryan, S., Siy, J., Vichayapai, M., Druy, B., & Kim, S. (15. 04 2011). Do Female and Male Role Models Who Embody STEM Stereotypes Hinder Women's Anticipated Success in STEM? Social Psychological and Personality Science 2(6), S. 656-664.

Daum, M., & Gampe, A. (01 2016). Die Rolle von Vorbildern in der sozialkognitiven Entwicklung. Psychologie & Erziehung, S. 10-13.

Deibl, M. (1994). Frauen im Beruf – Zwischen Kind und Karriere. Wien: Verlag des Österreichischen Gewerkschaftsbundes GesmbH.

Desa, M., Block, M., Sieg, L., Seebode, R., & Eismann, H. (21. 02 2018). Erweiterte Maßnahmen und interprofessionelle Konflikte nach Einführung des Berufsbildes Notfallsanitäter. Notfall + Rettungsmedizin volume 21, S. 374-382.

Destatis. (2004 - 2019). Statistisches Bundesamt, Fachserie / 11 / 2. Fachserie. 11, Bildung und Kultur. 2, Berufliche Schulen. Verfügbar unter https://www.destatis.de/GPStatistik/receive/DESerie_serie_00000111 [19.11.2019]

Destatis. (2018). Statistisches Bundesamt. Gesundheitspersonal: Deutschland, Jahre, Einrichtungen. Verfügbar unter https://www-gene-sis.destatis.de/genesis/online?sequenz=tabelleErgebnis&selectionname= 23621-0001&zeitscheiben=10 [29.01.2020]

Destatis. (23. 10 2019). Statistisches Bundesamt. Fachserie. 11, Bildung und Kultur. 2, Berufliche Schulen. Schuljahr 2018/2019. Verfügbar unter https://www.destatis.de/DE/Themen/Gesellschaft-Umwelt/Bildung-Forschung-Kultur/Schulen/Publikationen/Downloads-Schulen/berufliche-schulen-2110200197004.pdf?_blob=publicationFile [09.01.2020]

Destatis. (2020). Statistisches Bundesamt. Fachserie. 11, Bildung und Kultur. 2, Berufliche Schulen. Verfügbar unter https://www.destatis.de/GPStatistik/receive/DESerie_serie_00000111 [07.01.2020]

Diekmann, A. (2018). Empirische Sozialforschung: Grundlagen, Methoden, Anwendungen, 12. Auflage. Reinbek: Rowohlt Taschenbuch.

Doran, G. (1981). There's a S.M.A.R.T. way to write management's goals and objectives. Management Review, 70(11), S. 35-36.

Döring, N. (1999). Sozialpsychologie des Internet: die Bedeutung des Internet für Kommunikationsprozesse, Identitäten, soziale Beziehungen und Gruppen. Bern: Hogrefe.

DPolG. (2020). Deutsche Polizeigewerkschaft im dbb. Die DPolG Frauen. Verfügbar unter https://www.dpolg.de/ueber-uns/frauen/ [04.02.2020]

Dzeyk, W. (01 2001). Ethische Dimensionen der Online-Forschung. Verfügbar unter https://www.researchgate.net/publication/268744164_Ethische_Dimen sionen_der_Online-Forschung [28.11.2019]

Eiff, M. (2017). Star - Heiliger - Vorbild. Eine empirische Untersuchung vom Vorbildverständnis von Kindern um Grundschulalter. Berlin: LIT.

El-Menouar, Y., & Blasius, J. (2005). SSOAR. Abbrüche bei Online-Befragungen: Ergebnisse einer Befragung von Medizinern. Verfügbar unter https://www.ssoar.info/ssoar/bitstream/handle/document/19854/ssoa r-zarchiv-2005-56-el-menouar_et_al-abbruche_bei_online-befragungen.pdf?sequence=1&isAllowed=y&lnkname=ssoar-zarchiv-2005-56-el-menouar_et_al-abbruche_bei_online-befragungen.pdf [30.11.2019]

Erikson, E. (1973). Identität und Lebenszyklus. Frankfurt a. M.: Suhrkamp.

Famulla, G. E., Möhle, V. (., Butz, B. (., & Deeken, S. (. (2008). Partner der Schule - Berufs- und Lebensweltvorbereitung: Beiträge von Berufsorientierungsprojekten. Hohengehren: Schneider.

Faulstich, P. (2013). Menschliches Lernen. Eine kritisch-pragmatische Lerntheorie. Bielefeld: transcript.

Flammer, A. (2017). Entwicklungstheorien: Psychologische Theorien der menschlichen Entwicklung, 5. Aufl. Bern: Hogrefe AG.

Fleischmann, A.-M., & Güler, R. (2011). Zeitlose Probleme der Pädagogik - Pädagogik als zeitloses Problem? Zum Theorie-Praxis-Problem. Verfügbar unter https://books.openedition.org/ksp/pdf/3191 [02.02.2020]

Frees, B., & Koch, W. (09 2018). ARD/ZDF-Onlinestudie 2018: Zuwachs bei medialer Internetnutzung und Kommunikation (Korrigierte Vassung vom 29.01.2019). Media Perspektiven, S. 398-413.

Gaufberg, E., Batalden, M., Sands, R., & Bell, S. (11 2010). The hidden curriculum: what can we learn from third-year medical student narrative reflections? Acad Med. 85(11), S. 1709-1716.

Gerrig, R., & Zimbardo, P. (2018). Psychologie, 21. aktualisierte Aufl. Hallbergmoos: Pearson Studium.

Golisch, B. (2002). Wirkfaktoren der Berufswahl Jugendlicher – Eine Literaturstudie. Frankfurt am Main: Peter Lang GmbH.

Hagenauer, G., & Hascher, T. (01 2011). Schulische Lernfreude in der Sekundarstufe 1 und deren Beziehung zu Kontroll- und Valenzkognitionen. Zeitschrift für Pädagogische Psychologie 25(251), S. 63-80.

Harring, M., Rohlfs, C., & Palentien, C. (2007). Perspektiven der Bildung. Kinder und Jugendliche in formellen, nicht-formellen und informellen Bildungsprozessen. Wiesbaden: VS Verlag.

Häske, D., Karutz, H., & Runggaldier, K. (2016). Ausbildung und Beruf des Notfallsanitäters. In J. Luxem, K. Runggaldier, H. Karutz, F. Flake, & (Hrsg.), Notfallsanitäter Heute (S. 3-17). Münschen: Elsevier.

Hattie, J. (12 2017). Visible Learning. Hattie Ranking: 252 Influences And Effect Sizes Related To Student Achievement. Verfügbar unter https://visible-learning.org/hattie-ranking-influences-effect-sizes-learning-achievement/ [25.01.2020]

Heiland, H. (1979). Lehrer und Schüler heute. München: Cornelsen.

Hunziker, A. (2002). Spass am wissenschaftlichen Arbeiten. Zürich: SKV.

ISB. (2019). Umsetzungshilfe zum Lehrplan für die Berufsfachschule für Notfallsanitäter. Empfehlungen zur Organisation und Umsetzung im Unterricht. München: ISB.

Janke, K. (1997). Stars, Idole, Vorbilder. In C. Biermann, Friedrich-Jahresheft Schüler '97: Stars, Idole, Vorbilder. (S. 18-21). Seelze: Friedrich.

Joubert, J. (k. D.). Gutzitiert. Joseph Joubert über Vorbild. Verfügbar unter https://www.gutzitiert.de/zitat_autor_joseph_joubert_thema_vorbild_zitat_35254.html [11.02.2020]

Kallus, K. (2016). Erstellung von Fragebogen; 2. Auflage. Stuttgart: utb GmbH.

Karl, G. (2004). Open Access Respository. Rezension des Buches Sozialpsychologie des Internet: die Bedeutung des Internet für Kommunikationsprozesse, Identitäten, soziale Beziehungen und Gruppen. Verfügbar unter https://www.ssoar.info/ssoar/bitstream/handle/document/5025/;jsessionid=C3B2AACDB27A917DF97E4879925FF99C?sequence=1 [27.11.2019]

Kessel, N. (2008). Geschichte des Rettungsdienstes 1945-1990: Vom «Volk von Lebensrettern» zum Berufsbild «Rettungsassistent/in» . Berlin: Peter Lang GmbH.

Killermann, W., Hiering, P., & Starosta, B. (2018). Biologieunterricht heute. Eine moderne Fachdidaktik, 17. Aufl. Donauwörth: Auer.

KMK. (2018). Kultusminister Konferenz. Handreichung für die Erarbeitung von Rahmenlehrplänen der Kultusministerkonferenz für den berufsbezogenen Unterricht in der Berufsschule und ihre Abstimmung mit Ausbildungsordnungen des Bundes für anerkannte Ausbildungsberufe. Verfügbar unter https://www.kmk.org/fileadmin/Dateien/veroeffentlichungen_beschluesse/2011/2011_09_23-GEP-Handreichung.pdf [06.01.2020]

Knab, D. (1995). Die Bedeutung von Vorbildern und Leitbildern für die Le-
bensplanung von Mädchen und jungen Frauen. In H. Krahn, C. Niederd-
renk-Felgner, & (Hrsg.), Frauen machen Schule – Dokumentation der Ar-
beitstagung für Lehrerinnen und Lehrer an weiterführenden Schulen (S.
24 – 39). Bielefeld: Kleine Verlag GmbH.

Koffka, K. (1922). MANIPAL. Perception: An introduction to the Gestalt-
theorie. Verfügbar unter
http://library.manipaldubai.com/DL/Perception_an_introduction_to_the_
gestalt.pdf [27.12.2019]

Kollewe, T., Sennekamp, M., & Ochsendorf, F. (2018). Medizindidaktik. Berlin:
Springer.

Krampen, G., & Greve, W. (2008). Identitätsentwicklungs-Zustände nach
Marcia. In R. Oerter, & L. Montada, Entwicklungspsychologie, 6. vollständig überarbeitete Auflage (S. 666-667). Weinheim: Beltz.

Kraul, M., Koch, K., & Hoffmann, A. (11 2003). Idole und Vorbilder. Lehren
und Lernen, S. 4-14.

Krebs, D., & Menold, N. (2014). Gütekriterien quantitativer Sozialforschung.
In N. Baur, & J. Blasius, Handbuch Methoden der empirischen Sozialforschung (S. 425-438). Wiesbaden: Springer VS.

Landeszentrale für politische Bildung. (1997). Berufswahl ist
mehr...Lebensplanung gehört dazu Eine Handreichung zur Auseinandersetzung mit Geschlechterrollen für Schule (Sekundarstufe I) und Jugend-
arbeit. Hannover: Niedersächsischen Landeszentrale für Politische Bildung.

Lehnhart, J., & Neyer, F. (12 2007). Wer sich bindet, wächst daran. Psychologie heute, S. 40-43.

Lincoln, M., & McAllister, L. (03. 07 2009). Peer learning in clinical education.
Medical Teacher, 15(1), S. 17-26.

Lockwood, P. (01. 03 2006). "SOMEONE LIKE ME CAN BE SUCCESSFUL": DO
COLLEGE STUDENTS NEED SAME-GENDER ROLE MODELS? Psychology
of Women Quarterly, S. 36-46.. Verfügbar unter
http://www2.psych.utoronto.ca/users/lockwood/PDF/Lockwood%2020
06.pdf [19.11.2019]

Lotz, M., & Lipowsky, F. (2015). Die Hattie-Studie und ihre Bedeutung für den
Unterricht - Ein Blick auf ausgewählte Aspekte der Lehrer-Schüler-
Interaktion. In G. Mehlhorn, F. Schulz, & K. Schöppe, Begabungen entwi-
ckeln & Kreativität fördern (S. 97-136). München: kopaed.

Marcia, J. (1993). The status of the statuses: Resarch review. In J. Marcia, A.
Waterman, D. Matterson, S. Archer, & J. Orlofsky, Ego identity. A hand-
book for psychosocial research (S. 22-41). New York: Springer.

Marx, D., & Roman, J. (01. 09 2002). Female Role Models: Protecting Women's Math Test Performance. Personality and Social Psychology Bulletin 28(9), S. 1183-1193.

McLeod, F. (02 2012). Research Repository. Nursing and Physiotherapy students' perceptions of participating in Practice Based Peer Learning as a vehicle for developing Interprofessional understanding. Verfügbar unter https://uwe-repository.worktribe.com/OutputFile/954693 [03.02.2020]

Meier, H., Peters, J., & Wolf, H.-U. (2014). Meine Berufswahl - Arbeitsheft zur Berufsorientierung. Weinheim: Schröder Verlag GmbH.

Mendl, H. (2015). Modelle - Vorbilder - Leitfiguren: Lernen an außergewöhnlichen Biografien. Stuttgart: Kohlhammer.

Merton, R. (04. 05 1958). The student-physician: introductory studies in the sociology of medical education. Social Forces, Volume 36(4), S. 378–379.

Merton, R. K. (1968). Social theory and social structure (3. Aufl.). New York: The Free Press.

Meyer, K., Hahnen, D., & Sander, H. (02 2020). Hilfen für Lehrende: Wie lässt sich die Notfallsanitäter-Ausbildung besser gestalten? Rettungsdienst, S. 118-121.

Michaelis, U. (2008). Strategische Einbeziehung von Elternkompetenz in die Berufsorientierung. In G.-E. Famulla, B. Butz, & S. Deeken, Berufsorientierung als Prozess: Persönlichkeit fördern, Schule entwickeln, Übergang sichern (S. 237-257). Baltmannsweiler: Schneider Hohengehren.

Michl, W. (2018). Handbuch Erlebnispädagogik. München: Ernst Reinhardt.

Mietzel, G. (2007). Pädagogische Psychologie des Lernens und Lehrens, 8. überarbeitete und erweiterte Auflage. Göttingen: Hogrefe .

Miller, N., & Dollard, J. (1941). APA PsycNET. Social Learning and Imitation. Verfügbar unter https://psycnet.apa.org/record/1942-00109-000 [21.01.2020]

Mills, C. (03 2013). Knowing when to doubt: developing a critical stance when learning from others. Developmental Psychology 49(3), S. 404-418.

Müller, B. (2010). Empirische Identitätsforschung: Personale, soziale und kulturelle Dimensionen der Selbstverortung. Wiesbaden: VS Verlag für Sozialwissenschaften.

Nadel, J. (2002). Imitation and imitation recognition: Functional use in preverbal infants and nonverbal children with autism. In A. N. Meltzoff, W. Prinz, & (Hrsg.), The Imitative Mind: Development, Evolution and Brain Bases (Cambridge Studies in Cognitive and Perceptual Development, Band 6) (S. 42-62). Cambridge: Cambridge University Press.

Nijstad, B. A., & Van Knippenberg, D. (2014). Gruppendynamik. In K. Jonas, W. Stroebe, & M. Hewstone (Hrsg.), Sozialpsychologie (S. 439-467). Berlin: Springer.

NotSan-AprV. (18. 04 2016). Ausbildungs- und Prüfungsverordnung für Notfallsanitäterinnen und Notfallsanitäter (NotSan-AprV) . Verfügbar unter
https://www.gesetze-im-internet.de/notsan-aprv/BJNR428000013.html
[08.03.2019]

NotSanG. (22. 05 2013). Gesetz über den Beruf der Notfallsanitäterin und des
Notfallsanitäters (Notfallsanitätergesetz - NotSanG) . Verfügbar unter
https://www.gesetze-im-internet.de/notsang/BJNR134810013.html
[31.03.2019]

Oerter, R., & Dreher, E. (2008). Identität: das zentrale Thema des Jugendal-
ters. In R. Oerter, & L. Montada, Entwicklungspsychologie, 6. vollständig
überarbeitete Auflage (S. 303-316). Weinheim: Beltz.

Opp, G., & Teichmann, J. (2008). Positive Peerkultur. Best Practices in
Deutschland. Bad Heilbrunn: Julius Klinkhardt.

Pauen, S. (., Siegler, R., Eisenberg, N., DeLoache, J., Saffran, J., & Neuser-von
Oettingen, K. (2016). Entwicklungspsychologie im Kindes- und Jugendalter, 4. Aufl. Heidelberg: Springer.

Piaget, J. (1975). Das Erwachen der Intelligenz beim Kinde. Stuttgart: Klett.

Prenzel, M. (1995). Zum Lernen bewegen. Blick in die Wissenschaft. For-
schungsmagazin der Universität Regensburg , S. 58-66.

Raab-Steiner, E., & Benesch, M. (2018). Der Fragebogen. Von der Forschungsidee zur SPSS-Auswertung, 5. aktual. u. überarb. Aufl. Stuttgart: utb
GmbH.

Rademacker, H. (2007). Berufsorientierung als Schulischer Auftrag. In R.
Oberliesen, & H.-D. Schulz, Kompetenzen für eine zukunftsfähige arbeits-
orientierte Allgemeinbildung (S. 90-112). Baltmannsweiler: Schneider
Hohengehren.

Reiners, L., Neyer, S., & Schiewe, J. (2004). Stilkunst: Ein Lehrbuch deutscher
Prosa. München: C.H.Beck. Ludwig Reiners über Vorbild. Verfügbar unter
https://www.gutzitiert.de/zitat_autor_ludwig_reiners_thema_vorbild_zita
t_21636.html [11.02.2020]

Reips, U.-D. (2002). Online-Erhebungen in der wissenschaftlichen Sozialfor-
schungen. In A. S. ADM, Online Erhebungen (S. 21-29). Bonn: Informationszentrum Sozialwissenschaften. Online-Erhebungen in der wissenschaftlichen Sozialforschung. Verfügbar unter http://www.uni-
kon-
stanz.de/iscience/reips/pubs/papers/2003Reips_Online_Erhebungen.pd
f [27.11.2019]

RettAssG. (10. 07 1989). Ärztliche Leiter Rettungsdienst Rheinland-Pfalz.
Rettungsassistentengesetz. Verfügbar unter https://www.aelrd-
rlp.de/aelrd/content/e58/e275/aelrd/common/download/doc008.pdf
[12.08.2019]

Ries, H. (1970). Berufswahl in der modernen Industriegesellschaft,. Bern: Verlag Hans Huber.

Runggaldier, K., & Lippay, C. (09 2016). Was erwarten künftige Notfallsanitäter? Ergebnisse einer Befragung. Rettungsdienst, S. 844-847.

Ruppert, W. (2004). Welches Interesse haben Schüler an biologischen Themen? In U. Spörhase-Eichmann, & W. Ruppert, Biologie-Didaktik. Praxishandbuch für die Sekundarstufe I und II (S. 107-123). Berlin: Cornelsen.

Scharfenberg, E. (2016). Online-Umfrage 2016. WAS PFLEGEKRÄFTE BESCHÄFTIGT. Verfügbar unter http://www.elisabeth-scharfen-berg.de/daten/downloads/ErgebnissederUmfrage_WasbeschaeftigtPfleg ekraefte.pdf [14.11.2019]

Schendera, C. (04 2006). Analyse einer Hochschulevaluation: Der Studentenspiegel 2004. Die Qualität von Studien, Daten und Ergebnissen. Zeitschrift für Empirische Pädagogik, 20(4), S. 421-437.

Schulz, C. (28. 10 2015). jugend creativ. Umfrage zum 46. Jugendwettbewerb: Eltern und Großeltern sind wichtigste Vorbilder für Jugendliche. Verfügbar unter https://www.jugendcreativ.de/jc.nsf/index.xsp?template=news&doc=96 336863D416E984C1257EEC00386189 [14.11.2019]

Spada, H. (2017). Lehrbuch Allgemeine Psychologie, 4. aktualisierte und ergänzte Aufl. Bern: Hogrefe AG.

Städeli, C., Grassi, A., Rhiner, K., & Obrist, W. (2013). Kompetenzorientiert unterrichten - Das AVIVA-Modell; Auflage: 2. Bern: hep verlag.

Starosta, B. (1991). Empirische Untersuchung zur Methodik des gelenkten entdeckenden Lernens in der freien Natur und über den Einfluss der Unterrichtsform auf kognitiven Lernerfolg und Interesse für biologische Sachverhalte. Der mathematische und naturwissenschaftliche Unterricht (MNU (44, 7)), S. 422-431.

Steffens, U., & Höfer, D. (2016). Lernen nach Hattie: Wie gelingt guter Unterricht? Weinheim: Beltz.

Stier, B., & Höhn, K. (2017). Abenteuer Pubertät: Was sich die Natur dabei gedacht hat. München: Kösel-Verlag.

Sulloway, F. (1985). Freud. Biologe der Seele. Jenseits der psychoanalytischen Legende. Stuttgart: Hohenheim .

Trimmel, M. (2009). Wissenschaftliches Arbeiten in Psychologie und Medizin. Wien: UTB GmbH.

Tuten, T., Urban, D., & Bosnjak, M. (2002). Internet surveys and data quality: A review. In B. Batinic, Online Social Sciences (S. 7-26). Seattle: Hogrefe & Huber. Von Internet surveys and data quality: A review. abgerufen

Ullmann, E. (06. 10 2016). Julius-Maximilians-Universität Würzburg. Lernen aus neurobiologischer Perspektive. Verfügbar unter https://www.uni-wuerzburg.de/fileadmin/06000060/04_Fort-_und_Weiterbildungen_Lehrkraefte/Herbsttagungen/Herbsttagung_2016 /20161006_WS_04_Neurobiologie.pdf [02.02.2020]

UNIPARK. (2019). https://www.unipark.com/. ONLINE UMFRAGE. Verfügbar unter https://www.unipark.com/?gclid=Cj0KCQiA2vjuBRCqARIsAJL5a-JCP_56nKXtRFGmMsVncyTItYZN7RCeXWhTDmV9Rvgp2jn1rRCCPEQaAp pnEALw_wcB [27.11.2019]

Vogt, H. (2007). Theorie des Interesses und des Nicht-Interesses. In D. Krüger, & H. Vogt, Theorien in der biologiedidaktischen Forschung. Ein Handbuch für Lehramtsstudenten und Doktoranden (S. 9-20). Berlin: Springer.

Waldmann, K. (2000). Stars, Idole, Vorbilder: Was weiß die Jugendforschung? Verfügbar unter http://www.step21.de/fileadmin/content-medi-a/projekte/vorbilder_des_alltags/PAEDAGOGIK_Stars_Idole_Vorbilder.p df [26.12.2019]

Warner, L. (2020). Dorsch – Lexikon der Psychologie. Selbstwirksamkeitserwartung. Verfügbar unter https://portal.hogrefe.com/dorsch/selbstwirksamkeitserwartung/ [02.02.2020]

Watson, J. B. (1970). Behaviorism. Toronto: W. W. Norton & Company; Reissue edition (May 17, 1970).

Wegener, C. (2004). Identitätskonstruktion durch Vorbilder: Über Prozesse der Selektion, Aneignung und Interpretation medialer Bezugspersonen. Medien + Erziehung, 48 , S. 20-31.

Wegge, J. (1998). Lernmotivation, Informationsverarbeitung, Leistung. Münster: Waxmann.

Wilmanns, J. (2003). Deutsches Aerzteblatt. Die ersten Krankenhäuser der Welt: Sanitätsdienst des Römischen Reiches schuf erstmals professionelle medizinische Versorgung. Verfügbar unter https://www.aerzteblatt.de/archiv/38708/Die-ersten-Krankenhaeuser-der-Welt-Sanitaetsdienst-des-Roemischen-Reiches-schuf-erstmals-professionelle-medizinische-Versorgung [25.01.2020]

Winkler, U., & Scheler, K. (2005). Außerschulische Lernorte für Schüler mit Lernbeeinträchtigung am Beispiel des Museums. Zeitschrift für Heilpädagogik (51), S. 232-239.

Wright, S. M., & Carrese, J. A. (17. 09 2002). Excellence in role modelling: insight and perspectives from the pros. CMAJ. 167(6), S. 638–643.

Wright, S., Wong, A., & Newill, C. (01 1997). The impact of role models on medical students. J Gen Intern Med 12(1), S. 53-56.

Anhang

Anhang 1: Fragebogen

1 Wilkommen [Seiten-ID: 3970836] [L]

Vielen Dank, dass Du meiner Datenschutzerklärung zugestimmt hast.

Ich hoffe, Du hast so 15 bis 20 Minuten Zeit, um ein paar Fragen zu beantworten, und möchte Dir an dieser Stelle schon mal für Deine Antworten danken.

Mein Name ist Ingo, seit 07/2016 bin ich Notfallsanitäter, bin 43 Jahre alt, studiere Berufspädagogik an der Wilhelm Löhe Hochschule (WLH) in Fürth und arbeite gerade an meiner Bachelorarbeit.

Deine Antworten sind ein ganz wichtiger Bestandteil für ein Forschungsprojekt auf dem Lehrgebiet der Berufs- bzw. Fachdidaktik für die Ausbildung zum Notfallsanitäter und dienen ausschließlich wissenschaftlichen Zwecken. Mit dieser Umfrage möchte ich Zusammenhänge zwischen Vorbildern im beruflichen Alltag und einer lernfördernden Wirkung bei der Berufsausbildung zum Notfallsanitäter finden und Du kannst jetzt dabei helfen.

Sobald die Daten ausgewertet sind, werden die Ergebnisse durch den Stumpf & Kossendey Verlag veröffentlicht.

Ich bedanke mich schon mal im Voraus für Deine Motivation und Zeit, meine Fragen zu beantworten, und wünsche Dir viel Langmut und Freude auf dem Weg zu Deinem Ziel: Notfallsanitäter/in.

Ingo

P.S. Wenn Ihr ein Handy oder Tablett zur Beantwortung der Fragen verwendet, dann empfehle ich das Querformat.

2 Prüfungsfragen zur Zulassung an der Befragung [Seiten-ID: 3971044] [L]

Befindest Du Dich gerade in der Ausbildung zum Notfallsanitäter/in?

Mit "Ja" kannst Du antworten, wenn Du Dich gerade in der drei- bzw. fünf jährigen Berufsausbildung oder in einem Studium (nach dem NotSanG § 7 "Ausbildung an der Hochschule im Rahmen von Modellvorhaben") zum Notfallsanitäter/in befindest.

○ Ja

○ Nein

2.1 Filter Ende der Befragung / kein Schüler in Berufsausbildung [Filter-ID: 3971083]

v_1 FILTER 1: in   Befindest Du Dich gerade in der Ausbildung zum Notfallsanitäter/in? - FILTER 1: in Ausbildung   gleich 2
Ausbildung Ja/Nein   Ja/Nein (von Seite 2: Prüfungsfragen zur Zulassung an der Befragung)

2.1.1 Ende der Befragung / kein Schüler in Berufsausbildung [Seiten-ID: 3971084] [L]

Vielen Dank für Dein Interesse an dieser Befragung.
Die Gestaltung der Befragung richtet sich an Schülerinnen und Schüler in der Ausbildung zum Notfallsanitäter/in.
Entsprechend Deiner Auswahl bist Du derzeit nicht in der Ausbildung.
Leider wären Deine Angaben für meine Befragung so nicht auswertbar und ich muss hiermit Deine Befragung beenden.

Vielleicht möchtest Du mich unterstützen, indem Du Schülerinnen und Schüler in der Ausbildung zum Notfallsanitäter/in auf meine Umfrage aufmerksam machst. Bitte verbreite den folgenden Link zu meiner Umfrage:

https://ww2.unipark.de/uc/winterstein_/638f/

Die Teilnahme an meiner Befragung ist bis zum 19.01.2020 möglich.

Herzlichen Dank für Dein Engagement!

Ich wünsche Dir viel Erfolg für Deinen weiteren Lebensweg!

"Ein Meister der Lebenskunst trennt nicht Arbeit und Spaß, Arbeit und Freizeit, Körper und Geist, Ausbildung und Erholung. Er vermag beides kaum zu unterscheiden. Er verfolgt einfach bei allem, was er tut, seine Vorstellung von Vortrefflichkeit und überlässt es anderen, zu beurteilen, ob er arbeitet oder sich vergnügt. In seinen Augen tut er immer beides." (Francois-René de Chateaubriand)

Abbildung 19: Element 1 bis 2.1.1 des Online-Fragebogen; eigene Darstellung mit questback EFS Fall 2019©

3 Prüfungsfragen zur Zulassung an der Befragung 02 [Seiten-ID: 3974704] [L]

Gibt es im Umfeld Deiner Ausbildung zum Notfallsanitäter/in jemanden, der für Dich ein Vorbild* darstellt?

* Das kann eine oder mehrere Personen für Dich sein.

○ Ja

○ Nein

4 Filter Kein Vorbild - WEITERLEITUNG-Wunscheigenschaften [Filter-ID: 3971116]

v_2 FILTER 2:	Gibt es im Umfeld Deiner Ausbildung zum Notfallsanitäter/in jemanden, der für Dich ein Vorbild*
Vorbild im Umfeld	darstellt? - FILTER 2: Vorbild im Umfeld Ja/Nein (von Seite 3: Prüfungsfragen zur Zulassung an der gleich 2
Ja/Nein	Befragung 02)

4.1 Kein Vorbild - WEITERLEITUNG-Wunscheigenschaften [Seiten-ID: 3972419] [L]

Welche Soft Skills* sollte Dein idealisiertes Vorbild haben, um Dich in der Ausbildung zum Notfallsanitäter/in zum Lernen zu motivieren?

Du kannst bis zu 5 Textfelder nutzen, um in Stichpunkten oder mit einer kurzen Beschreibung (max. 255 Zeichen je Textfeld) die Soft Skills zu benennen, die Dir besonders wichtig erscheinen.
Falls Du keine Angaben machen möchtest, klicke bitte auf "weiter"

* Soft Skills umfassen persönliche, soziale und methodische Kompetenzen. Damit beschreiben sie überfachliche Qualifikationen, die sich schwieriger überprüfen lassen.
Ein paar Beispiele:
Kommunikationsfähigkeit, Charisma, Belastbarkeit, Empathie, Flexibilität, Interkulturelle Kompetenz, Anpassungsfähigkeit...

Textfeld 1

Textfeld 2

Textfeld 3

Textfeld 4

Textfeld 5

Welche Hard Skills* sollte Dein idealisiertes Vorbild haben, um Dich in der Ausbildung zum Notfallsanitäter/in zum Lernen zu motivieren?

Du kannst bis zu 5 Textfelder nutzen, um in Stichpunkten oder mit einer kurzen Beschreibung (max. 255 Zeichen je Textfeld) die Hard Skills zu benennen, die Dir besonders wichtig erscheinen.
Falls Du keine Angaben machen möchtest, klicke bitte auf "weiter"

* Hard Skills sind jene Fähigkeiten und Eigenschaften, die erlernbar sind. Sie stellen die Fachkompetenz dar, die im Laufe des Lebens und mit mehr Berufserfahrung immer größer wird.

Textfeld 1

Textfeld 2

Textfeld 3

Textfeld 4

Textfeld 5

Abbildung 20: Element 3 bis 4.1 des Online-Fragebogen; eigene Darstellung mit questback EFS Fall 2019©

4.1.1 Demographische Daten - kein Vorbild [Seiten-ID: 3974837] [L]

In welchem Bundesland machst Du die schulische Ausbildung zum Notfallsanitäter/in?

Baden-Württemberg
Bayern
Berlin
Brandenburg
Bremen
Hamburg
Hessen
Mecklenburg-Vorpommern
Niedersachsen
Nordrhein-Westfalen
Rheinland-Pfalz
Saarland
Sachsen
Sachsen-Anhalt
Schleswig-Holstein
Thüringen

In welchem Schuljahr Deiner Ausbildung zum Notfallsanitäter/in bist Du gerade?

Dreijährige Ausbildung: Erstes Schuljahr
Dreijährige Ausbildung: Zweites Schuljahr
Dreijährige Ausbildung: Drittes Schuljahr
Dreijährige Ausbildung: Wiederholung des dritten Schuljahrs
Fünfjährige Ausbildung: Erstes Schuljahr
Fünfjährige Ausbildung: Zweites Schuljahr
Fünfjährige Ausbildung: Drittes Schuljahr
Fünfjährige Ausbildung: Viertes Schuljahr
Fünfjährige Ausbildung: Fünftes Schuljahr
Fünfjährige Ausbildung: Wiederholung des fünften Schuljahrs
Ich studiere

In welchem Jahr bist Du geboren?

2002
2001
2000
1999
1998
1997
1996
1995
1994
1993
1992
1991
1990
1989
1988
1987
1986
1985
1984
1983
1982
1981
1980
1979
1978
1977
1976
1975
1974
1973
1972
1971
1970
1969
älter

Abbildung 21: Element 4.1.1 des Online-Fragebogen; eigene Darstellung mit questback EFS Fall 2019©

Welches Geschlecht hast Du?

○ männlich

○ weiblich

○ divers

Welchen Schulabschluss hast Du?

○ Abitur PLUS abgebrochenes Studium

○ Abitur (allgemeine oder fachgebundene Hochschulreife)

○ Fachhochschulreife (allgemeine oder fachgebundene Fachhochschulreife)

○ Mittlerer Schulabschluss oder eine andere gleichwertige, abgeschlossene Schulbildung

○ Hauptschulabschluss und qualifizierender Hauptschulabschluss PLUS eine Berufsausbildung

4.1.2 Ende der Befragung / kein Vorbild [Seiten-ID: 3974762] [L]

Geschafft! Da Du kein Vorbild hast, endet Deine Befragung hier.

Ich möchte mich an dieser Stelle ganz herzlich für Deine Zeit und persönlichen Antworten bedanken.

Weiter wünsche ich Dir viel Erfolg für die Ausbildung und dass Du mit Deinem Team immer gesund nachhause kommst.

Vielleicht möchtest Du mich unterstützen, indem Du Schülerinnen und Schüler in der Ausbildung zum Notfallsanitäter/in auf meine Umfrage aufmerksam machst. Bitte verbreite den folgenden Link zu meiner Umfrage:

https://ww2.unipark.de/uc/winterstein_/638f/

Die Teilnahme an meiner Befragung ist bis zum 19.01.2020 möglich.

Herzlichen Dank für Dein Engagement!

Ich wünsche Dir viel Erfolg für Deinen weiteren Lebensweg!

"Ein Meister der Lebenskunst trennt nicht Arbeit und Spaß, Arbeit und Freizeit, Körper und Geist, Ausbildung und Erholung. Er vermag beides kaum zu unterscheiden. Er verfolgt einfach bei allem, was er tut, seine Vorstellung von Vortrefflichkeit und überlässt es anderen, zu beurteilen, ob er arbeitet oder sich vergnügt. In seinen Augen tut er immer beides." (Francois-René de Chateaubriand)

5 Selbsteinschätzung Eigenschaften [Seiten-ID: 3971270] [L]

Super, dass Du nun bei diesem Teil der Umfrage angekommen bist.

Die folgenden Fragen sind für uns beide von besonderer Bedeutung.

Mir ist klar, dass Du Dich vielleicht erst am Anfang Deiner Berufsausbildung befindest. Bei den folgenden Fragen interessiere ich mich für Deine Selbsteinschätzung. Also bitte schätze Dich selbst bei den folgenden Fragen entsprechend Deinem Ausbildungsstand ein. Als Orientierung für Dich können schulische Leistungen, aktuelles Feedback von Deinen Lehrenden oder Praxisanleitern dienen.

Wie stark ausgeprägt sind die folgenden Eigenschaften bei Dir?

	gar nicht	etwas	teils/teils	stark	sehr stark
Beliebtheit: Wie schätzt Du Deine Beliebtheit bei Deinen Mitschülern, Rettungsdienstkollegen und Kontaktpersonen im Krankenhaus ein?	○	○	○	○	○

6 Selbsteinschätzung Eigenschaften 3 [Seiten-ID: 3974842] [L]

Wie stark ausgeprägt sind die folgenden Eigenschaften bei Dir?

	gar nicht	etwas	teils/teils	stark	sehr stark
Verantwortungsbewusstsein: Wie schätzt Du Dein eigenes Verantwortungsbewusstsein ein?	○	○	○	○	○

Abbildung 22: Element 4.1.1 bis 6 des Online-Fragebogen; eigene Darstellung mit questback EFS Fall 2019©

7 Selbsteinschätzung Eigenschaften 4 [Seiten-ID: 3974861] [L]

Wie stark ausgeprägt sind die folgenden Eigenschaften bei Dir?

	gar nicht	etwas	teils/teils	stark	sehr stark
Intelligenz: Wie stark bzw. wie hoch schätzt Du Deine beruflich relevante Intelligenz ein?	○	○	○	○	○

8 Selbsteinschätzung Eigenschaften 5 [Seiten-ID: 3974863] [L]

Wie stark ausgeprägt sind die folgenden Eigenschaften bei Dir?

	gar nicht	etwas	teils/teils	stark	sehr stark
Fitness: Für wie stark ausgeprägt schätzt Du Deine beruflich relevante, körperliche Fitness ein?	○	○	○	○	○

9 Selbsteinschätzung Eigenschaften 6 [Seiten-ID: 3974864] [L]

Wie stark ausgeprägt sind die folgenden Eigenschaften bei Dir?

Fachkompetenz

	gar nicht	etwas	teils/teils	stark	sehr stark
Kenntnisse (Fachwissen)	○	○	○	○	○
Fähigkeit, Dein Fachwissen anzuwenden	○	○	○	○	○
Fertigkeiten, Maßnahmen sachgerecht und verantwortlich durchzuführen	○	○	○	○	○

10 Selbsteinschätzung Eigenschaften 7 [Seiten-ID: 3974866] [L]

Wie stark ausgeprägt sind die folgenden Eigenschaften bei Dir?

Selbstkompetenz (z.B. Kritikfähigkeit)

	gar nicht	etwas	teils/teils	stark	sehr stark
Kritikfähigkeit (konstruktive Kritik annehmen und üben)	○	○	○	○	○
Lebenslanges Lernen	○	○	○	○	○
Selbstreflektion zur Überprüfung von Wissen, Werten und der Haltung	○	○	○	○	○

Abbildung 23: Element 7 bis 10 des Online-Fragebogen; eigene Darstellung mit questback EFS Fall 2019©

11 Selbsteinschätzung Eigenschaften 8 [Seiten-ID: 3974872] [L]

Wie stark ausgeprägt sind die folgenden Eigenschaften bei Dir?

	gar nicht	etwas	teils/teils	stark	sehr stark

Sozialkompetenz (z.B. Einfühlungsvermögen, Toleranz, Interesse am Umfeld)

	gar nicht	etwas	teils/teils	stark	sehr stark
Kooperatives Teamwork	○	○	○	○	○
Toleranz (gegenüber Mitmenschen, Umfeld, ...)	○	○	○	○	○
Empathie sowie positives, konstruktives und hilfsbereites Verhalten	○	○	○	○	○

12 Selbsteinschätzung Eigenschaften 9 [Seiten-ID: 3974891] [L]

Wie stark ausgeprägt sind die folgenden Eigenschaften bei Dir?

	gar nicht	etwas	teils/teils	stark	sehr stark

Methodenkompetenz (z.B. Einsatz, Anwendung und Erzeugung von Wissen)

	gar nicht	etwas	teils/teils	stark	sehr stark
Situative und flexible kognitive Fähigkeiten, welche auch zur Aneignung neuer Kenntnisse dienen	○	○	○	○	○
Situative und flexible kognitive Fähigkeiten, um in besonderen beruflichen Situationen ergebnisorientiert handeln zu können	○	○	○	○	○

13 Vorbild Berufswahl 01 [Seiten-ID: 3974701] [L]

War ein* Vorbild von entscheidender Rolle/Bedeutung für Deine Berufswahl?
* Hattest Du mehrere Vorbilder, dann wähle bitte "Ja".

○ Ja

○ Nein

13.1 Filter KEIN Vorbild Berufswahl - Weiter Vorbild NotSan [Filter-ID: 3975260]

v_61 FILTER 3: Vorbild für Berufswahl Ja/Nein	War ein* Vorbild von entscheidender Rolle/Bedeutung für Deine Berufswahl? - FILTER 3: Vorbild für Berufswahl Ja/Nein (von Seite 13: Vorbild Berufswahl 01)	gleich 2

13.1.1 Kein Vorbild Berufswahl: Vorbild - Fragen [Seiten-ID: 3975299] [L]

Hast Du seit Beginn Deiner Ausbildung zum Notfallsanitäter ein neues/ein weiteres Vorbild?

○ Ja

○ Nein

13.1.1.1 Filter Kein Vorbild Berufswahl:Kein NEUES Vorbild [Filter-ID: 4017596]

v_276 FILTER 4: Kein Vorbild für Berufsw: seit Ausb neues Vorbild	Hast Du seit Beginn Deiner Ausbildung zum Notfallsanitäter ein neues/ein weiteres Vorbild? - FILTER 4: Kein Vorbild für Berufsw: seit Ausb neues Vorbild (von Seite 13.1.1: Kein Vorbild Berufswahl: Vorbild - Fragen)	gleich 2

Abbildung 24: Element 11 bis 13.1.1.1 des Online-Fragebogen; eigene Darstellung mit questback EFS Fall 2019©

13.1.1.1.1 Kein Vorbild Berufswahl & Kein NEUES Vorbild: Reality Check **[Seiten-ID: 3975342]** **[L]**

Versuchst Du für andere ein Vorbild zu sein?

○ Nein

○ Ja => Schreibe bitte kurz auf wie, womit und für wen Du dies versuchst:

Wie motiviert fühlst Du Dich im Moment für Deine Berufsausbildung und Deinen Erfolg?
Deine Ausbildung findet an den Lernorten Berufsfachschule, Rettungswache und Krankenhaus statt.
Bitte ordne die drei Lernorte entsprechend deren lernfördernden/motivierenden Wirkung auf Dich.

	1	2	3
Berufsfachschule	○	○	○
Krankenhaus	○	○	○
Rettungswache	○	○	○

13.1.1.1.2 Kein Vorbild Berufswahl & Kein NEUES Vorbild: Wunscheigenschaften **[Seiten-ID:** **3975343] [L]**

Welche Soft Skills* sollte Dein idealisiertes Vorbild haben, um Dich in der Ausbildung zum Notfallsanitäter/in zum Lernen zu motivieren?

Du kannst bis zu 5 Textfelder nutzen, um in Stichpunkten oder mit einer kurzen Beschreibung (max. 255 Zeichen je Textfeld) die Soft Skills zu benennen, die Dir besonders wichtig erscheinen.
Falls Du keine Angaben machen möchtest, klicke bitte auf "weiter"

* Soft Skills umfassen persönliche, soziale und methodische Kompetenzen. Damit beschreiben sie überfachliche Qualifikationen, die sich schwieriger überprüfen lassen.
Ein paar Beispiele:
Kommunikationsfähigkeit, Charisma, Belastbarkeit, Empathie, Flexibilität, Interkulturelle Kompetenz, Anpassungsfähigkeit...

Textfeld 1

Textfeld 2

Textfeld 3

Textfeld 4

Textfeld 5

Welche Hard Skills* sollte Dein idealisiertes Vorbild haben, um Dich in der Ausbildung zum Notfallsanitäter/in zum Lernen zu motivieren?

Du kannst bis zu 5 Textfelder nutzen, um in Stichpunkten oder mit einer kurzen Beschreibung (max. 255 Zeichen je Textfeld) die Hard Skills zu benennen, die Dir besonders wichtig erscheinen.
Falls Du keine Angaben machen möchtest, klicke bitte auf "weiter"

* Hard Skills sind jene Fähigkeiten und Eigenschaften, die erlernbar sind. Sie stellen die Fachkompetenz dar, die im Laufe des Lebens und mit mehr Berufserfahrung immer größer wird.

Textfeld 1

Textfeld 2

Textfeld 3

Textfeld 4

Textfeld 5

Abbildung 25: Element 13.1.1.1.1 bis 13.1.1.1.2 des Online-Fragebogen; eigene Darstellung mit questback EFS Fall 2019©

13.1.1.1.3 Kein Vorbild Berufswahl & Kein NEUES Vorbild: Demographische Daten [Seiten-ID: 3975344] [L]

In welchem Bundesland machst Du in die schulische Ausbildung zum Notfallsanitäter/in?

Baden-Württemberg
Bayern
Berlin
Brandenburg
Bremen
Hamburg
Hessen
Mecklenburg-Vorpommern
Niedersachsen
Nordrhein-Westfalen
Rheinland-Pfalz
Saarland
Sachsen
Sachsen-Anhalt
Schleswig-Holstein
Thüringen

In welchem Schuljahr Deiner Ausbildung zum Notfallsanitäter/in bist Du gerade?

Dreijährige Ausbildung: Erstes Schuljahr
Dreijährige Ausbildung: Zweites Schuljahr
Dreijährige Ausbildung: Drittes Schuljahr
Dreijährige Ausbildung: Wiederholung des dritten Schuljahrs
Fünfjährige Ausbildung: Erstes Schuljahr
Fünfjährige Ausbildung: Zweites Schuljahr
Fünfjährige Ausbildung: Drittes Schuljahr
Fünfjährige Ausbildung: Viertes Schuljahr
Fünfjährige Ausbildung: Fünftes Schuljahr
Fünfjährige Ausbildung: Wiederholung des fünften Schuljahrs
Ich studiere

In welchem Jahr bist Du geboren?

2002
2001
2000
1999
1998
1997
1996
1995
1994
1993
1992
1991
1990
1989
1988
1987
1986
1985
1984
1983
1982
1981
1980
1979
1978
1977
1976
1975
1974
1973
1972
1971
1970
1969
älter

Abbildung 26: Element 13.1.1.1.3 des Online-Fragebogen; eigene Darstellung mit questback EFS Fall 2019©

Welches Geschlecht hast Du?

◎ männlich

◎ weiblich

◎ divers

Welchen Schulabschluss hast Du?

◎ Abitur PLUS abgebrochenes Studium

◎ Abitur (allgemeine oder fachgebundene Hochschulreife)

◎ Fachhochschulreife (allgemeine oder fachgebundene Fachhochschulreife)

◎ Mittlerer Schulabschluss oder eine andere gleichwertige, abgeschlossene Schulbildung

◎ Hauptschulabschluss und qualifizierender Hauptschulabschluss PLUS eine Berufsausbildung

13.1.1.1.4 KEIN Vorbild Berufswahl / KEIN neues Vorbild ENDE [Seiten-ID: 3975262] [L]

Geschafft!
Da Du kein Vorbild hattest, welches entscheidend für Deine Berufswahl war und im Rahmen Deiner Ausbildung auch kein Vorbild gefunden hast, endet Deine Befragung hier.

Ich möchte mich an dieser Stelle ganz herzlich für Deine Zeit und persönlichen Antworten bedanken.

Weiter wünsche ich Dir viel Erfolg für die Ausbildung und dass Du mit Deinem Team immer gesund nachhause kommst.

Vielleicht möchtest Du mich unterstützen, indem Du Schülerinnen und Schüler in der Ausbildung zum Notfallsanitäter/in auf meine Umfrage aufmerksam machst. Bitte verbreite den folgenden Link zu meiner Umfrage:

https://ww2.unipark.de/uc/winterstein_/638f/

Die Teilnahme an meiner Befragung ist bis zum 19.01.2020 möglich.

Herzlichen Dank für Dein Engagement!

Ich wünsche Dir viel Erfolg für Deinen weiteren Lebensweg!

"Ein Meister der Lebenskunst trennt nicht Arbeit und Spaß, Arbeit und Freizeit, Körper und Geist, Ausbildung und Erholung. Er vermag beides kaum zu unterscheiden. Er verfolgt einfach bei allem, was er tut, seine Vorstellung von Vortrefflichkeit und überlässt es anderen, zu beurteilen, ob er arbeitet oder sich vergnügt. In seinen Augen tut er immer beides." (Francois-René de Chateaubriand)

13.2 Filter KEIN Vorbild Berufswahl - NEUES Vorbild [Filter-ID: 4017587]

v_61 FILTER 3: Vorbild für Berufswahl Ja/Nein	War ein* Vorbild von entscheidender Rolle/Bedeutung für Deine Berufswahl? - FILTER 3: Vorbild für Berufswahl Ja/Nein (von Seite 13: Vorbild Berufswahl 01)	gleich 2

Abbildung 27: Element 13.1.1.1.3 bis 13.2 des Online-Fragebogen; eigene Darstellung mit questback EFS Fall 2019©

13.2.1   KEIN Vorbild Berufswahl - NEUES Vorbild: Vorbild - Fragen   [Seiten-ID: 4017588] [L]

Welchen Beruf (und Rolle) hat Dein neues/weiteres Vorbild?
Wenn keine der Auswahlmöglichkeiten auf Dich zutrifft, kannst Du bei dem letzten Punkt "sonstige" Deine Antwort formulieren.

- Rettungssanitäter
- Rettungsassistent
- Schüler in der Berufsausbildung zum Notfallsanitäter
- Notfallsanitäter
- Notfallsanitäter & Praxisanleiter
- Notfallsanitäter auf dem Intensivtransportwagen (ITW)
- Notfallsanitäter & Berufsfeuerwehr
- Fachlehrer an einer Berufsfachschule für Notfallsanitäter
- Notfallsanitäter (HEMS TC) auf einem Rettungshubschrauber
- Notfallsanitäter bei der Bundeswehr
- Arzt/Notarzt
- Gesundheits- und Krankenpfleger
- sonstige

Welchen Berufs-/Tätigkeitswunsch hast Du für Deine Zukunft?
Wenn keine der Auswahlmöglichkeiten auf Dich zutrifft, kannst Du bei dem letzten Punkt "sonstige" Deine Antwort formulieren.

- Notfallsanitäter
- Notfallsanitäter auf dem Intensivtransportwagen (ITW)
- Notfallsanitäter (HEMS TC) auf einem Rettungshubschrauber
- Notfallsanitäter bei der Bundeswehr
- Wachleiter einer Rettungswache
- Notfallsanitäter & Praxisanleiter
- Notfallsanitäter & Desinfektor
- Fachlehrer an einer Berufsfachschule für Notfallsanitäter
- Tätigkeit bei der Berufsfeuerwehr
- Tätigkeit in einem Krankenhaus
- Arzt
- sonstige

Abbildung 28: Element 13.2.1 des Online-Fragebogen; eigene Darstellung mit questback EFS Fall 2019©

13.2.2 KEIN Vorbild Berufswahl - NEUES Vorbild: Eigenschaften von Vorbildern [**Seiten-ID:** 4017589] [L]

Wie stark ausgeprägt sind die folgenden Eigenschaften bei Deinem Vorbild?

Auch wenn Du verschiedene Vorbilder hast:
Bei dieser Frage bitte Dein Vorbild aus Deiner Sicht einschätzen

	gar nicht	etwas	teils/teils	stark	sehr stark
Beliebtheit	⊙	⊙	⊙	⊙	⊙
Verantwortungsbewusstsein	⊙	⊙	⊙	⊙	⊙
Intelligenz	⊙	⊙	⊙	⊙	⊙
Fitness (beruflich relevante, körperliche Fitness)	⊙	⊙	⊙	⊙	⊙

Fachkompetenz

Kenntnisse (Fachwissen)	⊙	⊙	⊙	⊙	⊙
Fähigkeit, das Fachwissen anzuwenden	⊙	⊙	⊙	⊙	⊙
Fertigkeiten, Maßnahmen sachgerecht und verantwortlich durchzuführen	⊙	⊙	⊙	⊙	⊙

Selbstkompetenz (z.B. Kritikfähigkeit)

Kritikfähigkeit (konstruktive Kritik annehmen und üben)	⊙	⊙	⊙	⊙	⊙
Lebenslanges Lernen	⊙	⊙	⊙	⊙	⊙
Selbstreflektion zur Überprüfung von Wissen, Werten und der Haltung	⊙	⊙	⊙	⊙	⊙

Sozialkompetenz (z.B. Einfühlungsvermögen, Toleranz, Interesse am Umfeld)

Kooperatives Teamwork	⊙	⊙	⊙	⊙	⊙
Toleranz (gegenüber Mitmenschen, Umfeld, ...)	⊙	⊙	⊙	⊙	⊙
Empathie sowie positives, konstruktives und hilfsbereites Verhalten	⊙	⊙	⊙	⊙	⊙

Methodenkompetenz (z.B. Einsatz, Anwendung und Erzeugung von Wissen)

Situative und flexible kognitive Fähigkeiten, welche auch zur Aneignung neuer Kenntnisse dienen	⊙	⊙	⊙	⊙	⊙
Situative und flexible kognitive Fähigkeiten, um in besonderen beruflichen Situationen ergebnisorientiert handeln zu können	⊙	⊙	⊙	⊙	⊙

Abbildung 29: Element 13.2.2 des Online-Fragebogen; eigene Darstellung mit questback EFS Fall 2019©

13.2.3 KEIN Vorbild Berufswahl - NEUES Vorbild: Reality Check [Seiten-ID: 4017590] [L]

Wieviel würdest Du tun, um so zu sein wie Dein Vorbild?

○ alles

○ sehr viel

○ viel, aber ich bleibe immer noch ich selbst

○ eher wenig

○ nichts

Hast Du Dein Aussehen/Dienstkleidung gemäß Deinem Vorbild geändert?

○ Nein

○ Ja => Schreibe bitte kurz auf was Du verändert hast:

Hast Du Deinen Charakter/Deine Haltung gemäß Deinem Vorbild geändert?

○ Nein

○ Ja => Schreibe bitte kurz auf was Du verändert hast:

Versuchst Du für andere ein Vorbild zu sein?

○ Nein

○ Ja => Schreibe bitte kurz auf wie, womit und für wen Du dies versuchst:

Wie motiviert fühlst Du Dich im Moment für Deine Berufsausbildung und Deinen Erfolg?

Wie hoch schätzt Du den Einfluss bzw. Wirkung Deines (Deiner) Vorbild(er) auf Deine Motivation ein?

Deine Ausbildung findet an den Lernorten Berufsfachschule, Rettungswache und Krankenhaus statt.

Bitte ordne die drei Lernorte entsprechend deren lernfördernden/motivierenden Wirkung auf Dich.

	1	2	3
Berufsfachschule	○	○	○
Krankenhaus	○	○	○
Rettungswache	○	○	○

13.2.4 KEIN Vorbild Berufswahl - NEUES Vorbild: Wunscheigenschaften [Seiten-ID: 4017591] [L]

Welche Soft Skills* sollte Dein idealisiertes Vorbild haben, um Dich in der Ausbildung zum Notfallsanitäter/in zum Lernen zu motivieren?

Du kannst bis zu 5 Textfelder nutzen, um in Stichpunkten oder mit einer kurzen Beschreibung (max. 255 Zeichen je Textfeld) die Soft Skills zu benennen, die Dir besonders wichtig erscheinen.

Falls Du keine Angaben machen möchtest, klicke bitte auf "weiter"

* Soft Skills umfassen persönliche, soziale und methodische Kompetenzen. Damit beschreiben sie überfachliche Qualifikationen, die sich schwieriger überprüfen lassen.
Ein paar Beispiele:
Kommunikationsfähigkeit, Charisma, Belastbarkeit, Empathie, Flexibilität, Interkulturelle Kompetenz, Anpassungsfähigkeit...

Textfeld 1

Textfeld 2

Textfeld 3

Textfeld 4

Textfeld 5

Abbildung 30: Element 13.2.3 bis 13.2.4 des Online-Fragebogen; eigene Darstellung mit questback EFS Fall 2019©

Welche Hard Skills* sollte Dein idealisiertes Vorbild haben, um Dich in der Ausbildung zum Notfallsanitäter/in zum Lernen zu motivieren?

Du kannst bis zu 5 Textfelder nutzen, um in Stichpunkten oder mit einer kurzen Beschreibung (max. 255 Zeichen je Textfeld) die Hard Skills zu benennen, die Dir besonders wichtig erscheinen.
Falls Du keine Angaben machen möchtest, klicke bitte auf "weiter"

* Hard Skills sind jene Fähigkeiten und Eigenschaften, die erlernbar sind. Sie stellen die Fachkompetenz dar, die im Laufe des Lebens und mit mehr Berufserfahrung immer größer wird.

Textfeld 1

Textfeld 2

Textfeld 3

Textfeld 4

Textfeld 5

13.2.5 KEIN Vorbild Berufswahl - NEUES Vorbild: Demographische Daten [Seiten-ID: 4017593] [L]

In welchem Bundesland machst Du in die schulische Ausbildung zum Notfallsanitäter/in?

Baden-Württemberg
Bayern
Berlin
Brandenburg
Bremen
Hamburg
Hessen
Mecklenburg-Vorpommern
Niedersachsen
Nordrhein-Westfalen
Rheinland-Pfalz
Saarland
Sachsen
Sachsen-Anhalt
Schleswig-Holstein
Thüringen

In welchem Schuljahr Deiner Ausbildung zum Notfallsanitäter/in bist Du gerade?

Dreijährige Ausbildung: Erstes Schuljahr
Dreijährige Ausbildung: Zweites Schuljahr
Dreijährige Ausbildung: Drittes Schuljahr
Dreijährige Ausbildung: Wiederholung des dritten Schuljahrs
Fünfjährige Ausbildung: Erstes Schuljahr
Fünfjährige Ausbildung: Zweites Schuljahr
Fünfjährige Ausbildung: Drittes Schuljahr
Fünfjährige Ausbildung: Viertes Schuljahr
Fünfjährige Ausbildung: Fünftes Schuljahr
Fünfjährige Ausbildung: Wiederholung des fünften Schuljahrs
Ich studiere

Abbildung 31: Element 13.2.4 bis 13.2.5 des Online-Fragebogen; eigene Darstellung mit questback EFS Fall 2019©

Welches Geschlecht hast Du?

◎ männlich

◎ weiblich

◎ divers

Welchen Schulabschluss hast Du?

◎ Abitur PLUS abgebrochenes Studium

◎ Abitur (allgemeine oder fachgebundene Hochschulreife)

◎ Fachhochschulreife (allgemeine oder fachgebundene Fachhochschulreife)

◎ Mittlerer Schulabschluss oder eine andere gleichwertige, abgeschlossene Schulbildung

◎ Hauptschulabschluss und qualifizierender Hauptschulabschluss PLUS eine Berufsausbildung

13.2.6   KEIN Vorbild Berufswahl - Weiter Vorbild NotSan   [Seiten-ID: 4017594] [L]
Geschafft!
Ich möchte mich an dieser Stelle ganz herzlich für Deine Zeit und persönlichen Antworten bedanken.

Da Du kein Vorbild hattest, welches entscheidet für Deine Berufswahl war, endet Deine Befragung hier.

Weiter wünsche ich Dir viel Erfolg für die Ausbildung und dass Du mit Deinem Team immer gesund nachhause kommst.

Vielleicht möchtest Du mich unterstützen, indem Du Schülerinnen und Schüler in der Ausbildung zum Notfallsanitäter/in auf meine Umfrage aufmerksam machst. Bitte verbreite den folgenden Link zu meiner Umfrage:

https://ww2.unipark.de/uc/winterstein_/638f/

Die Teilnahme an meiner Befragung ist bis zum 19.01.2020 möglich.

Herzlichen Dank für Dein Engagement!

Ich wünsche Dir viel Erfolg für Deinen weiteren Lebensweg!

"Ein Meister der Lebenskunst trennt nicht Arbeit und Spaß, Arbeit und Freizeit, Körper und Geist, Ausbildung und Erholung. Er vermag beides kaum zu unterscheiden. Er verfolgt einfach bei allem, was er tut, seine Vorstellung von Vortrefflichkeit und überlässt es anderen, zu beurteilen, ob er arbeitet oder sich vergnügt. In seinen Augen tut er immer beides." (Francois-René de Chateaubriand)

14   Vorbild Berufswahl: JA   [Seiten-ID: 3974702] [L]

Welches Geschlecht hat Dein* Vorbild, das für Deine Berufswahl von Bedeutung war?
* Auch wenn Du mehrere Vorbilder im Sinn hast, bitte entscheide Dich hier für die Person, mit der stärksten Vorbildwirkung auf Dich.

◎ männlich

◎ weiblich

◎ divers

In welcher Beziehung stehst Du zu Deinem Vorbild, das für Deine Berufswahl von Bedeutung war?
Wenn keine der Auswahlmöglichkeiten auf Dich zutrifft, kannst Du bei dem letzten Punkt "sonstige" Deine Antwort formulieren.

◎ Eltern

◎ Geschwister

◎ Verwandte

◎ Freundeskreis

◎ Bekannte

◎ sonstige

Abbildung 32: Element 13.2.5 bis 14 des Online-Fragebogen; eigene Darstellung mit questback EFS Fall 2019©

Welchen Beruf (und Rolle) hat Dein Vorbild, das maßgeblich für Deine Berufswahl war?
Wenn keine der Auswahlmöglichkeiten auf Dich zutrifft, kannst Du bei dem letzten Punkt "sonstige" Deine Antwort formulieren.

○ Rettungssanitäter

○ Rettungsassistent

○ Notfallsanitäter

○ Notfallsanitäter & Praxisanleiter

○ Fachlehrer an einer Berufsfachschule für Notfallsanitäter

○ Arzt/Notarzt

○ Gesundheits- und Krankenpfleger

○ sonstige

15 Vorbild - Fragen [Seiten-ID: 3972478] [L]

Hast Du seit Beginn Deiner Ausbildung zum Notfallsanitäter ein neues/ein weiteres Vorbild?

○ Ja

○ Nein

15.1 Filter KEIN neues Vorbild seit NotSan Ausbildung [Filter-ID: 3978421]

v_65 FILTER 4: Vorbild für Berufsw: Neues V seit Ausb	Hast Du seit Beginn Deiner Ausbildung zum Notfallsanitäter ein neues/ein weiteres Vorbild? - FILTER 4: Vorbild für Berufsw: Neues V seit Ausb (von Seite 15: Vorbild - Fragen)	gleich 2

15.1.1 KEIN neues Vorbild seit NotSan: Eigenschaften von Vorbildern [Seiten-ID: 3978427] [L]

Wie stark ausgeprägt sind die folgenden Eigenschaften bei Deinem Vorbild?
Auch wenn Du verschiedene Vorbilder hast:
Bei dieser Frage bitte Dein Vorbild aus Deiner Sicht einschätzen

	gar nicht	etwas	teils/teils	stark	sehr stark
Beliebtheit	○	○	○	○	○
Selbstsicherheit	○	○	○	○	○
Verantwortungsbewusstsein	○	○	○	○	○
Intelligenz	○	○	○	○	○
Fitness (beruflich relevante, körperliche Fitness)	○	○	○	○	○
Fachkompetenz					
Kenntnisse (Fachwissen)	○	○	○	○	○
Fähigkeit, das Fachwissen anzuwenden	○	○	○	○	○
Fertigkeiten, Maßnahmen sachgerecht und verantwortlich durchzuführen	○	○	○	○	○

Abbildung 33: Element 14 bis 15.1.1 des Online-Fragebogen; eigene Darstellung mit questback EFS Fall 2019©

Selbstkompetenz (z.B. Kritikfähigkeit)

Kritikfähigkeit (konstruktive Kritik
annehmen und üben)

Lebenslanges Lernen

Selbstreflektion zur Überprüfung
von Wissen, Werten und der
Haltung

Sozialkompetenz (z.B. Einfühlungsvermögen, Toleranz, Interesse am Umfeld)

Kooperatives Teamwork

Toleranz (gegenüber Mitmenschen,
Umfeld, ...)

Empathie sowie positives,
konstruktives und hilfsbereites
Verhalten

Methodenkompetenz (z.B. Einsatz, Anwendung und Erzeugung von Wissen)

Situative und flexible kognitive
Fähigkeiten, welche auch zur
Aneignung neuer Kenntnisse
dienen

Situative und flexible kognitive
Fähigkeiten, um in besonderen
beruflichen Situationen
ergebnisorientiert handeln zu
können

15.1.2 KEIN neues Vorbild seit NotSan: Reality Check [Seiten-ID: 3978468] [L]

Wieviel würdest Du tun, um so zu sein wie Dein Vorbild?

- alles

- sehr viel

- viel, aber ich bleibe immer noch ich selbst

- eher wenig

- nichts

Hast Du Dein Aussehen/Dienstkleidung gemäß Deinem Vorbild geändert?

- Nein

- Ja => Schreibe bitte kurz auf was Du verändert hast:

Hast Du Deinen Charakter/Deine Haltung gemäß Deinem Vorbild geändert?

- Nein

- Ja => Schreibe bitte kurz auf was Du verändert hast:

Abbildung 34: Element 15.1.1 bis 15.1.2 des Online-Fragebogen; eigene Darstellung mit questback EFS Fall 2019©

Versuchst Du für andere ein Vorbild zu sein?

○ Nein

○ Ja => Schreibe bitte kurz auf wie, womit und für wen Du dies versuchst:

Wie motiviert fühlst Du Dich im Moment für Deine Berufsausbildung und Deinen Erfolg?
Wie hoch schätzt Du den Einfulss bzw. Wirkung Deines (Deiner) Vorbild(er) auf Deine Motivation ein?
Deine Ausbildung findet an den Lernorten Berufsfachschule, Rettungswache und Krankenhaus statt.
Bitte ordne die drei Lernorte entsprechend deren lernfördernden/motivierenden Wirkung auf Dich.

	1	2	3
Berufsfachschule	○	○	○
Krankenhaus	○	○	○
Rettungswache	○	○	○

15.1.3 KEIN neues Vorbild seit NotSan: Wunscheigenschaften [Seiten-ID: 3978471] [L]

Welche Soft Skills* sollte Dein idealisiertes Vorbild haben, um Dich in der Ausbildung zum Notfallsanitäter/in zum Lernen zu motivieren?

Du kannst bis zu 5 Textfelder nutzen, um in Stichpunkten oder mit einer kurzen Beschreibung (max. 255 Zeichen je Textfeld) die Soft Skills zu benennen, die Dir besonders wichtig erscheinen.
Falls Du keine Angaben machen möchtest, klicke bitte auf "weiter"

* Soft Skills umfassen persönliche, soziale und methodische Kompetenzen. Damit beschreiben sie überfachliche Qualifikationen, die sich schwieriger überprüfen lassen.
Ein paar Beispiele:
Kommunikationsfähigkeit, Charisma, Belastbarkeit, Empathie, Flexibilität, Interkulturelle Kompetenz, Anpassungsfähigkeit...

Textfeld 1

Textfeld 2

Textfeld 3

Textfeld 4

Textfeld 5

Welche Hard Skills* sollte Dein idealisiertes Vorbild haben, um Dich in der Ausbildung zum Notfallsanitäter/in zum Lernen zu motivieren?

Du kannst bis zu 5 Textfelder nutzen, um in Stichpunkten oder mit einer kurzen Beschreibung (max. 255 Zeichen je Textfeld) die Hard Skills zu benennen, die Dir besonders wichtig erscheinen.
Falls Du keine Angaben machen möchtest, klicke bitte auf "weiter"

* Hard Skills sind jene Fähigkeiten und Eigenschaften, die erlernbar sind. Sie stellen die Fachkompetenz dar, die im Laufe des Lebens und mit mehr Berufserfahrung immer größer wird.

Textfeld 1

Textfeld 2

Textfeld 3

Textfeld 4

Textfeld 5

Abbildung 35: Element 15.1.2 bis 15.1.3 des Online-Fragebogen; eigene Darstellung mit questback EFS Fall 2019©

15.1.4 KEIN neues Vorbild seit NotSan: Demographische Daten **[Seiten-ID: 3978472] [L]**

In welchem Bundesland machst Du in die schulische Ausbildung zum Notfallsanitäter/in?

Baden-Württemberg
Bayern
Berlin
Brandenburg
Bremen
Hamburg
Hessen
Mecklenburg-Vorpommern
Niedersachsen
Nordrhein-Westfalen
Rheinland-Pfalz
Saarland
Sachsen
Sachsen-Anhalt
Schleswig-Holstein
Thüringen

In welchem Schuljahr Deiner Ausbildung zum Notfallsanitäter/in bist Du gerade?

Dreijährige Ausbildung: Erstes Schuljahr
Dreijährige Ausbildung: Zweites Schuljahr
Dreijährige Ausbildung: Drittes Schuljahr
Dreijährige Ausbildung: Wiederholung des dritten Schuljahrs
Fünfjährige Ausbildung: Erstes Schuljahr
Fünfjährige Ausbildung: Zweites Schuljahr
Fünfjährige Ausbildung: Drittes Schuljahr
Fünfjährige Ausbildung: Viertes Schuljahr
Fünfjährige Ausbildung: Fünftes Schuljahr
Fünfjährige Ausbildung: Wiederholung des fünften Schuljahrs
Ich studiere

In welchem Jahr bist Du geboren?

2002
2001
2000
1999
1998
1997
1996
1995
1994
1993
1992
1991
1990
1989
1988
1987
1986
1985
1984
1983
1982
1981
1980
1979
1978
1977
1976
1975
1974
1973
1972
1971
1970
1969
älter

Welches Geschlecht hast Du?

○ männlich

○ weiblich

○ divers

Abbildung 36: Element 15.1.4 des Online-Fragebogen; eigene Darstellung mit questback EFS Fall 2019©

Welchen Schulabschluss hast Du?

◎ Abitur PLUS abgebrochenes Studium

◎ Abitur (allgemeine oder fachgebundene Hochschulreife)

◎ Fachhochschulreife (allgemeine oder fachgebundene Fachhochschulreife)

◎ Mittlerer Schulabschluss oder eine andere gleichwertige, abgeschlossene Schulbildung

◎ Hauptschulabschluss und qualifizierender Hauptschulabschluss PLUS eine Berufsausbildung

15.1.5 KEIN neues Vorbild seit NotSan Ausbildung [Seiten-ID: 3978423] [L]

Geschafft!

Ich möchte mich an dieser Stelle ganz herzlich für Deine Zeit und persönlichen Antworten bedanken.

Da Du kein neues Vorbild seit dem Beginn Deiner Ausbildung erwählt hast, endet die Befragung hier.

Weiter wünsche ich Dir viel Erfolg für die Ausbildung und dass Du mit Deinem Team immer gesund nachhause kommst.

Vielleicht möchtest Du mich unterstützen, indem Du Schülerinnen und Schüler in der Ausbildung zum Notfallsanitäter/in auf meine Umfrage aufmerksam machst. Bitte verbreite den folgenden Link zu meiner Umfrage:

https://ww2.unipark.de/uc/winterstein_/638f/

Die Teilnahme an meiner Befragung ist bis zum 19.01.2020 möglich.

Herzlichen Dank für Dein Engagement!

Ich wünsche Dir viel Erfolg für Deinen weiteren Lebensweg!

"Ein Meister der Lebenskunst trennt nicht Arbeit und Spaß, Arbeit und Freizeit, Körper und Geist, Ausbildung und Erholung. Er vermag beides kaum zu unterscheiden. Er verfolgt einfach bei allem, was er tut, seine Vorstellung von Vortrefflichkeit und überläss es anderen, zu beurteilen, ob er arbeitet oder sich vergnügt. In seinen Augen tut er immer beides." (Francois-René de Chateaubriand)

16 NEUES Vorbild seit NotSan Ausbildung [Seiten-ID: 3978425] [L]

Welchen Beruf (und Rolle) hat Dein neues/weiteres Vorbild?

Wenn keine der Auswahlmöglichkeiten auf Dich zutrifft, kannst Du bei dem letzten Punkt "sonstige" Deine Antwort formulieren.

◎ Rettungssanitäter

◎ Rettungsassistent

◎ Schüler in der Berufsausbildung zum Notfallsanitäter

◎ Notfallsanitäter

◎ Notfallsanitäter & Praxisanleiter

◎ Notfallsanitäter auf dem Intensivtransportwagen (ITW)

◎ Notfallsanitäter & Berufsfeuerwehr

◎ Fachlehrer an einer Berufsfachschule für Notfallsanitäter

◎ Notfallsanitäter (HEMS TC) auf einem Rettungshubschrauber

◎ Notfallsanitäter bei der Bundeswehr

◎ Arzt/Notarzt

◎ Gesundheits- und Krankenpfleger

◎ sonstige

Abbildung 37: Element 15.1.4 bis 16 des Online-Fragebogen; eigene Darstellung mit questback EFS Fall 2019©

Welchen Berufs-/Tätigkeitswunsch hast Du für Deine Zukunft?
Wenn keine der Auswahlmöglichkeiten auf Dich zutrifft, kannst Du bei dem letzten Punkt "sonstige" Deine Antwort formulieren.

○ Notfallsanitäter

○ Notfallsanitäter auf dem Intensivtransportwagen (ITW)

○ Notfallsanitäter (HEMS TC) auf einem Rettungshubschrauber

○ Notfallsanitäter bei der Bundeswehr

○ Wachleiter einer Rettungswache

○ Notfallsanitäter & Praxisanleiter

○ Notfallsanitäter & Desinfektor

○ Fachlehrer an einer Berufsfachschule für Notfallsanitäter

○ Tätigkeit bei der Berufsfeuerwehr

○ Tätigkeit in einem Krankenhaus

○ Arzt

○ sonstige [_____]

17 Eigenschaften von Vorbildern [Seiten-ID: 3972071] [L]

Wie stark ausgeprägt sind die folgenden Eigenschaften bei Deinem Vorbild?
Auch wenn Du verschiedene Vorbilder hast:
Bei dieser Frage bitte Dein Vorbild aus Deiner Sicht einschätzen

	gar nicht	etwas	teils/teils	stark	sehr stark
Beliebtheit	○	○	○	○	○
Selbstsicherheit	○	○	○	○	○
Verantwortungsbewusstsein	○	○	○	○	○
Intelligenz	○	○	○	○	○
Fitness (beruflich relevante, körperliche Fitness)	○	○	○	○	○
Fachkompetenz					
Kenntnisse (Fachwissen)	○	○	○	○	○
Fähigkeit, das Fachwissen anzuwenden	○	○	○	○	○
Fertigkeiten, Maßnahmen sachgerecht und verantwortlich durchzuführen	○	○	○	○	○

Abbildung 38: Element 16 bis 17 des Online-Fragebogen; eigene Darstellung mit questback EFS Fall 2019©

Selbstkompetenz (z.B. Kritikfähigkeit)

| Kritikfähigkeit (konstruktive Kritik annehmen und üben) | ○ | ○ | ○ | ○ | ○ |

| Lebenslanges Lernen | ○ | ○ | ○ | ○ | ○ |

| Selbstreflektion zur Überprüfung von Wissen, Werten und der Haltung | ○ | ○ | ○ | ○ | ○ |

Sozialkompetenz (z.B. Einfühlungsvermögen, Toleranz, Interesse am Umfeld)

| Kooperatives Teamwork | ○ | ○ | ○ | ○ | ○ |

| Toleranz (gegenüber Mitmenschen, Umfeld, ...) | ○ | ○ | ○ | ○ | ○ |

| Empathie sowie positives, konstruktives und hilfsbereites Verhalten | ○ | ○ | ○ | ○ | ○ |

Methodenkompetenz (z.B. Einsatz, Anwendung und Erzeugung von Wissen)

| Situative und flexible kognitive Fähigkeiten, welche auch zur Aneignung neuer Kenntnisse dienen | ○ | ○ | ○ | ○ | ○ |

| Situative und flexible kognitive Fähigkeiten, um in besonderen beruflichen Situationen ergebnisorientiert handeln zu können | ○ | ○ | ○ | ○ | ○ |

18 Reality Check [Seiten-ID: 3972112] [L]

Wieviel würdest Du tun, um so zu sein wie Dein Vorbild?

○ alles

○ sehr viel

○ viel, aber ich bleibe immer noch ich selbst

○ eher wenig

○ nichts

Hast Du Dein Aussehen/Dienstkleidung gemäß Deinem Vorbild geändert?

○ Nein

○ Ja => Schreibe bitte kurz auf was Du verändert hast:

Hast Du Deinen Charakter/Deine Haltung gemäß Deinem Vorbild geändert?

○ Nein

○ Ja => Schreibe bitte kurz auf was Du verändert hast:

Abbildung 39: Element 17 bis 18 des Online-Fragebogen; eigene Darstellung mit questback EFS Fall 2019©

Versuchst Du für andere ein Vorbild zu sein?

○ Nein

○ Ja => Schreibe bitte kurz auf wie, womit und für wen Du dies versuchst: [   ]

Wie motiviert fühlst Du Dich im Moment für Deine Berufsausbildung und Deinen Erfolg?
Mit dem Punkt des Schiebreglers kannst Du den für Dich zutreffenden Wert einstellen.

Wie hoch schätzt Du den Einfluss bzw. die Wirkung Deines (Deiner) Vorbild(er) auf Deine Motivation ein?
Mit dem Punkt des Schiebreglers kannst Du den für Dich zutreffenden Wert einstellen.

Deine Ausbildung findet an den Lernorten Berufsfachschule, Rettungswache und Krankenhaus statt.

Bitte ordne die drei Lernorte entsprechend ihrer lernfördernden/motivierenden Wirkung auf Dich an.

per Click & Drop

	1	2	3
Berufsfachschule	○	○	○
Krankenhaus	○	○	○
Rettungswache	○	○	○

19 Wunscheigenschaften [Seiten-ID: 3972421] [L]

Welche Soft Skills* sollte Dein idealisiertes Vorbild haben, um Dich in der Ausbildung zum Notfallsanitäter/in zum Lernen zu motivieren?

Du kannst bis zu 5 Textfelder nutzen, um in Stichpunkten oder mit einer kurzen Beschreibung (max. 255 Zeichen je Textfeld) die Soft Skills zu benennen, die Dir besonders wichtig erscheinen.
Falls Du keine Angaben machen möchtest, klicke bitte auf "weiter"

* Soft Skills umfassen persönliche, soziale und methodische Kompetenzen. Damit beschreiben sie überfachliche Qualifikationen, die sich schwieriger überprüfen lassen.
Ein paar Beispiele:
Kommunikationsfähigkeit, Charisma, Belastbarkeit, Empathie, Flexibilität, Interkulturelle Kompetenz, Anpassungsfähigkeit...

Textfeld 1 [   ]

Textfeld 2 [   ]

Textfeld 3 [   ]

Textfeld 4 [   ]

Textfeld 5 [   ]

Abbildung 40: Element 18 bis 19 des Online-Fragebogen; eigene Darstellung mit questback EFS Fall 2019©

Welche Hard Skills* sollte Dein idealisiertes Vorbild haben, um Dich in der Ausbildung zum Notfallsanitäter/in zum Lernen zu motivieren?

Du kannst bis zu 5 Textfelder nutzen, um in Stichpunkten oder mit einer kurzen Beschreibung (max. 255 Zeichen je Textfeld) die Hard Skills zu benennen, die Dir besonders wichtig erscheinen.
Falls Du keine Angaben machen möchtest, klicke bitte auf "weiter"

* Hard Skills sind jene Fähigkeiten und Eigenschaften, die erlernbar sind. Sie stellen die Fachkompetenz dar, die im Laufe des Lebens und mit mehr Berufserfahrung immer größer wird.

Textfeld 1

Textfeld 2

Textfeld 3

Textfeld 4

Textfeld 5

20   Demographische Daten [Seiten-ID: 3972423] [L]

In welchem Bundesland machst Du in die schulische Ausbildung zum Notfallsanitäter/in?

Baden-Württemberg
Bayern
Berlin
Brandenburg
Bremen
Hamburg
Hessen
Mecklenburg-Vorpommern
Niedersachsen
Nordrhein-Westfalen
Rheinland-Pfalz
Saarland
Sachsen
Sachsen-Anhalt
Schleswig-Holstein
Thüringen

In welchem Schuljahr Deiner Ausbildung zum Notfallsanitäter/in bist Du gerade?

Dreijährige Ausbildung: Erstes Schuljahr
Dreijährige Ausbildung: Zweites Schuljahr
Dreijährige Ausbildung: Drittes Schuljahr
Dreijährige Ausbildung: Wiederholung des dritten Schuljahrs
Fünfjährige Ausbildung: Erstes Schuljahr
Fünfjährige Ausbildung: Zweites Schuljahr
Fünfjährige Ausbildung: Drittes Schuljahr
Fünfjährige Ausbildung: Viertes Schuljahr
Fünfjährige Ausbildung: Fünftes Schuljahr
Fünfjährige Ausbildung: Wiederholung des fünften Schuljahrs
Ich studiere

In welchem Jahr bist Du geboren?

2002
2001
2000
1999
1998
1997
1996
1995
1994
1993
1992
1991
1990
1989
1988
1987
1986
1985
1984
1983
1982
1981
1980
1979
1978
1977
1976
1975
1974
1973
1972
1971
1970
1969
älter

Abbildung 41: Element 19 bis 20 des Online-Fragebogen; eigene Darstellung mit questback EFS Fall 2019©

Welches Geschlecht hast Du?

- männlich

- weiblich

- divers

Welchen Schulabschluss hast Du?

- Abitur PLUS abgebrochenes Studium

- Abitur (allgemeine oder fachgebundene Hochschulreife)

- Fachhochschulreife (allgemeine oder fachgebundene Fachhochschulreife)

- Mittlerer Schulabschluss oder eine andere gleichwertige, abgeschlossene Schulbildung

- Hauptschulabschluss und qualifizierender Hauptschulabschluss PLUS eine Berufsausbildung

21 Endseite [Seiten-ID: 3970694] [L]

Geschafft!

Ich möchte mich an dieser Stelle ganz herzlich für Deine Zeit und persönlichen Antworten bedanken.

Weiterhin wünsche ich Dir viel Erfolg für Deine Ausbildung und dass Du mit Deinem Team immer gesund nach Hause kommst.

Vielleicht möchtest Du mich unterstützen, indem Du Schülerinnen und Schüler in der Ausbildung zum Notfallsanitäter/in auf meine Umfrage aufmerksam machst. Bitte verbreite den folgenden Link zu meiner Umfrage:

https://ww2.unipark.de/uc/winterstein_/638f/

Die Teilnahme an meiner Befragung ist bis zum 19.01.2020 möglich.

Herzlichen Dank für Dein Engagement!

"Ein Meister der Lebenskunst trennt nicht Arbeit und Spaß, Arbeit und Freizeit, Körper und Geist, Ausbildung und Erholung. Er vermag beides kaum zu unterscheiden. Er verfolgt einfach bei allem, was er tut, seine Vorstellung von Vortrefflichkeit und überlässt es anderen, zu beurteilen, ob er arbeitet oder sich vergnügt. In seinen Augen tut er immer beides." (Francois-René de Chateaubriand)

Abbildung 42: Element 20 bis 21 des Online-Fragebogen; eigene Darstellung mit questback EFS Fall 2019©

Julia Schäffer

Wirkfaktor Beziehung: Die professionelle Rolle der Lehrkraft in der Notfallsanitäterausbildung und ihre potentielle Einflussnahme auf Lern- und Bewertungsprozesse

1 Einleitung: Neue Erfahrungen für Lehrkräfte in der präklinischen Notfallmedizin

Die neue Ausbildung im Bereich der präklinischen Notfallmedizin erfordert hohe Qualitätsanforderungen sowohl im Bereich der praktischen als auch der schulischen Ausbildung. Die Ausbildung zur Notfallsanitäterin oder zum Notfallsanitäter stellt „die höchste nichtärztliche Qualifikation im deutschen Rettungsdienst" (Luxem et al., 2016, S. 11) dar und löst die Ausbildung zur Rettungsassistentin und zum Rettungsassistenten ab. Dies erfolgte durch das Inkrafttreten des Notfallsanitätergesetzes im Mai 2013 (vgl. BMJV, NotSanG 2013) mit der dazugehörigen Ausbildungs- und Prüfungsverordnung (vgl. BMJV, NotSan-APrV 2013).

Die Änderung des Berufsbildes ist auf die gewachsenen Anforderungen in der präklinischen Notfallmedizin zurückzuführen, die vom Beruf der Rettungsassistentinnen und Rettungsassistenten nicht mehr in Gänze abzudecken sind. In der Notfallrettung ist eine Ausbildung zu gewährleisten, die den aktuellen Stand der Wissenschaft in der Medizin widerspiegelt. Ziel ist es, gut qualifiziertes Personal auszubilden, das den gestiegenen Ansprüchen in der Präklinik gerecht wird (vgl. BPA, 2013). Erfahrene Rettungsassistentinnen und Rettungsassistenten haben die Möglichkeit, sich innerhalb einer Übergangsfrist über die Ableistung einer Ergänzungsprüfung zur Notfallsanitäterin oder zum Notfallsanitäter qualifizieren zu lassen (vgl. BMJV, NotSanG 2013, § 32 Übergangsvorschriften).

Für die Entwicklung der Rettungsdienstschulen bedeutet dies, dass die Lehrkräfte in der Regel durch erfahrenes Rettungsfachpersonal abgebildet werden, die sich zu Notfallsanitäterinnen und Notfallsanitätern weitergebildet sowie zusätzlich eine pädagogische Qualifikation erworben haben. Das zieht nach sich, dass überwiegend Lehrpersonal anzutreffen ist, dass sich, ebenso wie das neue Berufsbild in der Präklinik, noch in den Anfängen seiner pädagogischen Tätigkeit befindet. Die neue Rolle als Lehrkraft in der rettungsdienstlichen Ausbildung impliziert somit eine Notwendigkeit, sich mit der eigenen Position auseinanderzusetzen.

Diese Positionierung ist abhängig von unterschiedlichen Ansprüchen und Erwartungshaltungen. Zum einen besteht eine Erwartungshaltung seitens der Politik sowie seitens der Träger des Rettungsdienstes, qualifiziertes Rettungsfachpersonal analog der Gesetzeslage auszubilden (vgl. BMJV, NotSanG 2013, § 4 Ausbildungsziel). Zum anderen existiert eine komplexe Erwartungshaltung der Auszubildenden, dem Ideal ʹLebensretterinnen und Lebensretterʹ entsprechen zu wollen und vor allem diesen Anforderungen in den nicht vorhersehbaren Einsatzverläufen gerecht werden zu können. Hinzu kommen die eigenen Ansprüche der Lehrkraft, die Ausbildungsinhalte und Kompetenzen angemessen zu vermitteln und zu entwickeln. Diese Anforderungen verlangen unter anderem eine Auseinandersetzung mit dem Begriff der Verantwortung bzw. der Verantwortungsübernahme.

Die Erfahrung aus der Praxis der Lehrenden zeigt, dass die Lernenden sich überwiegend in einer Erwartungshaltung befinden, die wenig Eigenverantwortlichkeit nach sich zieht. Dies verdeutlicht folgendes Beispiel, das die Auszubildenden kurz vor ihrem Staatsexamen zeigt:

Bei der praktischen Übung einer traumatologischen Untersuchung eines Schwerstverletzten sollte als Neuerung die Hose des Patienten entfernt werden, bevor weitere Maßnahmen durchzuführen waren. Dieser neue Aspekt stellte die Auszubildenden vor die Herausforderung, sich von bisherigen Handlungsabläufen zu distanzieren und neu geforderte Abfolgen eigenständig umzusetzen. Im Anschluss daran verdeutlichte folgende Aussage die Unsicherheiten der Auszubildenden: „Das haben wir nie in diesem Zusammenhang gemacht. Dinge, die nicht im Detail gezeigt werden, können von uns nicht erwartet werden."

Diese Handlungsunfähigkeit suggeriert eine ´Abgabe der Verantwortung` sowie ein fehlendes Vertrauen in die eigenen Fähigkeiten. Notfallsanitäterinnen und Notfallsanitäter werden jedoch in ihrem Berufsalltag kontinuierlich mit unterschiedlichsten, sehr komplexen Situationen bzw. Notfällen und deren Umständen konfrontiert, die sie bewältigen müssen. Ziel der Ausbildung ist es, verantwortungsbewusstes, handlungsfähiges, eigenständiges und reflektiertes Rettungsfachpersonal auszubilden. Auch eine gewisse Widerstandsfähigkeit ist nötig, um mit den nicht vorhersehbaren Diensten und Einsatzverläufen umgehen zu können, eine fachliche Expertise vorausgesetzt.

> „Die Ausbildung zur Notfallsanitäterin oder zum Notfallsanitäter soll entsprechend dem allgemein anerkannten Stand rettungsdienstlicher, medizinischer und weiterer bezugswissenschaftlicher Erkenntnisse fachliche, personale, soziale und methodische Kompetenzen zur eigenverantwortlichen Durchführung und teamorientierten Mitwirkung insbesondere bei der notfallmedizinischen Versorgung und dem Transport von Patientinnen und Patienten vermitteln. Dabei sind die unterschiedlichen situativen Einsatzbedingungen zu berücksichtigen" (BMJV, NotSanG 2013, §4 Ausbildungsziel).

Die geforderten Kompetenzen sollen im Verlauf der dreijährigen Ausbildung, mit Unterstützung der Lehrkraft, entwickelt werden. Unterrichtssequenzen, die zu einer entsprechenden Entwicklung beitragen, bestehen anteilig aus körperlich anstrengenden sowie emotional herausfordernden Momenten für die Auszubildenden, wie z.B. in der Umsetzung realistischer Fallszenarien. Die Erfahrung zeigt, dass die Lernenden in diesen Situationen sensibel auf Äußerungen und Reaktionen der Lehrenden reagieren, so dass die zwischenmenschlichen Begebenheiten im Unterricht nicht außer Acht gelassen werden dürfen. Die Interaktion zwischen Lehrenden und Lernenden bzw. die Entwicklung einer pädagogischen Beziehung ist somit von großer Bedeutung.

Dieser Gedanke kann weiterentwickelt werden in Bezug auf die Interaktion in Prüfungsgeschehen. Die Ausbildung zur Notfallsanitäterin oder zum Notfallsanitäter ist mit einem umfangreichen Staatsexamen abzuschließen. Die daraus resultierende Frage ist, ob die Beziehung, die sich zwischen Lehrkraft und Lernenden über einen Ausbildungszeitraum von drei Jahren entwickelt, in Prüfungssituationen gleichermaßen Bestand hat.

Die Herausforderung als ´unerfahrene Lehrkraft` an einer Rettungsdienstschule kompetentes Rettungsfachpersonal auszubilden, entwickelt die persönliche Motivation, sich in der neuen Rolle zu finden und zu positionieren. Dies verantwortungsbewusst umzusetzen beinhaltet eine Auseinandersetzung mit dem Aspekt der Beziehungsgestaltung zu den Lernenden und möglichen Widersprüchlichkeiten hinsichtlich verschiedener Interaktionssequenzen.

1.1 Relevanz des Themas

Die pädagogische Beziehung gewinnt wissenschaftlich zunehmend an Beachtung und Relevanz. Wolf (2006, S. 27ff.) betont die Notwendigkeit der Auseinandersetzung mit Beziehungsaspekten in Lehr-Lernsituationen. Die Autorin geht davon aus, dass die Qualität der pädagogischen Beziehung maßgeblichen Einfluss auf den Lernerfolg hat. In diesem Zusammenhang weist sie auf fehlende empirische Forschung bezüglich der Beziehungsaspekte in Lehr-Lernsituationen als Teil der Erwachsenenbildung hin. Dabei kritisiert sie die häufige Vernachlässigung von Beziehungsaspekten gegenüber Inhaltsaspekten in der Erwachsenenpädagogik.

Ähnlich äußert sich Reich (2006, S. 182), indem er eine inhaltliche Dominanz kritisiert, wodurch folglich „die Entwicklung einer kommunikativen Beziehungskultur" in den Hintergrund rückt. Neuere empirische Forschungen der Universität Tübingen haben das Thema ´Lehrer-Schüler-Beziehung` aufgegriffen und gezielt untersucht. Hierbei handelt es sich um ein „Twinning-Project zu Lehrer-Schüler-Beziehungen und Lehrergesundheit" (Newsletter Universität Tübingen, 2011). Zum einen werden ´Lehrer-Schüler-Beziehungen` der Klasse acht hinsichtlich ihrer lernfördernden Merkmale untersucht. Zum anderen befasst sich eine Forschungsgruppe mit den Auswirkungen dessen auf die Lehrergesundheit. Dabei wird betont, dass sowohl die Neurowissenschaften als auch die Unterrichtsforschung die ´Lehrer-Schüler-Beziehung` zu einem Großteil für Motivation und Leistung verantwortlich machen (vgl. ebd.).

Auch aktuelle Forschungen der Erwachsenenbildung zeigen die Dringlichkeit, sich ein-gehender mit der Beziehungsgestaltung auseinanderzusetzen. Dalferth (2017, S. 123) untersucht in seiner Dissertation unter anderem „die Beziehungsqualität [...] als nachhaltige Ressource für konstruktive Entwicklung und Veränderung von Person und Organisation". Die qualitative Studie stellt dar, dass mittels konstruktiver Beziehungsgestaltung eine hohe Einsatzbereitschaft sowie Verantwortungsübernahme der Mitarbeitenden im untersuchten Unternehmen als Auswirkungen dessen erfahrbar werden. In der Studie wird außerdem erwähnt, dass es aus seiner Sicht aktuell an empirischen Forschungen hinsichtlich der Beziehungsdimension in der Erwachsenenbildung mangelt. Er spricht sich dafür aus, die Bedeutung von Beziehung als Unterstützung zur persönlichen Entwicklung wieder mehr in den Fokus zu rücken (vgl. ebd. S. 8ff.).

Wie eingangs formuliert, ist die Umsetzung der präklinischen Ausbildung in der Notfallmedizin und die darin inkludierte Kompetenzentwicklung der Auszubildenden noch in den Anfängen einer pädagogischen Aufarbeitung. Die Gestaltung der pädagogischen Beziehung zwischen Lehrkraft und Lernenden ist, aufgrund der neuen Anforderungen und den daraus entstandenen ersten Erfahrungen, ebenso in der Entwicklung. Diese Tatsachen sowie der aktuelle Stand wissenschaftlicher Untersuchungen verdeutlichen die Notwendigkeit, die Perspektive der pädagogischen Beziehung zu fokussieren, um diese positiv für alle Beteiligten im Lehr-Lerngeschehen nutzen zu können. Die intensive Auseinandersetzung mit der pädagogischen Beziehung zieht die im Folgenden anvisierte methodisch-didaktische Analyse nach sich.

1.2 Kernfragen und Zielsetzung

Die in den vorherigen Absätzen beschriebene Motivation für das Thema findet sich in der verfolgten Forschungsfrage:

Wie ist die Rolle der Lehrkraft in der Erwachsenenbildung zu gestalten, die auf Basis einer pädagogischen Beziehung eine Selbstorganisation bzw. Verantwortungsübernahme auf Seiten der Lernenden in Lehr-Lernprozessen fördert und gleichzeitig nicht in einem

*Widerspruch zu Bewertungs- und Beurteilungssituatio-
nen steht?*

Hierbei soll der 'Wirkfaktor Beziehung' in den Fokus rücken. Aufeinander aufbauende Interaktionsgeschehen in
Unterrichtssequenzen zwischen Lehrenden und Lernenden über einen dreijährigen Ausbildungszeitraum können
die Entwicklung von Beziehungsstrukturen nicht unbe-
achtet lassen. Diese Zeit ist, vor allem für die Auszubildenden, durch viele emotionale und herausfordernde
Momente, wie bspw. simulierte Notfallsituationen, geprägt. Das subjektive Erleben hat wiederum großen Einfluss auf den Lernprozess. Arnold & Gómez Tutor (2006,
S. 39) beschreiben die Aneignung von Wissen als subjektiv individuellen Vorgang, der mit einer Aktivierung von
Gefühlen gekoppelt ist.

Auch die Lehrkraft, welche die Auszubildenden die drei
Jahre inklusive anschließendem Staatsexamen intensiv
begleitet, ist diesem System zugehörig. Dies scheint ein
bewusstes 'In-Beziehung-gehen' notwendig zu machen,
da Professionalität ebenso einen Schutzfaktor für die Lehrenden bietet. Das lässt die Frage aufkommen, wie genau
eine professionelle pädagogische Beziehung zu gestalten
ist, die eine Eigenverantwortlichkeit seitens der Lernenden unterstützt. Folglich schließt sich unmittelbar die
Frage nach Widersprüchlichkeiten an. Wie ist das Verhältnis zwischen Nähe und Distanz dabei zu kultivieren
und welche Bedeutung hat die pädagogische Beziehung in
Prüfungssituationen? Ziel ist es damit darzulegen, inwiefern eine pädagogische Beziehung gestaltet werden kann,
die diesen Widersprüchlichkeiten standhält.

1.3 Herangehensweise und Strukturierung

Nachdem in der Einleitung die aktuelle Situation der Ausbildung zur Notfallsanitäterin oder zum Notfallsanitäter, die Relevanz des Themas und die daraus resultierende Motivation sowie Kernfragen und Ziele vorgestellt wurden, folgt in Kapitel zwei eine Darstellung der Erwartungen an die Lehrperson. Dies erfolgt primär in Bezug auf die Begriffe ´Verantwortung` und ´Rolle der Lehrkraft`. Zusätzlich werden die Erwartungen in diesem Zusammenhang über den Professionalitätsanspruch einer systemisch-konstruktivistischen Erwachsenenbildung ergänzt.

Kapitel drei beschäftigt sich zum einen mit dem Anspruch an die pädagogische Beziehung und die daraus resultierende Wirkung im Lehr-Lerngeschehen. Dieser Anspruch basiert auf Theorien nach Martin Buber. Zum anderen erfolgt die Vorstellung einer Handlungstheorie, um eine praktische Anwendung zu ermöglichen. Diese wird durch das Modell der Tätigkeitstheorie nach Yrjö Engeström als Analyseinstrument menschlichen Handelns abgebildet.

In Kapitel vier folgt eine Analyse der Ausbildung zur Notfallsanitäterin oder zum Notfall-sanitäter, in dem diese mit Hilfe des Tätigkeitsmodells der Tätigkeitstheorie dargestellt und bewertet wird. Dabei steht der ´Wirkfaktor Beziehung` als einflussnehmende Variable im Fokus der Analyse. Es werden sowohl der Lehr-Lernprozess als auch Beurteilungs- und Bewertungssituationen im Tätigkeitssystem in Abhängigkeit der Beziehung analysiert. In Anlehnung an die entwickelten Modelle wird schlussendlich überprüft, inwiefern die zuvor erarbeitete Grundlage einer pädagogischen Beziehung Einfluss auf die dargestellten Tätigkeitssysteme nimmt. Abschließend wird erörtert, ob der ´Wirkfaktor Beziehung` hinsichtlich einer Outcome-Verbesserung im ´System Notfallsanitäterausbildung` eine Rolle spielt.

1.4 Methodik

Der vorliegende Beitrag stellt eine literaturbasierte Auseinandersetzung mit dem beschriebenen Themenfeld dar. Mittels Literaturrecherche wird der aktuelle Forschungsstand skizziert. Hierbei stehen die Rolle der Lehrkraft mit daraus resultierenden Ansprüchen sowie die pädagogische Beziehung im Fokus. Dies wird ergänzt durch die Auseinandersetzung mit dem Analyseinstrument ´Tätigkeitstheorie`. Ziel ist es, die beschriebene Situation der Ausbildung des Rettungsfachpersonals, basierend auf den Ergebnissen der Literaturrecherche, im Tätigkeitsmodell differenziert darzustellen und zu analysieren. Mit den daraus resultierenden Erkenntnissen wird auf die Forschungsfrage Bezug genommen, um ggf. Handlungsempfehlungen für die Gestaltung einer pädagogischen Beziehung auszusprechen.

Zur Erfassung des aktuellen Forschungsstands werden unterschiedliche Datenbanken genutzt. Hierzu zählen unter anderem das Fachportal Pädagogik (pedocs), das Deutsche Institut für Erwachsenenbildung (DIE Bonn) sowie das Bundesministerium der Justiz und für Verbraucherschutz, um die aktuelle Gesetzeslage abzubilden. Weitere Fachliteratur wird über Datenbanken wie die der deutschen Nationalbibliothek, Google Scholar und dem Springer Verlag sowie der Bibliothek der Fachhochschule Bielefeld recherchiert. Hierbei sind folgende Suchkriterien ausschlaggebend: Verantwortung im Lehr-Lernprozess; Verantwortung Schüler/Lehrer; Professionalität in der Erwachsenenbildung; Rolle der Lehrkraft; Widersprüche in der Rolle der Lehrkraft; pädagogische Beziehung; Pädagogik und Anerkennung; Anerkennung und Selbstwirksamkeit; Martin Buber; Tätigkeitstheorie; Yrjö Engeström. Die Auswahl der Literatur erfolgt anhand der genannten Suchkriterien und wird mit dem Fokus auf den ʹWirkfaktor Beziehungʹ recherchiert.

1.5 ʹWirkfaktor Beziehungʹ

Der Begriff ʹWirkfaktor Beziehungʹ impliziert einen Effekt in Form einer selbstständigen, effizienten Einflussnahme. In der Psychotherapie stellen Wirkfaktoren entscheidende Variablen dar, die sich auf eine Heilung auswirken können (vgl. Dörrich, 2017, S. 10). Lang (2003, S. IX) beschreibt die Wirkung als „Heilerfolg" im psychotherapeutischen Prozess. Für ihn ist die Bedeutung der therapeutischen Beziehung im Allgemeinen ein Faktor, der als Basis für weitere Ansätze therapeutischer Techniken dient. Allgemeine Wirkfaktoren unterscheiden sich von spezifischen Wirkfaktoren, indem sie Variablen in der Psychotherapie darstellen, die sich unabhängig von zielgerichteten Techniken positiv auf den Therapieprozess auswirken (vgl. Dörrich, 2017, S. 10). Einer emotional vertrauensvollen Beziehung wird dabei eine besondere Wirksamkeit in pädagogisch-therapeutischen Kontexten zugeschrieben (vgl. Dorsch, 2017, S.1377).

Allgemeine Wirkfaktoren, wie unter anderem „vertrauensvolle Beziehungen", haben demnach, unabhängig von der Person, begünstigenden Einfluss. Bei dieser Definition ist nicht eindeutig, worauf und in welchem Umfang Einfluss genommen wird.

Das Wirkfaktorenkonzept nach Grawe et al. (1994 zitiert nach Dörrich 2017, S. 7) basiert zunächst auf allgemeinen Wirkfaktoren. Darunter fällt unter anderem auch der 'Wirkfaktor Beziehung' (vgl. Zessin, 2009, S. 27; 28). Ein wesentlicher Einflussfaktor auf das Therapieergebnis wird durch die Beziehung zwischen Therapeutin oder Therapeut und der jeweils ratsuchenden Person abgebildet. Diese sollte Merkmale wie Empathie, Akzeptanz, Kongruenz sowie Wertschätzung aufweisen, um eine Vertrauensbasis bilden zu können. Die therapeutische Beziehung steht in einem erwiesenen Zusammenhang zum Outcome, d.h. dass Interventionen zu einer Wirkung führen, was in wissenschaftlichen Studien durch Behandlungserfolge nachgewiesen werden konnte.

Die Beziehung ist als gesicherter Wirkfaktor in der Psychotherapie anzusehen (vgl. Friesenhahn, 2017, S. 91). Friesenhahn hingegen betont dabei eine nicht vorhandene Linearität zwischen Prozess- und Outcome-Forschung in der Psychotherapie. So kann die Wirksamkeit eines Coachings durch Wirkfaktoren zwar belegt werden, die Auswirkungen dessen sind jedoch nicht einschätzbar. Es ist keine eindeutige Vorhersage des Outcomes möglich.

Der Prozess kann demnach durch den ´Wirkfaktor Beziehung` positiv beeinflusst werden, was aber noch keine zielgerichtete Wirksamkeit für ein produktives Outcome sicherstellt. Abschließend obliegt es der ratsuchenden Person, die Ergebnisse des Coachings für sich zu interpretieren und daraus Reaktionen zu entwickeln.

Deutlich wird dennoch „[...], dass es sich bei Wirkfaktoren um Variablen von großer Wichtigkeit handelt" (Dörrich, 2017, S. 8). Für Dörrich findet sich die Wirkung dieser Faktoren im Allgemeinen in jeglichen zwischenmenschlichen Beziehungen und ist nicht ausschließlich auf eine heilende Wirkung in psychotherapeutischen Beziehungen bezogen. In diesem Sinne kristallisiert sich der Begriff ´Wirkfaktor Beziehung` als ein Prozess heraus, der sich auf die Interaktion zwischen therapeutischem Personal und ratsuchender Person bezieht. Der Prozess erfolgt ebenso unbewusst, ohne aktiv gestaltet zu werden. Dabei ist er abhängig von der Aktivierung des Wirkfaktors, welche wiederum vom Verhalten der Therapeutin oder des Therapeuten sowie der Entwicklung der ratsuchenden Person beeinflusst wird.

Zusammenfassend lässt sich darstellen, dass der ´Wirkfaktor Beziehung` auch in Interaktionen zwischen Lehrenden und Lernenden aktiv ist und einen Entwicklungsprozess gestaltet. Es ist zu hinterfragen, welche Wirkungen er im Unbewussten erzielt und inwiefern der Wirkfaktor dabei den Outcome dieser Beziehung, bezogen auf den Lehr-Lernprozess sowie Beurteilungs- und Bewertungssituationen, beeinflusst. Dies führt zusätzlich zu der Frage, welchen Einfluss eine bewusste Instrumentalisierung des ʽWirkfaktors Beziehungʽ haben kann, um den Prozess produktiv zu gestalten. Ist es möglich über die aktive Beeinflussung des Prozesses eine positive Entwicklung des Outcomes zu forcieren?

2 Die Frage nach der Verantwortung im Lehr-Lernprozess

Mit dem Begriff Verantwortung geht oft eine Unsicherheit oder auch Undifferenziertheit einher. Pätzold (2008, S. 4) stellt dementsprechend heraus, dass Verantwortung zwar konstant eine Rolle spielt, aber überwiegend nicht geregelt ist und eben damit unklar bleibt. Verantwortung ist demnach wie ein ʽDauergastʽ anzusehen, dem man in irgendeiner Form immer gerecht werden muss. Buddeberg (2011, S. 2) vertritt hierzu die These, dass „Verantwortung ein wesentlicher Aspekt des menschlichen In-der-Welt-Seins" ist. Insofern ist sie eine moralische Pflicht, die es gegenüber anderen Menschen zu erfüllen gilt.

Allerdings ist in der Regel nicht klar, wer genau wofür wieviel Verantwortung trägt. Wenn beim gemeinsamen Kochen bspw. die Nudeln anbrennen, steht danach unmittelbar die Frage im Raum: ʽWarum hast du nicht aufgepasst?!ʽ Aber wer hätte es denn bemerken müssen? Häufig geht es um Zuständigkeiten und Schuldzuweisungen, wenn über Verantwortung gesprochen wird. Dieses Beispiel inkludiert folgenden Zusammenhang:

> „Jemand (ein Verantwortungsträger) verantwortet etwas (einen Gegenstand, z.B. einen Akt oder die Unterlassung eines Aktes) gegenüber jemand anderem (einem Adressaten)" (Pätzold, 2014, S. 360).

Diese Aussage bedarf nun der Differenzierung bezogen auf den Lehr-Lernprozess in der präklinischen Ausbildung. Sind die Auszubildenden Verantwortungsträgerinnen und Verantwortungsträger für den eigenen Lernprozess, so verantworten sie diesen im Fall von Sanktionen sowie schlechten Ergebnissen und Bewertungen sowohl den Lehrenden als auch den Arbeitgeberinnen und Arbeitgebern gegenüber, aber letztendlich vor allem gegenüber sich selbst.

Die Lehrkraft verantwortet den Unterricht gegenüber den Auszubildenden und der Institution, in der sie tätig ist. Hinzu kommen die Rettungswachen sowie deren Träger, die professionellen Unterricht erwarten, der die Berufsanfängerinnen und Berufsanfänger auf den Alltag im Rettungsdienst optimal vorbereitet. Zusätzlich besteht eine Verantwortung gegenüber der Gesellschaft, kompetentes Rettungsfachpersonal in die realen Einsätze zu entlassen. Aber letztendlich resultiert ebenso eine Verantwortung der Lehrperson gegenüber sich selbst.

Dieses reflexive Moment spielt eine zentrale Rolle, wenn Verantwortlichkeiten differenziert werden. Deutlich wird auch, dass die Zuteilung von Verantwortung selten eindeutig ist. Für Pätzold (2014, S. 357) stellt die Reflexion von Verantwortung eine Schlüsselrolle in der pädagogischen Professionalität dar. Die Eigenverantwortlichkeit des Lehrenden besteht darin, das didaktische Handeln eigenständig zu reflektieren und zu verantworten, indem bewertet wird, inwiefern dies für die Lernenden eine Anregung zu Selbstlernprozessen darstellt (vgl. Schüßler, 2012, S. 139).

Wenn es darum geht, eigenständig und verantwortungsbewusst zu lernen, schwebt auch hier das
'Damoklesschwert Verantwortung` mit. Kann die Lehr-
kraft erwarten, dass die Auszubildenden wissen, wie sie
ihren Lernprozess eigenständig steuern? Wer trägt die
Verantwortung für den Lehr-Lernprozess? Die Lehrperson, die die curricularen Inhalte kennt und demnach
weiß, was in der Prüfung gefordert wird, oder die lernende Person? Denn schließlich muss diese die Inhalte eigenständig für sich erarbeiten und 'zu ihren eigenen` ma-
chen.

Im Sinne einer systemischen Erwachsenenbildung können Lehrende nur stellvertretend für die Lernenden handeln. Somit ist im Lernprozess zwar eine aktive Intervention möglich, die jedoch nicht zielgerichtet erfolgen kann.
Jegliche Informationen müssen stets vom System (lernende Person) eigenständig verifiziert werden. Die Lehrkraft nimmt hiermit die Position der stellvertretenden
Deutung ein, womit automatisch eine Verantwortlichkeit
für das Lernen bei den Lernenden selbst verbleibt. Der
Begriff der stellvertretenden Deutung steht für ein Aushandeln von Situationsinterpretationen. Perspektiven, die
von der Lehrkraft stellvertretend angeboten werden,
können von der lernenden Person durch Auseinandersetzung entweder angenommen werden oder nicht (vgl.
Arnold, 2013, S. 21).

Demnach ist es ebenso wichtig, als Lehrkraft Raum zu
schaffen, der es den Auszubildenden ermöglicht, eine
Verantwortungsübernahme zu entwickeln. Pätzold (2008,

S. 8) beschreibt den traditionellen Begriff der Verantwortung der Lehrenden wie folgt:

> „Ein Lehrender hat Verantwortung für die Richtigkeit der Inhalte gegenüber den Teilnehmenden, ferner hat er ihnen gegenüber Verantwortung dafür, eine Situation zu schaffen, in der Lernen erfolgreich möglich ist."

Die Rahmenbedingungen sind ausschlaggebend um eine Eigenständigkeit bzw. eine Verantwortungsübernahme der Lernenden zu ermöglichen. Ansätze des selbstgesteuerten Lernens sehen die Verantwortung somit auch bei den Lernenden. Das bedeutet für die Lehrkraft tatsächlich 'Verantwortung abzugeben`, was vor allem beinhaltet den Lernenden zu vertrauen bzw. ihnen etwas zuzutrauen.

Zu viel Verantwortungsübernahme auf Seiten der Lehrkräfte bzw. Kontrolle wirkt sich einengend und hemmend auf die Lernenden aus, die dadurch die Notwendigkeit der Eigenständigkeit nicht mehr erkennen. Allerdings sollte dies im Umkehrschluss auch nicht bedeuten, durch Verantwortungsreduktion auf der einen Seite die Verantwortung auf der anderen Seite zu potenzieren. Völkel und Völkel (2006, S. 237ff.) sprechen sich stattdessen für eine Lernkultur der Anerkennung aus. Die ist aber nicht voraussetzungslos.

„Es sind die Lernenden, die losmarschieren, und bevor sie losmarschieren, müssen sie marschieren können" (Arnold, 2013, S. 77). Dieses Zitat von Arnold betont, dass der Marsch, also der Lernprozess, zwar eigenverantwortlich und selbstgesteuert umzusetzen ist, dieser aber im Entwicklungsprozess entsprechend begleitet werden

muss. Demzufolge kann nicht, wie eingangs in Frage gestellt, von den Lernenden erwartet werden, ohne jegliche
Unterstützung selbstgesteuert lernen zu können und
sozusagen einfach ʹdrauflos zu marschierenʹ. Im bildli-
chen Sinne gesprochen, kann erst marschiert werden,
wenn die Grundvoraussetzungen darüber geklärt sind.
Folgende Fragen bieten Unterstützung: Wie lange kann
ich laufen, ohne mich zu verausgaben und zu überfor-
dern? Wie finde ich evtl. Wegweiser, die mich ans Ziel
führen, bzw. ʹwerʹ kann vielleicht mein Wegweiser sein?
Wie kann ich mich unterwegs versorgen, um nicht zu er-
müden und mich bei Laune zu halten? Was mache ich,
wenn ich die Kraftreserven tatsächlich aufgebraucht ha-
be?

Es kann demnach erst Verantwortung für einen Aspekt
übernommen werden, wenn eine Klärung bezüglich Erwartungen und Aufgaben erfolgt ist. Das Ziel ist bekannt,
der Weg dorthin jedoch ist individuell und nicht klein-
schrittig vorgegeben. Dies bedeutet für den Lernprozess
der angehenden Notfallsanitäterinnen und Notfallsanitäter, dass bspw. als ʹZielʹ denkbar wäre, das Herz-
Kreislauf-System zu verstehen und erklären zu können.
Die Art der Aneignung, mittels verschiedenster Methoden
und Lernarrangements, ist aber durchaus unterschiedlich.
Es bedarf der Interaktion mit den Lernenden, basierend
auf intensiver Beobachtung, um situativ unterstützen zu
können. Die Lernenden müssen zunächst verstehen, was
ihre persönliche Art zu lernen ist, um zu wissen, wie sie
sich Wissen am besten aneignen können. Abschließend
bleibt die Frage, wie alle Beteiligten erkennen können, ab

wann der individuelle Punkt ´zum Losmarschieren` gegeben ist?

Diese anerkennende, unterstützende Haltung wird ausgedrückt in der Sichtweise Müller-Commichaus (2014, S. 80) auf Verantwortung. Für ihn zeigt sich in der „Achtung der Lerner-Persönlichkeit" die Verantwortung der Lehrperson gegenüber der lernenden Person. In diesem Sinne trägt die Lehrkraft sowohl Verantwortung für das eigene pädagogische Handeln als auch für den Lernprozess der Lernenden. Müller-Commichau macht dies deutlich an dem Wort ´Antwort`, welches im Wort ´Verantwortung` enthalten ist und verweist hierbei auf Verantwortung im Sinne Martin Bubers. Verantwortung ist dann demnach nicht mehr auf Zuständigkeiten oder Schuldzuweisungen zu reduzieren, sondern auf Bereitschaften und Fähigkeiten dazu, Antworten zu finden.

Wenn Verantwortung nur dort besteht, wo es echtes Antworten gibt (vgl. Höher, 2018, S. 36), dann ist die Form der Interkation als der Art, wie sich Lehrkraft und lernende Person begegnen, von großer Bedeutung, um Verantwortung erfahrbar werden zu lassen. Denn ´echtes Antworten` kann nicht beiläufig und unbedacht geschehen. Es ist zielgerichtet und beabsichtigt. Demnach trägt die Lehrkraft einen Großteil der Verantwortung des Lernprozesses. Zum einen im Sinne der methodisch-didaktischen Unterrichtsgestaltung und zum anderen dafür, „[...] auf ausgesprochene bzw. bei Anderen erkennbare Fragen möglichst plausible Antworten zu finden" (Müller-Commichau, 2014, S. 80).

Allerdings kann die Erwartungshaltung nicht dadurch dargestellt werden, alle Antworten von vornherein zu präsentieren. Es scheint vielmehr darum zu gehen, die Lernenden neugierig zu machen auf den Lerngegenstand, um eine eigenständig initiierte Suche nach Antworten anzuregen. Das heißt, die Lehrkraft trägt in gewisser Weise Verantwortung dafür, dass die Lernenden auch tatsächlich Verantwortung übernehmen wollen. Dies bedeutet zudem erkennen zu können, ob die lernende Person überhaupt in der Lage ist, dies nach ihren Möglichkeiten umzusetzen. In Einzelfällen können eine engere Begleitung sowie Instruktion erforderlich sein (vgl. Müller-Commichau, 2018, S. 77). Diese situative Differenziertheit stellt ein hohes Maß an Verantwortung des Lehrenden dar.

Es ist nicht primär die Frage nach den Zuständigkeiten zu klären, so dass anschließend Verantwortung für das entsprechende Handeln oder auch das Nichthandeln übernommen werden kann (vgl. Buddeberg, 2011, S. 3), sondern eine Klärung von Erwartungshaltungen. Erwartet die lernende Person Antworten von der Lehrkraft zu erhalten, ohne sich selber bemühen zu müssen, oder kann die Antwortsuche als gemeinschaftliches Projekt von Lehrkraft und Lernenden gesehen werden, so dass auch die Verantwortung gemeinschaftlich getragen wird? Welche Art der Interaktion bzw. des Umgangs miteinander ist hierfür notwendig? Die Lernenden müssen dazu bereit sein, Verantwortung für ihren eigenen Lernprozess zu übernehmen und diesen kontinuierlich weiterzuentwickeln (vgl. Schüßler, 2012, S. 139). Diese Bereitschaft zur

Verantwortungsübernahme der Lernenden ist, wie zuvor herausgearbeitet, zu einem großen Teil von der Lehrkraft mitzuentwickeln.

2.1 Erwartungshaltung als Einflussfaktor – kognitiv oder normativ?

Laut Luhmann (2009, S. 69) liegt der Unterschied zwischen kognitivem und normativem Erwarten in der Reaktion, also dem Verhalten, das aus Enttäuschungen resultiert. Im Falle des normativen Erwartens wird die Erwartungshaltung auch im Enttäuschungsfall nicht angepasst, sondern sozusagen bestätigt. Eine Veränderung wird beim Objekt der Erwartung gefordert. Das kognitive Erwarten hingegen zeigt sich in einer Veränderungsbereitschaft. Es beinhaltet eine gewisse Selbstreflexivität mit dem Ziel einer Veränderung bzw. Anpassung, wohingegen das normative Erwarten vorrangig in einer Beständigkeit der eigenen Position verharrt. In der Art der Erwartungshaltung wird deutlich, ob eine Bereitschaft zum Lernen besteht oder eher eine Haltung des Nichtlernens. Die markiert einen zentralen Unterschied.

Im Hinblick auf Lehr-Lernsituationen soll als Beispiel die Erwartungshaltung der oder des Auszubildenden der Lehrkraft gegenüber genannt werden. Ist die lernende Person darauf eingestellt, dass das Thema Herz-Kreislaufsystem bei der entsprechenden Lehrkraft nicht nachvollzogen werden kann, so wird sie sich, bei Eintreten dieser Erwartung, nämlich des Nichtverständnisses des Herz-Kreislauf-Systems, bestätigt fühlen und das

Problem bei der jeweiligen Lehrkraft suchen. Dies würde im Falle des normativen Erwartens, laut Luhmann, ein Nichtlernen als Folge haben. Das kognitive Erwarten hingegen würde bei Nichtverständnis des Themas in eine Veränderungshaltung führen, die eine selbstgesteuerte Lernbereitschaft hervorruft. Damit wird eine eigenmächtige Suche nach Antworten forciert, da entsprechende Ressourcen für diesen Vorgang aktiviert werden (vgl. Luhmann, 2009, S. 69). In diesen Ressourcen zeigt sich deutlich eine Verantwortungsübernahme für eine eigenständige, angepasste Reaktion auf eine dementsprechende Erwartung.

Allerdings schließt auch normatives Erwarten ein Lernen nicht vollständig aus, sowie auch das kognitive Erwarten ein Nichtlernen als Folge möglich macht. Normative und kognitive Erwartungsmuster bestehen als Strategien eines Systems nebeneinander. Bestimmte Interaktionsfelder forcieren die Überlegenheit einer der beiden Verhaltenserwartungen (vgl. Luhmann, 2008, S. 50). Bezogen auf den Begriff der Verantwortung zeigt sich eine Kongruenz von normativem Erwarten und Verantwortungsabgabe sowie von kognitivem Erwarten und Verantwortungsübernahme. Demnach ist ein Verhaltensmuster im Sinne eines kognitiven Erwartens notwendig für eine eigenverantwortliche Veränderungsbereitschaft. Allerdings impliziert diese Eigenverantwortlichkeit ebenso Selbstvertrauen und demnach ein gewisses Selbstwirksamkeitserleben. Dabei ist anzunehmen, dass dies nötige Ressourcen sind, auf die im Falle eines kognitiven Erwartens zurückgegriffen werden muss.

„Selbstwirksamkeit ist der Glaube an die eigene Fähigkeit, Ereignisse, besonders die relevanten, kontrollieren zu können" (Warne & McAndrew, 2013, S. 137). Für den Lehr-Lernprozess ist somit eine Selbststeuerung der Auszubildenden notwendig, um in Eigenverantwortlichkeit zu arbeiten und dabei das Selbstwirksamkeitserleben zu fördern (vgl. Gudjons, 2006, S. 32). Im Falle der Ausbildung zur Notfallsanitäterin oder zum Notfallsanitäter sind die Teilnehmenden überwiegend junge Erwachsene, die direkt nach dem Schulabschluss eine Ausbildung beginnen oder sich nach einer Erstausbildung noch einmal umorientieren. In der Regel liegt der Altersdurchschnitt bei achtzehn bis dreißig Jahren. Somit sind die formellen Lernerfahrungen überwiegend schulisch einzuordnen. Es ist zu vermuten, dass auch die Erwartungen an die Lehrkraft schulisch interpretiert werden und dadurch normativen Charakter aufweisen können. Das Verhalten der in der Schulzeit erlebten Lehrerinnen und Lehrer wurde kategorisiert und wird weiterhin von jeglicher Lehrperson entsprechend erwartet (vgl. Herzog, 2011, S. 49). Analog dazu ist zu hinterfragen, wie die Lehrenden an den Rettungsdienstschulen ihre neue Rolle in ihre eigenen Erfahrungen mit Lehrerinnen und Lehrern einordnen und was für ein persönlicher Anspruch daraus resultiert. Da eine grundsätzliche Veränderungsbereitschaft vorhanden ist, sollte dies eine Konstante im Sinne kognitiven Erwartens darstellen, die eigene Rolle kontinuierlich anzupassen und zu verändern. Somit sind die individuellen Vorerfahrungen zu einem großen Teil ausschlaggebend für den

Umgang mit Verantwortung im Sinne der Erwartungshaltung.

Die daraus resultierende Fragestellung ist, wie Lehr-Lernsituationen gestaltet werden können, um kognitives Erwarten zu forcieren. Wie können Auszubildende darin unterstützt werden, Vertrauen in sich selbst zu haben und innere Veränderungsprozesse zuzulassen, die eine eigenständige Suche nach Antworten auslösen? Welche Interaktionen oder Interaktionsfelder aktivieren die notwendigen Ressourcen?

Das bedeutet nicht primär, die Erwartungshaltung der Lernenden ändern zu wollen, sondern vor allem zunächst die Erwartungshaltung der Lehrenden anzupassen und in den Blick zu nehmen. Auch die Lehrkraft sollte im Sinne kognitiver Verhaltensmuster agieren, um sich entsprechend reflektieren zu können. Dies bestätigt die Reflexion von Verantwortung als „zentrales Moment pädagogischer Professionalität" (Pätzold, 2014, S. 357). Gudjons (2006, S. 24) schreibt hierzu ähnlich wie Pätzold:

> „Im Kopf des Lehrers muss eine entscheidende Veränderung passieren: Lehren heißt nicht mehr „beibringen", sondern Lernumgebungen arrangieren, in denen die Schüler und Schülerinnen mit eigener Verantwortung arbeiten und lernen."

Dies macht es vorrangig Lernsequenzen zu schaffen, die es ermöglichen, auch Antworten zu finden. Dafür ist es zunächst erforderlich, die Rolle der Lehrkraft hinsichtlich bestimmter Erwartungshaltungen in einer systemisch-konstruktivistischen Erwachsenenbildung näher zu betrachten.

2.2 Die Rolle der Lehrkraft in der präklinischen Notfallmedizin

Die beschriebenen veränderten Anforderungen in der präklinischen Notfallmedizin und die damit verbundenen Umstrukturierungen der Rettungsdienstschulen verlangen eine Auseinandersetzung mit der Rolle der Lehrkraft in der Ausbildung des Rettungsfachpersonals. Welche Bedeutung hat es für die Notfallsanitäterinnen und Notfallsanitäter, diese 'Lehr-Aufgabe` anzutreten und professionell umsetzen zu wollen? Dies erfordert eine pädagogische Positionierung, um für die Auszubildenden ein maximales Lern- und Entwicklungsergebnis zu erzielen.

2.2.1 Grundlagen einer systemisch-konstruktivistischen Erwachsenenbildung

Eine systemisch-konstruktivistische Erwachsenenbildung betont eine Autonomie des Subjekts. Diese Subjektorientierung bedeutet, dass Wissen und Kompetenz vom Subjekt selbst entwickelt werden (vgl. Arnold 2006, S. 208). Dabei sind Systeme als selbstreferenziell und in sich geschlossen anzusehen, die durch äußere Anregung, in Form einer Perturbation bzw. Störung des Systems, eine Möglichkeit erfahren, sich selbstorganisiert umzustrukturieren (vgl. Arnold, 2007, S. 64).

Ein Lernerfolg ist demnach nichtintentional und kann von der Lehrkraft nicht direktiv beeinflusst werden. Es geht um Lernmöglichkeiten, die arrangiert werden müssen und im besten Fall den Lernprozess positiv unterstützen, da sie ein Anschlusslernen ermöglichen. Ein Herantragen von außen reicht nicht aus, vielmehr muss sich das System aus sich heraus entwickeln können (vgl. Arnold, 2013, S. 4). Arnold (ebd.) spricht von einem „autopoietischen Zusammenwirken der Kognition und Emotion des Lernenden".

Für ihn spielen sowohl Kognition als auch Emotion im Lernprozess eine entscheidende Rolle, was erneut die Bedeutung der Beziehung zwischen lernender Person und Lehrkraft in den Mittelpunkt rückt. Eine systemisch-konstruktivistische Erwachsenenbildung fokussiert durch Ermöglichung von Gelegenheiten (Ermöglichungsdidaktik) für jede einzelne lernende Person ein individuelles Anschlusslernen, das sowohl emotionale als auch kognitive Deutungsmuster involviert, zuzulassen. Das Anschlusslernen ist determiniert durch die individuellen Strukturen des jeweiligen Systems und verdeutlicht die Wirkunsicherheit des Lehrhandelns, welches folglich Auswirkungen auf die professionellen Anforderungen an Lehrkräfte hat (vgl. ebd.).

Die beschriebene Wirkunsicherheit, die den Lernprozess als ergebnisoffen darstellt, macht es nun nötig, sich im Sinne einer systemisch-konstruktivistischen Erwachsenenbildung als Lernberaterinnen und Lernberater zu positionieren (vgl. Schüßler, 2012, S. 134). Das Hilfsangebot zielt allerdings nicht auf ein definierbares Ergebnis ab. In diesem Ansatz ist die nicht vorhandene Linearität zwischen Prozess und Outcome wiederzuerkennen, die auch in der Psychotherapie beschrieben wird (vgl. Kap. 1.5).

Für Arnold (2010, S. 26) ist daher „der Erwerb einer systemischen Haltung eine notwendige Professionalitätsvoraussetzung". Im Vordergrund steht dabei, sich von dem Gedanken zu lösen, direkten Einfluss auf die Lernenden zu nehmen, da jedes System selbst entscheidet, mit welchen Informationen aktuell gearbeitet werden kann (vgl. Siebert, 2010, S. 44). Diese Haltung kann situativ bedingt einen frustrierenden Einfluss auf die Lehrkraft haben, da die eigens aufgebrachte Energie möglicherweise nicht positiv vom lernenden System aufgenommen wird. Die Systeme können zwar durch Impulse angeregt werden, das Resultat jedoch ist nicht planbar und durchaus von mehreren Variablen beeinflusst. Siebert (ebd.) schreibt hierzu:

> „Wir Pädagogen müssen uns an den Gedanken gewöhnen, dass nachhaltiges Lernen eine Mixtur von Denken, Fühlen, Erinnern und körperlichen Empfindungen ist."

Diese Aussage soll verdeutlichen, welch intensive und komplexe sowie evtl. auch frustrierende Aufgabe, bezogen auf das Wahrnehmen und Beobachten, es ist Lernende in ihrem Lernprozess angemessen zu unterstützen. Dies spiegelt auch das aufmerksame Erkennen von möglichen Fragen und Unsicherheiten bei den Lehrenden wider. Bezogen auf die Verantwortung im Lehr-Lernprozess, im Sinne der Ermöglichungsdidaktik nach Arnold & Gómez Tutor (2007), würde dies bedeuten, die Systeme, also die Lernenden, durch entsprechende Lernarrangements so zu irritieren, dass sie eigenständig eine Suche nach Antwortmöglichkeiten beginnen. Ist dieser Suchmodus initiiert, muss er durch aufmerksames Beobachten begleitet und weiterhin individuell unterstützt werden.

Entscheidend ist dabei aus systemisch-konstruktivistischer Sicht, dass die Unterstützung „gangbar (viabel)" (Arnold, 2007, S. 69) für das lernende System sein muss. Die Viabilität schafft Möglichkeiten für Erkenntnisse dadurch, dass nicht eine Kategorisierung in ´richtig oder falsch` vorrangig ist, sondern die Selbstreferenzialität eines Systems. Ermöglichungsdidaktik bedeutet letztendlich, diesen ´viablen Suchmodus` als Lehrkraft begleitend zu unterstützen. Dafür ist es erforderlich, eine Rolle im ´System Lehr-Lernprozess` zu finden und sich entsprechend zu positionieren.

2.2.2 Rollenfindung – Positionierung zwischen Nähe und Distanz

Die Vorstellung oder die Aufgabe, in der Lehrendenrolle andere in ihrem Lernprozess zu begleiten, geht unmittelbar einher mit einer Erwartungshaltung, nämlich als spezifische Rollenerwartungen. Dieses Rollenverständnis beinhaltet normative Verhaltensmuster. Diese werden im Zuge der Sozialisation erlernt (vgl. Korte, 2017, S. 205). Ein Beispiel hierfür stellt folgende Situation aus der Schule dar:

Eine Auszubildende oder ein Auszubildender hat die Lehrunterlagen nicht wie besprochen ausgearbeitet und erwartet nun, als Reaktion von der Lehrkraft, einen Eintrag ins Klassenbuch sowie eine Strafarbeit zu erhalten.

Handelnde sind in beliebigen Situationen rollenbezogenen und somit normativen Erwartungen ausgesetzt, die durch entsprechende Verhaltensweisen abgebildet werden. So ist jede Rolle mit Verhaltensmustern besetzt, die vom Umfeld beobachtet und dabei regelkonform überprüft werden (vgl. Korte, 2017, S. 206). Dies belegt jede Rolle mit einem Druck, den Ansprüchen der Gesellschaft zu genügen. Für die Lehrperson bedeutet das, dem normativen Erwartungsanspruch der Lernenden und auch den eigenen Ansprüchen gerecht werden zu wollen. Möglicherweise sind diese Erwartungshaltungen nicht deckungsgleich und können somit nicht für alle Parteien zufriedenstellend erfüllt werden.

Der normative Anspruch resultiert primär aus Erfahrungen mit Lehrerinnen und Lehrern in der Schulzeit (vgl. Herzog, 2011, S. 49). Anzustreben ist eine Veränderung der Rolle hinsichtlich einer systemisch-konstruktivistischen Erwachsenenbildung. Demnach ist dem normativen Anspruch nicht mehr gerecht zu werden. Allerdings bleibt nach der Rollentheorie Parsons, so Korte (2017, S. 207) kein Spielraum für Veränderungen. Anpassungen und Neuorientierungen einer Rolle sind nicht vorgesehen, um ein Systemgleichgewicht aufrechtzuerhalten). Dieser normative Rollenanspruch schließt eine reflexive, individuelle Entwicklung einer Rolle von vornherein aus, was im Endeffekt auch eine Veränderungsbereitschaft überflüssig macht.

Eine Weiterentwicklung der Rollentheorie nach Mead
(1992) ermöglicht eine Anpassung der Rolle in einzelnen
Interaktionsgeschehen. Durch gegenseitige Wahrnehmung und Austausch findet gleichzeitig eine Anpassung
der wechselseitigen Erwartungen statt, so dass auch das
jeweilige Rollenbild eine Flexibilität aufweist und Entwicklungspotential hat (vgl. Jahn et al. 2016, S. 8). Dabei
ist die Rolle tatsächlich auf die jeweilige Interaktion bezogen und stellt somit eine Form beidseitiger kognitiver
Verhaltenserwartungen dar. Die Rollen sind nicht fest
determiniert und ermöglichen beiden Parteien, Veränderungen bezogen auf ihr Verhalten zuzulassen. Eingangs
wurde die Veränderungsbereitschaft hinsichtlich der Verantwortungsübernahme gefordert, dass somit durch das
Aushandeln der Rollen im ´Interaktionsgeschehen Unter-
richt` ermöglicht werden kann.

> „Denn jedes Individuum drängt danach, weitaus mehr Rollen
> zu verkörpern, als die, die ihm im Leben gestattet sind zu spie-
> len und sogar in ein und derselben Rolle mehrere Variationen
> darzustellen" (Moreno, 1934 zitiert nach Stadler & Kern, 2010,
> S. 135).

Das Zitat beschreibt eine Sehnsucht danach, in verschiedene Rollen zu schlüpfen, diese auszuprobieren und in
ihnen variabel zu bleiben. Stadler und Kern (2010, S. 136)
beschreiben Morenos Rollenbegriff als Form, miteinander
zu agieren und in Beziehung zu treten. Sie sprechen von
situativer Interaktion, die als „fundamentaler Beziehungsmodus" (ebd.) zu interpretieren ist. Die Interaktion
unterschiedlicher Rollen ermöglicht einen Austausch un-
tereinander und stellt überhaupt erst eine Bedingung dar,

um in Beziehung treten zu können. Das macht es zur Voraussetzung eine Rolle einzunehmen, bevor eine Interaktion erfolgt. Ein Beziehungsaufbau ist demnach jeweils abhängig von der Rolle, die die Interaktionspartner in dem Moment bekleiden. Ohne Rolle somit keine Beziehung. Das zieht ebenso nach sich, dass bei einem Wechsel der Rolle auch eine veränderte Beziehung daraus hervorgeht.

Wenn es das Ziel ist, Lernende darin zu unterstützen, Verantwortung zu übernehmen, so kommt der Rolle der Lehrkraft eine große Verantwortung zu, denn der Umgang mit Verantwortung muss entsprechend vorgelebt werden. Das Bundesinstitut für Berufsbildung spricht von einer „Schlüsselrolle" (BIBB, 2019) in Bezug auf die Qualität der Ausbildung und den erzielten Lernergebnissen, die den Lehrenden zugeschrieben wird. Dies wird damit begründet, dass neben der Qualifikation der Lehrkraft vor allen Dingen das Verhalten im Kontakt mit den Lernenden einen Einfluss auf den Lernerfolg hat und ein entscheidendes Qualitätskriterium darstellt (vgl. BIBB, 2019).

Die Bedeutung der Lehrkraft für den Unterrichtserfolg betont auch das Goethe-Institut. Der Erfolgsfaktor ist nicht allein durch das Fachwissen gegeben, sondern resultiert in einer Haltung, zum einen gegenüber der methodisch-didaktischen Aufgabe und zum anderen den Lernenden gegenüber. Die Interaktion mit den Lernenden sowie der Umgang mit der eigenen Rolle werden erneut in den Fokus gerückt (vgl. Krumm, 2014, S. 2). Auffällig ist ebenfalls, dass die Rolle der Lehrkraft unmittelbar im Zusammenhang mit Begriffen wie 'Interaktion' und

´Kontakt` mit den Lernenden steht, so dass der Aspekt der pädagogischen Beziehung in die Qualität des Lernerfolgs inbegriffen ist.

Diese Aussagen werden durch Studien von Hattie (2003, S. 3) bekräftigt, dessen Kernaussage „Teachers make a difference – auf die Lehrenden kommt es an" die Rolle der Lehrkraft als zentrale Variable in den Fokus rückt, was unabdingbar die Bedeutungskraft des Begriffs ´Verantwortung` wieder aufkommen lässt. Die Studien Hatties zeigen, dass der Einfluss der Lehrenden nicht zu unterschätzen ist, da die Lehrkraft, neben der lernenden Person, die einflussreichste Variable im Lernprozess darstellt. Fünfzig Prozent der aufzubringenden Leistung für den Lernerfolg sind auf die lernende Person selbst zurückzuführen. Weitere Einflussgrößen, wie bspw. das familiäre Umfeld, Lernumfeld etc. haben anteilig einen geringeren Einfluss als die Lehrkraft, die mit dreißig Prozent einen hohen Anteil übernimmt.

Die Aussage „Kenne deinen Einfluss" (Hattie, 2016) resultiert aus den Metaanalysen Hatties, die diese Ergebnisse bekräftigen und einen Impuls darstellen, sich dessen bewusst zu werden. Die Rolle der Lehrkraft ist mit hohen Ansprüchen verknüpft, nämlich mit dem Einfluss bewusst und produktiv umzugehen. Da die lernende Person selbst den größten Einfluss auf den Lernerfolg hat, schlägt Meyer (2013, S. 3) vor, den Satz Hatties zu ergänzen: „Auf die Lehrenden und die Lernenden kommt es an." Dies begründet er in dem von Hattie geforderten reflexionsorientiertem Unterricht, der die lernende Person ebenso mit in die Verantwortung nimmt.

Die Einstellung den Lehr-Lernprozess „als ein gemeinsames Projekt von Lehrenden und Lernenden" (Krumm, 2014, S. 5) zu sehen, ist eine Möglichkeit, mit der ´geteilten Verantwortung` umzugehen. Demnach ist die Rolle der Lehrkraft in den Lernprozess zu integrieren und zwar nicht als Taktgeber und Anführer für den ´zu bewältigenden Marsch`, sondern als Wegweiser, im Sinne von Reflexion und Teamarbeit. Die Lehrperson beeinflusst dazu über eine Beziehungsgestaltung die Wirksamkeit des Lehr-Lernprozesses immens (vgl. Schäfer, 2017, S. 58).

Das wirft die Frage auf, ob die Rolle als Lehrkraft überhaupt so starr zu definieren ist. Im Sinne der systemisch-konstruktivistischen Position erscheint eine gewisse Variabilität nötig, um situativ zu agieren. Bei genauerer Betrachtung der Kohorte des Rettungsdienstes, sind nämlich verschiedene Rollen auszufüllen. Auf dem Rettungswagen herrscht ein kollegiales und häufig auch sehr vertrautes Verhältnis vor. Dies ist darauf zurückzuführen, dass einige sehr kritische Situationen gemeinsam durchlebt und bewältigt werden müssen, was den Zusammenhalt stärkt. Somit ist der Umgang miteinander im ´Rettungswachenalltag` häufig von einem unausgeglichenen Nähe-Distanz-Verhältnis geprägt, das Distanzen tendenziell aufhebt.

Es herrschen dennoch streng hierarchische Strukturen, da Feuerwehrwehreinsätze einem strukturierten Kommando unterliegen müssen, um im Falle lebensbedrohlicher Ereignisse schnellstmöglich intervenieren zu können. Das bedeutet, einen Rollenwechsel vorzunehmen, um im Einsatz entsprechend zu agieren. Erfahrenes Rettungsdienstpersonal ist es somit gewohnt, situationsbedingte Rollenwechsel zu vollziehen. Von der gemeinsamen Freizeitgestaltung im Bereitschaftsdienst binnen Sekunden umzuschalten und entweder die Führung zu übernehmen oder sich unterzuordnen. Sind Auszubildende auf den Wachen, so müssen diese sich zwar auf der einen Seite in die hierarchischen Strukturen eingliedern, werden aber auf den Fahrzeugen schnell freundschaftlich, kollegial angeleitet.

Im neuen Rollenbild der Lehrkraft in der präklinischen Notfallmedizin ist allerdings weder die Person eines 'Kommando gebenden Einsatzleiters' noch eines 'kollegialen Kumpeltyps' gefragt. Es gilt vielmehr, eine reflektierte Positionierung hinsichtlich eines ausgewogenen Nähe-Distanz-Verhältnisses zu gewährleisten. Dies macht es nötig, die hierfür erforderlichen Kompetenzen in Bezug auf Professionalität einer systemisch-konstruktivistischen Erwachsenenbildung näher zu hinterfragen.

2.2.3 Professionalität als nicht definierbare Anforderung

Professionalität als Regenbogen darzustellen beschreibt sie als etwas Besonderes, nicht Kategorisierbares. Sie scheint

„[...] im erwachsenenpädagogischen Handeln einem Regenbogen zu gleichen, der, selten in seiner ganzen Farbigkeit sichtbar, nie zu fassen ist" (Meueler, 2016, S. 10).

Der Regenbogen ist etwas, das eine gewisse Faszination ausübt, vielleicht gerade, weil er nicht greifbar ist. Das Erkennen der einzelnen Farben hängt aber auch von der Perspektive ab, aus der der Regenbogen betrachtet wird. Was bedeutet es analog zu diesem Bild, die Rolle als Lehrkraft in der präklinischen Notfallmedizin professionell umzusetzen? Wann ist das Lehrhandeln in der Erwachsenenbildung professionell?

Da sich die Felder der Erwachsenenbildung äußerst vielfältig darstellen, ist eine geregelte Einführung in den Beruf auf Basis einer Ausbildungsverordnung im Sinne eines Referendariats nicht vorhanden (vgl. Meueler, 2016, S. 5). Meueler bemängelt diesbezüglich ein Fehlen struktureller Bedingungen. Auch Gieseke (2015, S. 2) kritisiert eine fehlende Gesetzgebung hinsichtlich der Erwachsenenbildung, die Standards und Rahmenbedingungen schaffen könnte. Sie argumentiert, dass diese Schwierigkeit durch die Diversität verschiedenster erwachsenenpädagogischer Arbeitsbereiche bedingt ist.

Aufgrund dessen besteht in der Erwachsenenbildung bislang keine einheitliche Definition über die Professionalisierung. Professionalisierung ist als ein dynamischer Prozess zu beschreiben, der die Ausbildung eines Berufes verfolgt (vgl. Liszt, 2018, S. 51). Bezogen auf die Lehrkräfte an den Rettungsdienstschulen stellt dieser Prozess, in der überwiegenden Zahl der Fälle, eine Art 'learning-by-doing-Strategie` dar. Dies ist nicht nur darauf zurückzuführen, dass die Lehrenden in diesem Bereich unerfahren sind, sondern vor allem darauf, dass die Anforderungen an die Lehrkräfte in der präklinischen Notfallmedizin

deutlich gestiegen sind. Diese spiegeln sich in Form not-
wendiger formaler Abschlüsse wider, die für das Rettungsfachpersonal weitere Herausforderungen darstellen.
Sich zu professionalisieren, also gewissermaßen Expertin
oder Experte auf einem Gebiet zu werden, setzt zudem
auch einen großen Fundus an Erfahrungen voraus. Die
Lehrkräfte an Rettungsdienstschulen sind zwar Expertin-
nen und Experten auf dem Gebiet der präklinischen Notfallmedizin, da sie in dem Bereich über ein hohes Maß an
Fachwissen und ebenso viel Erfahrungswissen verfügen,
allerdings befähigt dies noch nicht dazu, auch mit einem
professionellen Anspruch zu unterrichten. Die Erfahrungen diesbezüglich müssen zu einem Großteil noch gemacht werden. Mit Gieseke (2017, S. 21) kann in diesem
Zusammenhang auf eine provokative Definition, die sie
allerdings nicht in Gänze so unterstützt, verwiesen werden:

> „Unter Professionalität versteht man alltagssprachlich inzwi-
> schen alles, was schnell, reibungslos und passgenau abläuft, wo
> Unvorhergesehenes vermieden und präventiv bereits im Blick
> ist."

Diese Sichtweise stellt einen Blickwinkel von außen dar,
einen Anspruch oder vielmehr einen Wunsch an professionelles Handeln. Professionell ist nur, was den Eindruck
erweckt, dass Schwierigkeiten und Probleme gar nicht
erst aufkommen. Aber macht Professionalität nicht eben
genau das Gegenteil aus? Nämlich zu handeln, auch wenn
nicht alles ´passgenau` verläuft und gerade dann mit Un-
vorhergesehenem umzugehen? Der Berufsalltag im Rettungsdienst bietet überwiegend diese Situationen, so dass

von einer Notfallsanitäterin oder einem Notfallsanitäter gefordert wird, in kritischen, nicht einschätzbaren Situationen professionell zu handeln. Das bedeutet in jeder Situation, den Outcome der Patientinnen und Patienten zu maximieren.

Auf den Beruf der Lehrkraft ist dies ansatzweise übertragbar. Dabei steht der Outcome im Lernprozess der Auszubildenden im Fokus. Das professionelle Handeln der Lehrkraft ist ebenso der jeweiligen Lehr-Lernsituation angepasst. Die Situationen sind in dem Fall zwar nicht als kritisch und potentiell lebensbedrohlich einzuordnen, allerdings sind es entscheidende Einflussfaktoren bzw. 'Weggabelungen' für den individuellen Lernprozess der Auszubildenden.

Professionalität stellt eine Form der Erwartungshaltung bezogen auf eine Handlungsstrategie dar. Zudem muss professionelles Handeln situativ in Interaktion stets erneut ausgehandelt und somit unter Beweis gestellt werden, was eine hohe Reflexionsbereitschaft voraussetzt (vgl. Pachner, 2018, S. 144). Bezogen auf professionelles Handeln gibt es demnach keinen Handlungsplan. Stattdessen stehen situative Deutungen im Fokus, die ein Handeln erfordern (vgl. Gieseke, 2015, S. 4). Dabei gilt es, ein jeweils angemessenes Verhältnis zwischen Hintergrundwissen und situativem Einfühlungsvermögen zu finden (vgl. Ludwig, 2011, S. 287).

Demnach bedeutet Professionalität primär, „Kompetenzen im individuellen Handeln" (Gieseke, 2015, S. 2), hier bezogen auf das Lehrhandeln, aufzuweisen und zu entwi-

ckeln. Somit „unterliegt die Professionalität handlungs-
theoretischen Perspektiven" (Liszt, 2018, S. 52). Deutlich
wird darin, dass das bewusste, überlegte Handeln im Vordergrund steht. Somit kann der Begriff 'Professionalität'
ebenso wie die Professionalisierung nicht differenziert
definiert werden, da das individuelle Lehrhandeln nicht
im Konkreten planbar und katalogisierbar ist. Dabei
kommt erneut der Vergleich mit einem Regenbogen zum
Tragen. Die Darstellung erfolgt in jeder Situation anders
und ist abhängig von der Perspektive der jeweiligen
Lehrkraft, die wiederum auf Erfahrungen basiert. Die Un-
vorhersehbarkeit und Andersartigkeit ist unter anderem
auf Gruppendynamiken und individuelle Befindlichkeiten
zurückzuführen, die eine Standardisierung von Handlungsschemata nahezu unmöglich machen.

Terhart (2011, S. 207) spricht diesbezüglich von benötig-
ter „professioneller Handlungskompetenz" und weist darauf hin, „[..], dass auch das kompetenteste Lehrhandeln
grundsätzlich unter einer situativen Unsicherheit steht"
(ebd.). Trotzdem wird gefordert, sich professionell zu
verhalten. Dies macht es nötig, als Lehrperson gewisse
Kompetenzen aufzuweisen, die es ermöglichen, situativ
handlungsfähig zu sein.

2.2.4 Kompetenzanforderungen zur Generierung von Hand-
lungsfähigkeit

Die Kompetenztheorie betrachtet die Fähigkeiten, die benötigt werden, um dem beruflichen Rollenbild der Lehrkraft in der Erwachsenenbildung gerecht zu werden (vgl.

Pachner, 2018, S. 145). Kompetenzen sind dann erforderlich, wenn es um den Umgang und die Bewältigung von
komplexen oder widersprüchlichen Situationen geht. Da
Lehr-Lernprozesse und erwachsenenpädagogisches Handeln als solches beschrieben werden können, wird hier
der Kompetenzanspruch deutlich. Kompetenzen sind darin zum einen Dispositionen, also Veranlagungen, die jeder Einzelne mitbringt. Zum anderen besteht die Möglichkeit, Kompetenzen zu entwickeln (vgl. Pachner, 2013,
S. 3). Somit müssen nicht alle Fähigkeiten von vornherein
mitgebracht werden, was eine 'learning-by-doing-
Strategie' möglich macht. Das setzt allerdings eine noch
intensivere Reflexion voraus, um ein Entwicklungspotential auszuschöpfen, denn die Kompetenzanforderungen
an Lehrkräfte sind hoch. Diese benötigen neben der fachlichen sowie didaktisch-methodischen Kompetenz zudem
kommunikative und personale Kompetenzen (vgl. Fuchs,
2015, S. 27; 28). Ein Zusammenwirken verschiedener
Kompetenzbereiche prägen professionelles Verhalten.

Die zuvor dargestellte Wirkunsicherheit im Lehr-
Lerngeschehen erfordert Kompetenzen, die es ermöglichen, mit genau diesen unsicheren Situationen umzugehen. Pachner (2013, S. 2ff.) beschreibt erwachsenenpädagogische Professionalität als Kompetenz, die zum einen
eine theoriebasierte Wissensbasis aufweist und zum anderen auf praktischen Erfahrungen beruht. Sie spricht von
einem Zusammenspiel beider Komponenten, die erwachsenenpädagogische Professionalität überhaupt erst her-
vorbringen. Die Fähigkeit zur Selbstreflexion einer Lehrperson wird dabei als Grundvoraussetzung dargestellt,

um mit offenen Unterrichtssituationen im Sinne einer Handlungsorientierung umgehen zu können. Reflexivität beinhaltet einen kritischen Umgang mit eigenen Erlebnissen und einer Veränderungsbereitschaft hinsichtlich des eigenen Denkens und auch des Handelns. Erfahrungen resultieren letztendlich erst aus einer kritischen Auseinandersetzung mit Erlebtem sowie Gewohntem, was neu gedacht werden muss. Eine Bereitschaft zur Veränderung wird daher als ausschlaggebender Faktor beschrieben. Nur so kann im Umgang mit komplexen Situationen eine Handlungsfähigkeit aufrechterhalten werden.

Da auf der Seite der Lernenden reflexive Kompetenzen gefordert werden, um einen eigenverantwortlichen Umgang mit dem Lernprozess zu ermöglichen, braucht es zudem eine Kompetenz der Zurückhaltung bei den Lehrenden. Dies ist notwendig, um einen beratenden Umgang mit den Lernenden zu entwickeln. Die Zurückhaltung spiegelt die Ermöglichungsspielräume wider, die für eine Entwicklung hinsichtlich der Verantwortungsübernahme notwendig sind. Wolf beschreibt in diesem Sinne „Beziehungskompetenz als Teil einer Professionalitätsstrategie" (Wolf, 2006, S. 35). Diese Umschreibung umfasst die im Vorfeld beschriebenen Kompetenzen und verdeutlicht diverse Handlungsspielräume. Diese sehr spezifischen Anforderungen an das ´System Lehrkraft` setzen gewisse Fähigkeiten bzw. Verhaltensvorgaben voraus, um den lernenden Systemen ein Anschlusslernen zu ermöglichen.

Im Rahmen einer Ermöglichungsdidaktik ist es erforderlich, mit der zuvor beschriebenen Wirkunsicherheit im Lehr-Lerngeschehen umgehen zu können. Dazu gehört ebenso eine Veränderungsbereitschaft, die Irrtümer und Fehler zulässt. Dies resultiert aus der Möglichkeit unterschiedlicher Deutungen und Interpretationen (vgl. Schüßler, 2012, S. 134). Schüßler spricht außerdem von einer „Divergenztoleranz" (ebd.), so dass nicht zwangsläufig eine abschließende Einigkeit vorhanden sein muss, da Widersprüchlichkeiten situativ anerkannt werden können. Hinzu kommt der eigene Wille, sich als Lehrkraft kontinuierlich zu entwickeln und zu überprüfen.

Die hier beschriebenen Kompetenzen, so kann zusammenfassend formuliert werden, symbolisieren eine notwendige kognitive Erwartungshaltung auf Seiten der Lehrenden, die durch das Lehrhandeln ebenso auf der Seite der Auszubildenden forciert werden soll. In der Beschreibung der erforderlichen Kompetenzen soll deutlich werden, dass sich Widersprüchlichkeiten im Rollenhandeln ergeben können. Dieser Perspektive der Professionalität widmet sich der differenztheoretische Ansatz (vgl. Pachner, 2018, S. 145).

2.2.5 Widersprüche und Grenzen als mögliche Ressource für Entwicklung

Die beschriebenen Kompetenzanforderungen heben hervor, dass keine Lehr-Lernsituation in ihrem Ergebnis kalkulierbar ist. Dies soll zum Ausdruck bringen, dass Lehrkräfte dauerhaft Unsicherheit aushalten müssen. In jedem pädagogischen Moment ist es erforderlich, eine Relation zu erlernten Generalisierungen herzustellen, so dass auf jede Situation angemessen reagiert werden kann, ohne fortwährend auf alte und bekannte Handlungsschemata zurückzugreifen (vgl. Pachner, 2013, S. 3). Aus diesem Grund setzt sich der differenztheoretische Ansatz mit dem Verständnis von erwachsenenpädagogischer Professionalität unter Einbezug der Widersprüchlichkeiten auseinander.

Dabei wird primär die Gegensätzlichkeit von Theorie und Praxis hervorgehoben, die sich auf unterschiedlichen Ebenen begegnen. Auf der Handlungsebene ergeben sich Spannungen aufgrund der jeweils situativ zu treffenden Entscheidungen im Unterrichtsgeschehen, die spontan und vor allen Dingen fachlich begründet sein müssen. Hinzu kommt die Strukturierung von Inhalten auf der Wissensebene, die ergänzend zu Fachwissen durch Erfahrungswissen sowie Alltagswissen angereichert und vermischt sind, so dass eine Notwendigkeit besteht, bewusst zu differenzieren. Eine weitere Ebene stellt die Beziehungsebene dar, die in der Erwachsenenbildung einen Balanceakt zwischen Nähe und Distanz erfordert (vgl. Pachner, 2018, S. 145).

Die Lernenden wünschen sich eine Gleichbehandlung. Allerdings ist eine Gleichbehandlung nicht durchgehend möglich, wenn jede lernende Person individuell zu unterstützen ist. Zudem gibt es ein formales Curriculum, was es erschwert, auf spezifische Befindlichkeiten der Lernenden im Einzelnen einzugehen (vgl. Terhart, 2011, S. 206). Professionelles Verhalten setzt daher voraus, sowohl Widersprüchlichkeiten als auch Unsicherheiten anzunehmen und mit ihnen umgehen zu können. Differenztheoretisch betrachtet, ist Professionalität die Fähigkeit, diesen unsicheren Situationen nicht nur standzuhalten, sondern sie auch handlungsorientiert bewältigen zu können.

Die Gewissheit, keine aktive Kontrollmöglichkeit zu haben, obwohl man als Lehrkraft, wie eingangs beschrieben, einen Großteil der Verantwortung trägt, kann auch Ängste hervorrufen. Arnold (2010, S. 22) beschreibt in diesem Zusammenhang systemisches Beobachten und Handeln als möglicherweise angstauslösend, da eine konkrete Beherrschbarkeit der Situation nicht gegeben ist. Der Einfluss des professionellen Lehrhandelns hat Grenzen. Diese müssen anerkannt werden, um nicht an einer sich selbst gestellten Aufgabe zu zerbrechen, die aufgrund von fehlendem Einfluss gar nicht in Gänze zu erfüllen ist. „Man sieht nur, was man aushalten kann", so der Autor. Dieser Satz zeigt eindeutig die Grenzen, die aber sowohl die Grenzen der Lernenden als auch der Lehrenden aufzeigen.

Der Autor fordert, wie erwähnt, ein systemisches Denken für eine erwachsenenpädagogische Professionalität. In dieses Denken ist die Lehrperson als Systembestandteil zu integrieren, die zwar die anderen Systeme 'perturbieren' kann, aber selbst ein System darstellt, welches seiner eigenen Strukturdeterminiertheit unterliegt. Dabei fließen sowohl kognitive als auch emotionale Strukturen mit ein. Auch das muss im Zuge des Erkennens der eigenen Grenzen sowie der des Lehr-Lernprozesses anerkannt werden. Aus einer anderen Perspektive betrachtet kann das Anerkennen von Grenzen demgegenüber auch Ängste reduzieren. Wenn die Lehrkraft im Rahmen ihrer Kompetenzen verantwortungsbewusst den Lehr-Lernprozess im Sinne einer Ermöglichungsdidaktik gestaltet, so greift ab einem gewissen Punkt die lernende Person als zusätzlicher Verantwortungsträger. Damit ist die Lehrkraft nicht ausschließlich allein verantwortlich für den Outcome.

Dies setzt aber ein Anerkennen der eigenen Wirksamkeit, bzw. in diesem Fall ´Unwirksamkeit`, voraus. Im Gegensatz dazu würde die Annahme eines linear vermittelnden Lehr-Lernprozesses die Lehrperson verstärkt in die Verantwortung nehmen, da diese in dem Fall die Verantwortung für den Outcome des Lehr-Lernprozesses allein tragen würde. Die dargestellten Anforderungen an Lehrkräfte einer systemisch-konstruktivistischen Erwachsenenbildung resultieren letztendlich in Unsicherheiten und Widersprüchen.

Schüßler (2012, S. 136) spricht von Paradoxien und Widersprüchen im pädagogischen Handeln, derer sich ermöglichungsdidaktisch agierende Lehrkräfte aber sehr wohl bewusst sind. Vielleicht sind es gerade die Widersprüchlichkeiten, die diese Form der Unterrichtsgestaltung auf eine Metaebene heben und dadurch sehr reflektiert und bewusst umgesetzt werden kann. Denn Widersprüche im pädagogischen Handeln resultieren in einer Perturbation der Lehrkräfte, was auch diese zu neuen Denkweisen und Verhaltensänderungen anregt. Dies ermöglicht eine Entwicklung sowohl seitens der Lernenden als auch seitens der Lehrenden. Demnach haben die erwähnten Widersprüche und Unsicherheiten durchaus Potential, einen positiven Effekt auf die Gestaltung und

Entwicklung von Lehr-Lernprozessen auszuüben (vgl. Pachner, 2018, S. 145).

Bei näherer Betrachtung der Situation der Ausbildung zur Notfallsanitäterin oder zum Notfallsanitäter an Rettungsdienstschulen wird deutlich, dass für die Lehrenden zwar die Rolle als Lehrkraft neu ist, die situative Unsicherheit der Unterrichtssequenzen aber den Notfalleinsätzen im bisherigen Berufsalltag der Notfallsanitäterinnen und Notfallsanitäter ähnelt. Auch in den Notfalleinsätzen gilt es, komplexe, nicht vorhersehbare Einsatzverläufe professionell abzuwickeln. Eine gewisse Wirkunsicherheit ist dabei ebenso gegeben, da jeder Notfall anders verläuft und die angewendeten Maßnahmen nicht immer die erwünschte Wirkung erzielen. Zudem ist das Anerkennen der eigenen Grenzen im rettungsdienstlichen Alltag eine besondere Herausforderung. Häufig werden die Kolleginnen und Kollegen damit konfrontiert, die Situation nicht mehr beherrschen zu können. Jegliche Maßnahmen verlaufen dann ineffektiv und dem oder der Betroffenen kann bei allen Bemühungen, nicht mehr geholfen werden.

Dieser Vergleich stellt eine Übertreibung dar, weil es im Rettungsdienst schnell um Leben und Tod gehen kann, allerdings spiegelt es in gewisser Weise die Situation im Lehr-Lernprozess wider. Der Unterschied besteht darin, dass in der präklinischen Notfallmedizin die Lage kontrolliert werden muss, um einen positiven Verlauf zu erzielen. Zudem sind es Notfallsanitäterinnen und Notfallsanitäter gewohnt, mit Handlungsschemata zu arbeiten. Übersteigt der Blutdruck einer Patientin oder eines Patienten einen vorgegeben Wert, so wird nach einem hierfür vorgegebe-

nen Schema interveniert. Oft gestalten sich die Notfallsituationen nicht eindeutig, was einen gewissen Spielraum
lässt und daher zu jeder Entscheidung Begründungen erfordert. Allerdings erfolgt jegliches Arbeiten strukturiert
mit entsprechenden Handlungsvorgaben als Backup. Es
hat also Priorität, die Situation kontrollieren zu können.

Im Lehr-Lerngeschehen hingegen ist dies nicht als Ziel
anzusehen, da eine Wirkunsicherheit von vorneherein
gegeben ist. Die Situation ist nicht in Gänze beherrschbar.
Somit sind die Lehrkräfte an den Rettungsdienstschulen
zwar durchaus gewohnt, mit Unsicherheiten umzugehen
und in komplexen Situationen begründete Entscheidungen zu treffen. Allerdings ist die Kontrollabgabe in der
Präklinik nicht als Intention anzusehen, sondern ein
Kampf gegen die Zeit. Ziel ist es in solchen Fällen zu agieren, um nicht reagieren zu müssen.

Dies macht es vermutlich herausfordernder, das neue Rollenbild als Lernberaterinnen und Lernberater anzunehmen, da der Versuch oder der Wunsch, eine Situation beherrschen zu wollen, indem durch eine Maßnahme eine
Wirkung erzielt wird, nicht mehr möglich ist. Zudem gibt
es in der Funktion der Lehrkraft kein Backup in Form von
vorgegebenen Handlungsabläufen für einzelne spezielle
Situationen. Demnach müssen die Lehrkräfte lernen, dass
Professionalität nicht mehr bedeutet, in Situation A Medi-
kament A zu verabreichen und die Lage entspannt sich,
bspw. weil der Blutdruck sinkt. Von einem linearen Ursa-
che-Wirkungsdenken muss Abstand genommen werden.
Das Handeln mit dem Ziel, eine Ursache zu erkennen, um
dann gezielt zu intervenieren, damit eine gewünschte

Wirkung erzielt wird, widerspricht dem systemischen Denken. Es gilt dabei anzuerkennen, dass jede Intervention wiederum erneut eine „Ursache komplexer Dynamiken" (Arnold, 2007, S. 80) darstellt.

Systemisch Denken heißt auch, sich einlassen auf Dynamiken, die eben nicht vorhersehbar sind, wenn das System angeregt wird. Komplexe Dynamiken anzunehmen geschieht in der Präklinik nicht ʹkampflosʹ, wohingegen es in Lehr-Lernsituationen von vorherin obligatorisch ist. Es geht vielmehr darum, Professionalität im individuellen Handeln eigenständig zu entwickeln. Laut Nittel und Seltrecht (2008, S. 124) ist eine individuelle Form der Professionalisierung denkbar, die eine Entwicklung bezogen auf eine konkrete Person darstellt. Individuelle Entwicklung stellt einen Reifeprozess dar, der unabhängig von einer wissenschaftlichen Ausbildung sein kann, aber letztendlich aus der Veränderung des Selbstbildes in einer professionellen Haltung resultiert. Da Professionalität nicht allein durch Studienabschlüsse etc. generiert werden kann, bedarf es dieses zusätzlichen individuellen Reifeprozesses bezüglich einer eigenen Haltung.

Die dargestellten Professionalitätsanforderungen an Lehrkräfte in der Erwachsenenbildung sowie die herausgearbeitete Schwierigkeit der Rollenfindung in Bezug auf die Verantwortungsübernahme im Lehr-Lernprozess verweisen konsistent auf die Bedeutung von Interaktionen im Lehr-Lerngeschehen, was die Ausbildung einer pädagogischen Beziehung in den Vordergrund rückt.

Wie eingangs beschrieben, ist der Lehr-Lernprozess als gemeinschaftlicher Prozess anzusehen, um gemeinsam ʽnach Antworten zu suchenʼ. Diese Gemeinschaftlichkeit erfordert eine bewusste Interaktion. Die Basis dafür ist nur durch einen pädagogischen Bezug zu generieren. Das Aushandeln der Rollen geschieht letztendlich, um miteinander in Beziehung treten zu können (vgl. Stadler & Kern, 2010, S. 136). Meueler (2016, S. 7) schreibt von „sozial-emotionaler Bemühung", die es Lehrenden ermöglicht, „[...] zu Mittlern zwischen den Lernsubjekten und Lerngegenständen zu werden" (ebd.). Auch hier ist eine Beziehung intendiert, die den Lernenden einen Zugang zum Lernstoff ermöglichen soll. Lehren ist folglich an Beziehungen gebunden (vgl. Herzog, 2011, S. 49). Es scheint, als sei die pädagogische Beziehung als ein Grundfundament im Lehr-Lernprozess anzusehen, die den Nährboden für eine weitere Entwicklung darstellt.

3 Zwei scheinbar divergente Blickwinkel auf die pädagogische Beziehung

In Kapitel drei wird die pädagogische Beziehung aus zwei unterschiedlichen Sichtweisen differenziert betrachtet. Zum einen wird die Beziehung als Anspruch dargestellt, pädagogische Momente zu gestalten. Ziel ist es, eine Selbststeuerung der Lernenden zu generieren. Dies wird durch die Perspektive Martin Bubers auf die Beziehung verdeutlicht. Zum anderen wird eine Handlungstheorie vorgestellt, die es ermöglicht, ʼdie Wirklichkeit der Notfallsanitäterausbildungʽ, abzubilden. Als Modell dient dabei die Tätigkeitstheorie nach Engeström, die auf Beziehungsstrukturen innerhalb des Systems basiert.

3.1 Beziehung als Anspruch

„Im Anfang ist die Beziehung" (Martin Buber, 2017, S. 24) Betrachtet man die pädagogische Beziehung als Grundfundament pädagogischen Handelns, so resultiert daraus ein Anspruch, dieser Basis im Lehr-Lernprozess gerecht zu werden. Wenn das professionelle Lehrhandeln eine Unsicherheit darstellt, sowohl bezogen auf die Wirkung als auch auf die nicht vorhersehbaren Unterrichtssequenzen, so ist es umso wichtiger, den Kontakt mit den Lernenden wiederholt neu herzustellen. Denn nur durch einen bewussten Austausch kann diese Unsicherheit reduziert werden.

Die Funktion als Lernberaterin oder Lernberater kann dafür ausgefüllt werden, wenn eine Interaktion mit dem oder der zu Beratenden gegeben ist. 'Sich einlassen` auf das Gegenüber steht für beide Seiten im Vordergrund. Für Wolf (2006, S. 27) hat die Qualität der Beziehung zwischen lernender Person und Lehrkraft erheblichen Einfluss auf den Lernerfolg. Eine Beziehung entwickelt sich aus der gemeinschaftlichen Auseinandersetzung mit dem Lerngegenstand sowie aus der daraus resultierenden Kommunikation und Interaktion. Auch Krautz und Schieren (2013, S. 7) betonen die Faktoren „Persönlichkeit und Beziehung als Grundlage der Pädagogik", da Lernerfolge häufig mit Erlebnissen bestimmter Personen verknüpft werden. Damit soll betont werden, dass die Rolle der

Lehrkraft eine Sonderstellung einnimmt, die mit der pädagogischen Beziehung gekoppelt ist.

Die im vorherigen Kapitel erwähnte Haltung, die es im Rahmen der individuellen Professionalisierung zu entwickeln gilt, spiegelt sich nun in der Ausbildung 'professioneller pädagogischer Beziehungen` wider. Demnach stellt es einen Anspruch an alle Lehrkräfte dar, unter besonderer Berücksichtigung der pädagogischen Beziehung, den Lehr-Lernprozess positiv zu beeinflussen. Allerdings muss zunächst geklärt werden, unter welchen Rahmenbedingungen eine entsprechende Haltung zu entwickeln ist.

3.1.1 Der pädagogische Bezug nach Hermann Nohl und ein In-Beziehung-gehen

Für Nohl, so Klika (2000, S. 41) ergibt sich ein pädagogischer Bezug zwischen lernender Person und der Lehrkraft durch das Motiv der Lehrkraft, dem Lernenden etwas beibringen zu wollen. Das daraus resultierende Handlungsmotiv des Lehrenden, bildet das notwendige Potential, um Bildungsprozesse anzustoßen. Es wird eine Intention verfolgt, die bei der lernenden Person entsprechende Lernprozesse hervorruft. Für Nohl ist somit die Lehrperson der Startimpuls für einen gelingenden Bildungsprozess.

Bildung ereignet sich für ihn durch zwischenmenschliche Beziehungen mit der Perspektive auf die Wirklichkeit der Lernenden. Wenn die Lehrkraft als Initiator des Lernprozesses anzusehen ist, so ist auch ein Bezug zum jeweiligen

Gegenüber notwendig. Für Nohl ist Entwicklung nicht ausschließlich autopoietisch, sondern kann von außen angestoßen werden (vgl. Klika, 2000, S. 41), was dem Prinzip der Perturbation eines Systems gleichkommt. Im Sinne einer systemisch-konstruktivistischen Haltung wird der Einfluss der Lehrenden deutlich, da sie als Initiatoren von Bildungsprozessen zu verstehen sind. Dahinter steht ein starker Wille der Lehrkraft, durch pädagogische Intervention etwas bei den Lernenden bewirken zu können. Dafür erscheint ein Bezug, also eine Beziehung zum lernenden Subjekt obligatorisch.

Für einen produktiven Lehr-Lernprozess wird damit ein bewusstes ´In-Beziehung-gehen` vorausgesetzt. Eine Beziehung stellt zunächst ein Verhältnis zwischen zwei Partnern dar und kann als Dyade beschrieben werden. Dafür ist zudem die Dauer der Interaktionen entscheidend sowie die daraus resultierende Dynamik, die wiederum geprägt ist durch vorherige Interaktionen der Partner. Eine Regelmäßigkeit der Interaktionen ist als Voraussetzung einer Beziehung anzusehen (vgl. Wolf, 2006, S. 27).

Nicht allein Interaktionen ermöglichen die Entwicklung einer Beziehung. Hierzu sind Relationen auf Basis von Handlungen oder Gefühlen zwischen beiden Partnern herzustellen. Dabei sind rollenbezogene Erwartungshaltungen ausschlaggebend, die entsprechend überprüft und, so weit möglich, angepasst werden müssen, um eine Beziehung zu entwickeln. Insofern kann auch von Beziehungsarbeit gesprochen werden (vgl. Hoefert, 2011, S. 67).

Die Dynamik einer pädagogischen Beziehung ergibt sich aus verschiedensten Interaktionssequenzen (vgl. Wolf, 2006, S. 28). Die Notwendigkeit einer Beziehungsgestaltung mit jeder individuell lernenden Person weist gleichzeitig die Widersprüchlichkeit auf, diese Beziehung in einem angemessenen Verhältnis auszubilden. Gieseke verweist auf eine „distanzierte Nähe als professionell einzuübende Grundhaltung" (Gieseke, 2002 zitiert nach Wolf, 2006, S. 29). Sie warnt hierbei vor Enttäuschungen oder falschen Spiegelungen, die für die Lernenden entstehen können. Beziehungen stellen somit sehr störanfällige Gebilde dar, die bei Problemen oder Missverständnissen schnell in Lernwiderstände oder Lernschwierigkeiten führen können. Demnach ist eine professionelle Beziehungsgestaltung vorrangig, die auf der Seite der Lernenden Aktivität für den eigenen Lernprozess hervorruft und dabei gleichzeitig Störungen reduziert (vgl. Schäfer, 2017, S. 58).

Das erfordert eine feinfühlige Kommunikation, die sich durch Faktoren wie Authentizität, Respekt, Freundlichkeit, Verbindlichkeit und Hilfsbereitschaft auszeichnet. Diese Eigenschaften und Verhaltensweisen sind es, die über sogenannte Spiegelneuronen ein spiegelndes Verhalten des Gegenübers hervorrufen können und so eine positive Beziehungskultur vorleben. Die Nachahmung bestimmter Verhaltensweisen ist abhängig von der Intensivität der Beziehung (vgl. Hattie, 2016, S. 80). Darin steckt der Ansatz eines ´Zweifach-In-Beziehung-gehens´. Das ´Zweifach-In-Beziehung-gehen` ist der Startschuss zum eigentlichen Lernprozess und hat einen großen Einfluss auf die Entwicklung des Lernprozesses sowie auf den nachhaltigen Lernerfolg. Allerdings ergeben sich im Rahmen des Lernprozesses weitere Verbindlichkeiten, die die Lehrkraft und die lernende Person beeinflussen. Daraus resultiert der Begriff des „dreifachen In-Beziehung-gehens" (Schäfer, 2017, S. 58). Dieser beinhaltet eine triadische Struktur, die neben Lehrkraft und lernender Person zusätzlich die anderen Lernenden sowie insbesondere den Lerngegenstand involviert.

Zu den subjektiven Interaktionen wird der Bezug zu einem Objekt ergänzt. Dabei gilt es, über die triadische Beziehungsstruktur den Lernenden einen Bezug zum jeweiligen Lerngegenstand bzw. Lerninhalt anzubieten. Dies ist allerdings nur möglich, wenn auch die Lehrkraft eine Beziehung zum Lerngegenstand hat. Das eingangs erwähnte Ziel, die lernende Person mit dem Prinzip der Selbstorganisation in Lernprozessen vertraut zu machen, was eine eigenständige Suche nach Antworten nach sich zieht, kann nur gelingen, wenn dieser ebenso einen Bezug zum jeweiligen Lerngegenstand aufweist. Der mögliche Zugang dazu sollte wiederum von der Lehrkraft entsprechend angeregt werden. Es gilt die Lernenden in Verbindung mit dem Lerngegenstand zu bringen, woraus ein Gefühl der Zugehörigkeit resultieren kann. Ziel ist, die lernende Person zu unterstützen eine persönliche Beziehungsstruktur zum Lerngegenstand zu entwickeln.

Eine Selbstorganisation des Lernens intendiert ebenso, eine Beziehung zu sich selbst aufzubauen, um eigene Ressourcen zu erkennen und auch zu verwenden. Hierfür bedarf es vor allem des Empfindens von Selbstwirksam-

keit und Vertrauen in die eigenen Fähigkeiten (vgl. Schäfer, 2017, S. 61). Dies bedeutet, dass der Lehr-
Lernprozess ein Konstrukt umfangreicher Beziehungsstrukturen darstellt, die in ein ausgewogenes Verhältnis
zueinander gebracht werden müssen, um den Outcome zu
maximieren. Für Schäffter (o.J.) ist das Lernen „ein besonderer Beziehungsmodus im Verhältnis zur systemspezifi-
schen Umwelt".

Dieser besondere Beziehungsmodus wird detailliert dargestellt von Mettler-von Meibom (2007, S. 157). Für sie
stehen der Umgang miteinander und die Art zu kommunizieren im Vordergrund. Dem eigentlichen Lerninhalt
misst sie nachrangig Bedeutung zu. Das Wie der Kommunikation erhält bei der Autorin einen bedeutenden Stellenwert. Für das ´Wie` ist die Lehrkraft verantwortlich,
indem diese durch ihre Haltung die Beziehungsqualität
maßgeblich beeinflusst. Die Beziehungsqualität wiederum
ist ausschlaggebend für das Lernergebnis. Diese besondere Beziehungskultur resultiert in einer Lernkultur, die
eine Eigenverantwortlichkeit der Lernenden fördert.

Da das Sender-Empfänger-Modell der Kommunikation
(Schulz von Thun) allerdings störanfällig ist, nicht zuletzt
auch aus systemisch-konstruktivistischer Sicht, so kann
die Lehrkraft nicht allein verantwortlich sein für die sich
entwickelnde Beziehungskultur im Lehr-Lernprozess (vgl.
Mettler-von Meibom, 2007, S. 159). Allerdings stellt sie
eine tragende Rolle im Sinne der Qualitätssicherung dar.
Vorrangig ist die Haltung, die prägenden Einfluss nimmt.
Diese Haltung ist durch Wertschätzung geprägt. Eine

gleichermaßen auf Wertschätzung basierende Haltung ist zu erkennen in Theorien Martin Bubers.

3.1.2 Die dialogische Begegnung nach Martin Buber

Das Fenster aufstoßen und ein Gespräch führen ist eine passende Verbildlichung für die Rolle der Lehrkraft, bezogen auf die Begleitung und Vorbereitung auf den zu bewältigenden ´Marsch`. Vorrangig ist, in Kontakt mit der jeweils lernenden Person zu sein und dabei ´gangbare` Wege aufzuzeigen.

> „[...] Ich nehme ihn, der mir zuhört, an der Hand und führe ihn zum Fenster. Ich stoße das Fenster auf und zeige hinaus. Ich habe keine Lehre, aber ich führe ein Gespräch" (Martin Buber, 2017, S. 1).

Die o.g. Aussage Bubers beinhaltet zugleich, dass es ein Gegenüber gibt, das zuhört. Dialog beruht auf Gegenseitigkeit. Demnach müssen auch die Lernenden sich auf eine Interaktion einlassen. Sich mit Wertschätzung zu begegnen, bedeutet zunächst einmal einander anzuerkennen. Der Begriff der wertschätzenden Begegnung ist stark geprägt durch das dialogische Prinzip Martin Bubers. Buber unterscheidet zwei verschiedene Grundworte des Ich-Zustands. Zum einen besteht das Ich im Zustand Ich-Du und zum anderen im Zustand Ich-Es (vgl. Buber, 2017, S. 10).

Um miteinander in Beziehung zu stehen, bedarf es der Grundworte Ich-Du, die für Buber eine Haltung und den eigentlichen Dialog symbolisieren. Beziehung sieht er als

Gegenseitigkeit, die auf Anerkennung und Akzeptanz des anderen basiert (vgl. Matt-Windel, 2005, S. 26). Diese Beziehung ist durch Distanz und Nähe gleichermaßen geprägt. Die Nähe ist notwendig, um den Anderen voll und ganz zu erkennen, als das was er ist. Die Distanz hingegen resultiert aus der Akzeptanz der ´Anderheit` des Gegenübers. Die ´Anderheit` stellt einen bedeutungsvollen Begriff in Bubers Denken dar, der Distanz erst ermöglicht.

Dies ist ein zentrales Moment der dialogischen Haltung. Die Begegnung im Grundwort Ich-Du findet in der Gegenwart statt. In diesem Moment gilt kein Vorwissen oder Zweck, ebenso haben Raum und Zeit keinen Zusammenhang (vgl. Buber, 2017, S. 17ff.). Es gibt dementsprechend keine Abhängigkeiten von Rollen oder mögliche Einflussnahmen. In der Vorstellung Bubers bildet sich die Beziehung nicht erst durch normatives Rollenverhalten aus, sondern geschieht gerade unabhängig von jeglichen Rollen und Erwartungshaltungen. Erst dies ermöglicht, den anderen wirklich zu erkennen und somit auch mögliche unausgesprochene Fragen wahrzunehmen.

In den Grundworten Ich-Es hingegen besteht eine sachbezogene Auseinandersetzung mit der Umwelt. „Die Eswelt hat Zusammenhang im Raum und in der Zeit" (Buber, 2017, S. 39). Dabei wird das Gegenüber zu einem Objekt (vgl. Matt-Windel, 2005, S. 26). Es fließen Rollenerwartungen und Erfahrungswissen mit ein. Allerdings besteht kein direkter Bezug zur Gegenwart. Das Hier und Jetzt ist nur erfahrbar im Grundwort Ich-Du. Die Es-Welt hat demnach eine Tendenz zur Ich-Bezogenheit (vgl. Bohnsack, 2008, S. 20). Dies verhindert echte Präsenz, weil die dazugehörige Sachlichkeit im Umgang mit den Gegenständen auf Erfahrungen basiert, die mit Planungen im Handeln verbunden sind. Dadurch ist eine Gegenwärtigkeit ausgeschlossen.

Für Lehrende bedeutet das, den sachlichen Bezug zur Es-Welt, also Sachbeziehungen, bspw. im Planungshandeln der methodischen Unterrichtsgestaltung zu vollziehen, oder auch in makrodidaktischen Stunden- sowie Jahresplanungen zu berücksichtigen. Auch eine Sachlichkeit bezogen auf den Lerngegenstand sowie auf die lernende Person ist vorhanden, besteht aber laut Buber in einer anderen Präsenz (vgl. ebd.).

Um aber eine individuelle Förderung der Lernenden zu ermöglichen, ist die Ich-Du-Beziehung unumgänglich. „Der Mensch wird am Du zum Ich" (Buber, 2017, S. 34). Diese Aussage macht deutlich, dass ein Subjekt nur an seinem Gegenüber wachsen kann, also durch die Begegnung in den Grundworten Ich-Du. Für Buber wächst jeder Beteiligte in einer Ich-Du-Begegnung am Gegenüber und zwar immer in Relation zum Gegenüber, wobei hier mit Relation nicht die Rollendefinitionen gemeint sind. Wenn es beispielsweise keinen Zweck und demnach keine Absicht in der Begegnung gibt, so besteht lediglich eine Relation zum Gegenüber im Erkennen als das, was sich zeigt und gespiegelt wird. Die Betonung liegt nicht auf einer selbstreferenziellen Entwicklung, sondern vielmehr auf dem Wachstum durch Erkennen in der Begegnung. Erst durch das Wahrnehmen des anderen, ist es möglich, auch sich selbst zu erkennen (vgl. Müller-Commichau, 2014, S. 20).

Buber unterscheidet die Begriffe 'Begegnung' und 'Beziehung'. Eine Begegnung in den Grundworten Ich-Du ist zeitlich auf kurze Intervalle begrenzt (vgl. Bohnsack, 2008, S. 22). Diese kurzweiligen Begegnungen sind flankiert von der Ich-Es-Welt, die einen sachlichen Objektbezug hat. In dieser kann das Gegenüber als Gegenstand beobachtet und es kann mit ihm kooperiert werden. Das bedeutet, dass eine Beziehung stark geprägt wird durch Momente der Begegnung. Die zuvor beschriebenen Interaktionen, die notwendig sind, um eine Beziehung zu entwickeln, sind ausschlaggebend für die Intensität der Beziehung. Bestehen diese Interaktionen überwiegend in Ich-Es-Grundhaltungen, so ist kein aufmerksames Interesse am Gegenüber vorhanden. Der andere wird registriert, dabei aber lediglich rollentypisch kategorisiert, ohne die wesentlichen Grundzüge oder Veränderungen wahrzunehmen. In dieser Form der Begegnung ist es nicht möglich, Fragen des Gegenübers zu erkennen, oder passende Antworten zu finden.

Buber (2017, S. 153) spricht von einem Panzer der Gewöhnung. Dieser Panzer verhindert zum einen ein Erkennen des anderen und zum anderen ein Zulassen des Selbst. Er symbolisiert auch ein Festhalten an alten Rollenstrukturen, die Sicherheit geben, weil der normative Charakter Verhaltensmuster suggeriert. Für Buber ist ein Ablehnen des Gegenübers eine „Einschränkung des Dusagenkönnens" (Buber, 2017, S. 22), was letztendlich nicht ein Problem mit dem anderen offenbart, sondern eine fehlende Selbstliebe aufzeigt. Eine Einschränkung des 'Dusagenkönnens' kann jedoch als Selbstschutz angesehen werden, sich nicht mit eigenen Unsicherheiten auseinandersetzen zu müssen.

Um eine Beziehung lebendig zu halten, bedarf es zwischenzeitlicher Begegnungen im Sinne Martin Bubers (vgl. Müller-Commichau, 2014, S. 64). Es gilt, den Panzer abzulegen und einen echten Dialog zu führen. Dieser Dialog resultiert aus dem „Innewerden" (Buber, 2017, S. 152). Einen Dialog führen kann nur, wer zuhört, bzw. wahrnimmt was der andere preisgibt, nicht nur in Worten, sondern auch in der Haltung etc. Buber (2017, S. 165) beschreibt dies als Erkennen des anderen im „Dasein und Sosein". Dabei ist gefordert, die Präsenz des Anderen wahrzunehmen und gleichzeitig selbst präsent zu sein. Der Dialog ergibt sich aus der Anerkennung der ´Anderheit` und der Verständigung darüber. Alles andere ist für Buber ein „dialogisch verkleideter Monolog" (ebd.).

Beziehung bedeutet demnach, einen Dialog zu führen, der auf Echtheit und Gegenseitigkeit basiert, indem zwischenzeitliche Begegnungen zugelassen werden. Es ist erforderlich, sich auf Nähe einzulassen, die nicht körperlich gemeint ist, sondern nah an ´der Wirklichkeit` des anderen ist. Gleichzeitig ist es nötig, Distanz zu ermöglichen, um das Gegenüber wieder neu entdecken zu können und nicht anhaltend in der Begegnung zu verweilen. „Das einzelne Du muß nach Ablauf des Beziehungsvorgangs zu einem Es werden" (Buber, 2017, S. 39). Es ist demzufolge zwingend notwendig, zwischen beiden Zuständen zu wechseln um den anderen neu erkennen zu können.

Bezogen auf die Beziehung zwischen Lehrperson und lernender Person erscheint dieses Konzept beinahe zu intensiv oder auch diffus. Aber die Art einander zu begegnen macht als distanzierte Nähe einen wesentlichen Teil
professioneller Grundhaltung aus. Die Beziehung stellt
somit hohe Ansprüche an die Lehrkraft und fordert ein
hohes Maß an Energie, jeder lernenden Person entsprechend ʹzu begegnenʹ. Im Grunde genommen ist die Begegnung in den Grundworten Ich-Du ein Lösen von fest-
gefahrenen Strukturen, um Entwicklung zu ermöglichen.
Sich bewusst in die Begegnung begeben, ist ebenso unsicher wie die zuvor beschriebenen Lehr-Lernsituationen.

Die Begegnung ist nicht vorhersehbar, was Angst generieren kann. Demnach stellt die dialogische Haltung auch
eine Form kognitiver Erwartungshaltung dar. Wenn an
normativen Strukturen festgehalten wird, ist kein wirkli-
cher Dialog möglich. Die Frage ist, inwiefern sich die Auszubildenden auf Begegnungen einlassen. Wovon ist es
abhängig einen solchen Entwicklungsprozess gemeinsam
zu gestalten? Das dialogische Prinzip Bubers basiert auf
bedingungsloser Anerkennung, was neugierig macht auf
deren Auswirkungen auf den Lehr-Lernprozess sowie auf
die Erfahrung von Selbstwirksamkeit durch das Aner-
kanntwerden.

3.1.3 Beziehung auf Basis von Anerkennung

„Anerkennung meint eine durch emotionale wie soziale
Wertschätzung geprägte Haltung zwischen mindestens
zwei miteinander kommunizierenden Individuen" (Mül-

ler-Commichau, 2014, S. 19). Wertschätzung ist als Basis für eine Haltung der Anerkennung zu sehen. Diese Haltung zeichnet sich durch ein Bemühen um Stabilität aus, die aber eine Bereitschaft zur Veränderung innehat. Entscheidend für eine funktionierende Kommunikation ist in diesem Verständnis eine Gegenseitigkeit. Damit Anerkennung erfahrbar wird, ist die Bejahung des anderen durch Handeln notwendig. Laut Müller-Commichau (2014, S. 19) ist das Sprechen ebenso Teil dieses Handelns und nimmt eine Schlüsselrolle ein, wenn es um die Versprachlichung dessen geht, was im Gegenüber erkannt wird. „Anerkennung kommt von Erkennung" (ebd. S. 22). Um dem gerecht werden zu können, lässt sich in Anlehnung an Buber zwischen Anerkennung des Daseins und Anerkennung des Soseins unterscheiden. Zum einen wird die Existenz des Anderen, das Dasein, bedingungslos anerkannt. Dies suggeriert zunächst, ´so wie du bist, ist es gut`.

Zum anderen werden das Besondere bzw. Kompetenzen und Fähigkeiten, das Sosein, anerkannt. Von Bedeutung hierbei ist der Wandel von Erkennung zu Anerkennung. Hier kommt die Rolle der Lehrperson zum Tragen, die durch Anerkennung des Soseins potentielle Ressourcen der lernenden Person erkennt und durch Versprachlichung möglicherweise aktiviert (vgl. Müller-Commichau, 2018, S. 42). Das Bedürfnis, anerkannt zu werden, zieht sich von Geburt an durch das ganze Leben. Wird Anerkennung erfahren, so resultiert daraus ein wachsendes Selbstbewusstsein. Dies basiert zum einen auf dem Bewusstsein, ´das was mich ausmacht, ist gut`. Zum anderen wird durch das Schätzen der individuellen Fähigkeiten das Erleben von Selbstwirksamkeit gefördert. Diese Anerkennung führt in einer Selbstanerkennung als inneres Ja zu sich selbst. Für Lehrkräfte steht im Vordergrund, Kompetenzen zu erkennen und zu betonen, so dass vorhandene Ressourcen mit gestärktem Selbstbewusstsein weiterentwickelt werden können.

Nach diesem Ansatz wird das Potential zur Veränderung und Weiterentwicklung nicht in den Defiziten gesucht. (vgl. Pörtner, 2017, S. 41). Die Basis dieser Haltung ist ein personenzentrierter Ansatz, der nach Rogers auf Empathie, Wertschätzung und Kongruenz beruht.

> „Zur personenzentrierten Haltung gehört es, Menschen grundsätzlich Entwicklungsmöglichkeiten zuzutrauen, aber – und das ist ebenso wichtig – Entwicklung nicht zu forcieren. Erst wenn ein Mensch so angenommen wird, wie er im Augenblick ist, werden Veränderungen möglich" (Pörtner, 2017, S. 47).

Wertschätzung fungiert in dieser Haltung als Grundelement. Empathie wird durch die dialogische Begegnung der Anerkennung ergänzt. Im dialogischen Sinne Bubers erweitert sich der Begriff ´Empathie` zur ´Umfassung`. Umfassung beinhaltet nicht nur das Hineinversetzen in andere, sondern eine Selbstwahrnehmung mit den Augen des anderen. Es handelt sich um ein Spüren des Gegenübers, ohne seine eigenen Empfindungen aufzugeben (vgl. Müller-Commichau, 2014, S. 60). In diesem Aspekt ist die Distanz in der Nähe zu erkennen. Die Distanz zeigt sich darin, den anderen zu spüren und in diesem Moment trotzdem ganz bei sich selbst zu sein, ohne sich in den Gefühlen des Gegenübers zu verlieren.

Kongruenz spiegelt sich dann im Handeln, also in diesem Fall in der Kommunikation, wider. Es ist von Bedeutung, authentisch zu sein. Insbesondere die bewusste Artikulation wertschätzender Elemente wird häufig vernachlässigt. Ursächlich dafür ist eine fehlende Selbstbejahung, die eine Voraussetzung darstellt, das Gegenüber bejahen zu können. Die Lehrkraft benötigt ein ausgeprägtes Selbstbild, um in Interaktion mit anderen treten zu können. Das Gegenüber bedingungslos anzuerkennen und dies auch kongruent zu artikulieren, stellt eine große Herausforderung dar, da die Lernenden im Lehrenden nicht zwangsläufig Sympathie hervorrufen. An dieser Stelle können Probleme in der Umsetzung entstehen, allen Lernenden gerecht zu werden und mögliche Antipathien auszublenden, um sich bedingungslos auf das Gegenüber einlassen zu können.

Laut Buber ist nicht ein ´Wir` zielführend, dass sich aus der Begegnung entwickelt. Die ´Anderheit` des Gegenübers anzuerkennen und dies zu bestätigen ist die eigentliche Herausforderung. Daraus entwickelt sich eine Pendelbewegung zwischen Nähe und Distanz, die die Unterschiedlichkeit beider Individuen bestehen lässt (vgl. Peter, 2005, S. 47). Diese Pendelbewegung ist entscheidend für eine Anerkennungspädagogik. „Pendeln in pädagogischen Handlungssituationen begünstigt die Dynamik in Lehr-Lernprozessen" (Müller-Commichau, 2018, S. 77). Für Müller-Co mmichau bezieht sich das Pendeln nicht nur auf das Verhältnis von Nähe und Distanz, sondern auch auf „Instruktion und Begleitung" (ebd.) beim Lernen sowie „Zulassen und Begrenzen" (ebd. S. 78) bei der Aus-

wahl möglicher Lernwege. Dies ermöglicht eine individuelle Begleitung des Lehr-Lernprozesses der jeweils lernenden Person. Es wird außerdem hervorgehoben, dass
eine Instruktion in manchen Fällen notwendig ist, da eine
Eigenständigkeit noch nicht ausgeprägt genug ist, um
Lernprozesse wirklich selbstorganisiert zu vollziehen.

Die Anerkennungspädagogik Müller-Commichaus (2018,
S. 44) unterscheidet sich also von einer konstruktivistischen Haltung, indem sie die Selbstreferenzialität aus
dem Fokus nimmt und durch Intersubjektivität ersetzt.
Intersubjektivität ist geprägt durch Interaktion mit einem
anderen Subjekt, um selbst Subjekt werden zu können.
Selbstreferenzielle Systeme benötigen den anderen primär, wenn ein Nutzen daraus zu ziehen ist. Nach der Sys-
temtheorie Luhmanns besteht eine Wechselseitigkeit
zweier Systeme, um sich dadurch wieder auf sich selbst
zu beziehen und eigenständig konstruieren zu können
(vgl. Kleve, 2009, S. 70). Aus intersubjektivistischer Perspektive ist Lernen zwar ebenso wenig direktiv beeinflussbar, aber die Lehrperson fungiert hier als Identifikationsfigur, um eine Projektionsfläche für die Lernenden
zu bieten. Diese Identifikationsfigur ist demnach als Spiegel zu begreifen: ein Spiegel, der andere Perspektiven erkennt bzw. abbildet und nicht, wie so häufig, eine verzerr-
te Selbstwahrnehmung.

3.1.4 Die dialogische Haltung und ihre Wirkung auf die Selbstwirksamkeit

Wenn die Begegnung im Sinne der Intersubjektivität unabhängig von jeglicher Rollenzuschreibung stattfindet, dann ist eine spezifische Rollendefinition in der Form gar nicht nötig. Ein echter Dialog ist gekennzeichnet durch Bejahung des Gegenübers und Authentizität. Dabei würde eine (gespielte) Rolle jegliche Wahrnehmungen verfälschen und einen Dialog verhindern. Die Definition der Rolle kann in dieser Perspektive gleichgesetzt werden mit der pädagogischen Haltung. Es bedarf Stabilität, um sich als Identifikationsfigur anbieten zu können, und gleichzeitig einer Veränderungsbereitschaft, um Begegnungen zuzulassen.

Eine dialogische Haltung, die auf Bejahung des Gegenübers, Bemühung um Gleichbehandlung sowie der Verpflichtung zur Versprachlichung der Kompetenzen und Ressourcen des anderen basiert, ist geprägt durch Anerkennung (vgl. Müller-Commichau, 2018, S. 42). Diese Art miteinander in Interaktion zu treten, verstärkt die Selbstbejahung sowie die Selbstwirksamkeitserfahrung. Dies ermöglicht den Lernenden, Vertrauen in das eigene Handeln zu entwickeln, da sie diesbezüglich von Seiten der Lehrkräfte bestärkt werden. So entwickelt sich zunehmend auch die Fähigkeit, den eigenen Lernprozess selber zu steuern. Die Therapieforschung hat dahingehend ergeben, dass vertrauensvolle Beziehungen auf Basis des personenzentrierten Ansatzes nach Rogers mit Zuspruch und Unterstützung in einer Übernahme von Verantwortung für eigene Probleme resultiert (vgl. Kurtscheid, 2016, S. 14).

> „Erwachsene müssen erkennen und (er)klären können, was in
> ihnen wirkt, um sich - in einer lernenden Suchbewegung - in
> einen Unterschied hinein entwickeln und autonomer denken,
> fühlen und handeln zu lernen" (Arnold, 2013, S. 178).

Für das Erkennen und (Er)klären braucht es die Unterstützung durch den Lehrenden als ´Spiegel`, der erkennt, was in den Lernenden wirkt. Dies entwickelt sich in der dialogischen Begegnung. Bestimmte Aspekte benötigen erst die Versprachlichung eines Gegenübers, da sie aus eigener Suchbewegung heraus nicht gesehen bzw. gefunden werden können. Diese vor Augen geführten innewohnenden Ressourcen tragen dazu bei, sich selber zu akzeptieren und zu bejahen, was die Erfahrung von Selbstwirksamkeit verstärkt.

Der Unterschied zu einer konstruktivistischen Grundhaltung ist hier, dass das selbstgesteuerte Lernen nicht von vornherein erwartet wird. Die Systeme sind nicht ausschließlich als selbstreferenziell und geschlossen zu sehen, die lediglich durch Perturbation ein Anschlusslernen zulassen. Vielmehr ist ein Zugang zu den Lernenden annehmbar, der auf Basis einer Beziehung, im Sinne der Intersubjektivität das Selbstwirksamkeitserleben fördert und in der Entwicklung Verantwortungsübernahme möglich macht.

3.1.5 Grenzen des vorgestellten Beziehungsanspruchs

Der vorgestellte Ansatz einer dialogischen Haltung stellt die Lehrkräfte vor eine große Herausforderung. Die beschriebenen Professionalitätsansprüche, die vor allem eine Selbstreflexivität auf Seiten der Lehrkräfte fordern, stehen dabei besonders im Fokus. Es ist zwingend erforderlich, dass die Lehrenden ihre eigenen Grenzen und Unsicherheiten kennen, da auch sie von den Lernenden einen Spiegel vorgehalten bekommen. Sich in die Begegnung zu begeben, heißt ebenso, sich selber zu sehen. Das Ich der Lehrkraft entwickelt sich ebenso am Du des Lernenden. Für viele Lehrkräfte ist dies eine gänzlich neue Erfahrung und verstärkt Unsicherheiten. Das bedeutet, die Lehrenden müssen lernen, nicht nur der Unsicherheit im Unterrichtsgeschehen zu begegnen, sondern auch die Unsicherheit der eigenen Persönlichkeitsentwicklung auszuhalten.

Die Lehrkräfte in der Ausbildung des Rettungsfachpersonals haben in ihrer Berufsbiographie erlernt, ihrem Umfeld Souveränität und Standfestigkeit zu suggerieren. Dies wird in der Interaktion zwischen Lehrperson und lernender Person mit der beschriebenen Haltung gefordert. Allerdings ist das feinfühlige Wahrnehmen des Gegenübers in der Begegnung berufsbiographisch häufig abtrainiert worden. Dies ist als Selbstschutz zu verstehen, um die Erlebnisse und Schicksale im rettungsdienstlichen Alltag aushalten zu können. Jetzt gilt es, dies wieder zuzulassen und mehr noch, auch bewusst wahrzunehmen und versprachlichen zu können. Festgeschriebene Rollenkategorisierungen müssen dafür abgelegt werden, um sich auf die Begegnungen einzulassen. Zusätzlich muss entsprechend der dialogischen Haltung jeder lernenden Person gegenübergetreten werden. Es stellt eine besondere Herausforderung dar, dabei niemanden zu übersehen.

Die Beziehung als Grundlage von Interaktion basiert, wie zuvor beschrieben, auf Kommunikation, die auf ein anderes Subjekt gerichtet ist. Es steht immer ein soziales Handeln im Raum (vgl. Krotz, 2008, S. 30). Für den Autor ist Handeln von fundamentaler Bedeutung, wenn es um kulturelle und soziale Entwicklungsprozesse geht. Aus diesem Grund ist es angebracht, den Aspekt der Beziehung im Lehr-Lernprozess auch aus der Perspektive einer Handlungstheorie zu betrachten. Dafür wird im Folgenden die Tätigkeitstheorie als Handlungstheorie vorgestellt und als Analyseinstrument eingesetzt, da diese auf Beziehungsstrukturen basiert.

3.2 Die Tätigkeitstheorie

Die Tätigkeitstheorie stellt eine Handlungstheorie dar, die es ermöglicht, das Handeln sowie Zusammenhänge zwischen verschiedenen Beteiligten eines Systems zu analysieren und zu verstehen (vgl. Hemmecke, 2012, S. 359). Da die zuvor beschriebene Beziehung zwischen Lehrenden und Lernenden im Lehr-Lernprozess sehr komplex ist, soll diese nun anhand eines Analyseinstruments untersucht werden. Dies ermöglicht eine Strukturierung und untersucht die Identifizierung möglicher Einflussfaktoren. Somit muss das Beziehungsgefüge des Lehr-Lernprozesses als Tätigkeit bzw. Handlung abgebildet werden, wobei die Tätigkeitstheorie nach Engeström Anwendung findet.

Das Tätigkeitssystem ist als Modell zu sehen, das die enthaltenden Elemente mit seinen inneren Bezügen nicht nur darstellen, sondern auch erklären kann (vgl. Engeström, 2008, S. 34). Hierfür ist es zunächst erforderlich, die Grundlagen sowie die Entwicklung dieser Theorie näher zu erläutern. Ursprünge der Tätigkeitstheorie finden sich dazu sowohl bei Kant, Hegel, Marx und Engels als auch in der sowjetischen kulturhistorischen Psychologie.

3.2.1 Die vermittelte Handlung nach Vygotskij

Vygotskij beschäftigte sich in den 1920er Jahren mit dem Kontakt eines Individuums mit seiner sozialen Umgebung. Für ihn reicht die Theorie des Behaviorismus nicht aus, um die Interaktion zwischen Umwelt und Subjekt realistisch zu erklären. Er untersucht das Verhalten von Kleinkindern und entwickelt das Konzept der Interiorisierung. Demnach bedarf es einer Integration der Bedeutung von Symbolen der Umwelt in die eigenen Handlungen (vgl. Schaal, 2009, S. 9).

Das Verhalten eines Menschen wird somit von Artefakten über Handlungen vermittelt und ist nicht mehr ausschließlich Reaktion auf einen Reiz der Umwelt. Dies hebt die Be-deutung von Symbolen bzw. Gegenständen hervor, die genutzt werden, um sich die Umwelt anzueignen, indem sie in eigenes Handeln überführt werden. Diese Arte-

fakte sind von Menschen geschaffen und somit kulturhistorisch geprägt. Das bedeutet, dass sie sich durch menschliches Handeln verändern und entwickeln. Tätigkeit ist
folglich niemals individuell auf einen Gegenstand bezogen, sondern auf-grund der kulturhistorischen Prägung
immer gemeinschaftlich entwickelt bzw. vorgefertigt (vgl.
Schaal, 2009, S. 9).

Entscheidend in der Darstellung nach Vygotskij ist, dass
Aneignung, also der Lernprozess, ein vermittelndes Artefakt benötigt, um über eine Handlung des aneignenden
Individuums verinnerlicht zu werden. Engeström (2008,
S. 32) beschreibt die Artefakte als „Werkzeuge und Zeichen". Für ihn stellen sie eine Kontrollmöglichkeit
menschlichen Verhaltens dar, die es ermöglichen, von
außen Einfluss auf menschliches Handeln zu nehmen, indem die Gegenstände in die Hand genommen und weiterentwickelt werden können. Gleichzeitig sieht Engeström
die Gegenstände als impliziten Bestandteil der Auseinandersetzung eines Subjekts mit der Umwelt, um existieren
zu können. Der Mensch kann sich also nur durch Handlung an Artefakten weiterentwickeln. Entwicklung ist als
„Triade der kulturell vermittelten Handlung" (Schaal,
2009, S. 10) anzusehen (s. Abb. 1).

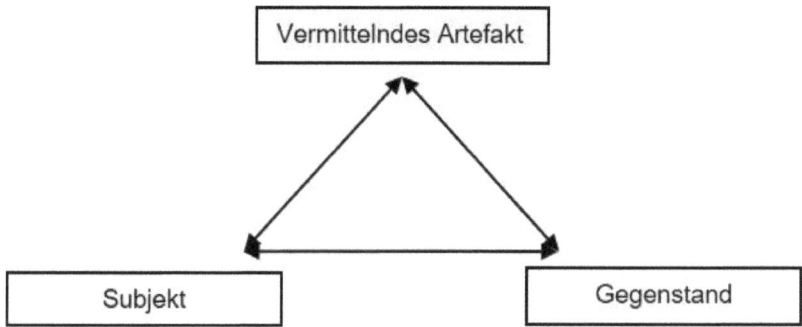

Abbildung 1: Die vermittelte Handlung nach Vygotskij, eigene Darstellung in Anlehnung an Schaal, 2009, S.10

Für Vygotskij entwickeln sich psychische Prozesse, also auch das Bewusstsein, durch praktische Tätigkeiten, die durch ein Artefakt vermittelt werden. Diese Vermittlung resultiert aus einer Beziehung zwischen Subjekt und Gegenstand, die wiederum durch eine Aktivität beschrieben. Das vermittelnde Element zwischen Artefakt oder auch Werkzeug, kann Sprache sein (vgl. Hemmecke, 2012, S. 370f.). Nach Vygotskij kann das Subjekt als lernende Person abgebildet werden. Diese muss über eine vermittelte Handlung in einen aktiven Umgang mit dem Gegenstand, in diesem Fall dem Lerngegenstand, versetzt werden. Dabei ist die Lehrkraft als Artefakt zu begreifen, die möglicherweise über Sprache die vermittelnde Funktion einnimmt. Dies erinnert stark an die triadische Beziehungsstruktur, die nach Schäfer (2017, S. 61) benötigt wird, um die lernende Person eine Beziehung zum Lerngegenstand entwickeln zu lassen. Allerdings steht in Bezug auf die Tätigkeit eine aktive Handlung im Vordergrund und nicht die Beziehung.

3.2.2 Die Tätigkeit als Produkt kollektiver Handlungen nach
       Leont´ev

Leont´ev entwickelt Vygotskij´s Konzept der vermittelten
Handlung weiter, indem er die Handlung nicht auf ein
Individuum beschränkt, sondern die Tätigkeit als „kollektiven Prozess" (Schaal, 2009, S. 10) annimmt, der in
einem sozialen System stattfindet. Diese Tätigkeit wird
durch ein Objekt und individuelle Motive forciert. Die Aneignung kulturhistorischer Erfahrungen findet somit aktiv
statt und wird vom Subjekt selbst gesteuert.

Hinter der gemeinschaftlichen Tätigkeit verbergen sich
drei Ebenen. Auf höchster Ebene steht die Tätigkeit, die
durch Objekt und Motiv von der Gemeinschaft ausgeführt
werden. Das Objekt muss mit einem Bedürfnis gekoppelt
sein, um ein Motiv hervorzurufen (vgl. Hemmecke, 2012,
S. 383). Den Zusammenhang verdeutlicht folgendes Beispiel: Als Objekt ist der Status Notfallsanitäterin oder Notfallsanitäter denkbar. Dieser ist entweder mit dem Bedürfnis nach materieller sowie beruflicher Sicherheit gekoppelt, oder mit dem Bedürfnis nach Anerkennung. Die
dargestellten Bedürfnisse entwickeln bei den Lernenden
ein Motiv, die Ausbildung zu absolvieren, um den er-
wünschten Status zu erhalten. Darunter besteht die Ebene
der Handlung, die zielgerichtet ist und von einem Individuum oder der Gruppe ausgeführt werden kann (vgl.
Schaal, 2009, S. 11). Auf der untersten Ebene befindet sich
die Operation, die aufgrund entsprechender Bedingungen
eine Routinehandlung darstellt. Diese drei Ebenen beste-

hen nicht nebeneinander, sondern in einem ständigen Fluss.

Übertragen auf den Lehr-Lernprozess ist auf Ebene der Tätigkeit folgendes denkbar: Die Tätigkeit, bspw. die Interaktion im Lehr-Lernprozess, wird von der Gemeinschaft umgesetzt. Das Objekt selbst wird durch den Lehr-Lernprozess als solchem symbolisiert, mit dem Motiv der Eigenständigkeit im Lernprozess der Lernenden. Auf der darunter liegenden Ebene der Handlung wird eine differenzierte Handlung vollzogen, wie beispielsweise ein Kapitel in einem Lehrbuch durchzuarbeiten, mit dem Ziel, das Thema zu verstehen und zu verinnerlichen. Dies kann sowohl vom Einzelnen als auch von der Gruppe umgesetzt werden. Die unterste Ebene der Operation stellt routinierte Abläufe dar, die diese Handlung unterstützen. In diesem Fall können sie durch das Umblättern der Buchseiten dargestellt werden oder das Verschriftlichen der Informationen. Bestimmte Handlungen können im Verlauf zu Operationen werden, wie bspw. die strukturierte Gestaltung einer lernförderlichen Mitschrift. Ist die Handlung verinnerlicht, so wird sie zu einer routinierten Durchführung, einer Operation. Auch im Falle der Ausbildung des Rettungsfachpersonals können einzelne Handlungen in Routine überführt werden. Ein Beispiel ist das Aufziehen von Medikamenten. Zunächst wird dies in vielen kleinen Teilhandlungen umgesetzt und geübt. Im Verlauf entwickelt sich eine Routine. Die Handlung wird operationalisiert und ist eine Teilhandlung der Tätigkeit, Medikamente zu applizieren.

Die Tätigkeit als solche basiert immer auf Wechselbeziehungen zur Umwelt, also zu anderen Individuen oder Objekten, die wiederum von der Gesellschaft geprägt sind. Handlungen können in der Zusammenarbeit eine Tätigkeit ergeben. Es ist somit sinnvoll eine Tätigkeit immer im Kollektiv zu betrachten (vgl. Hemmecke, 2012, S. 377). Dieses Kollektiv ist eine Gemeinschaft, deren Mitglieder abhängig voneinander sind. Arbeit bzw. Handlung vollzieht sich immer in Beziehung zu anderen im Kontext des sozialen Umfelds. Daraus lässt sich schlussfolgern, dass auch die psychischen Prozesse im Umgang mit anderen Menschen beeinflusst werden und sich entwickeln. Dabei ist immer Bezug auf die „gesellschaftshistorisch entstandenen Mittel" (ebd. S. 376) zu nehmen, die eine Verbindung darstellen. Die durch Artefakte vermittelte Tätigkeit generiert neben dem Bezug zum Objekt immer auch eine Verbindung, also Beziehung, zu anderen Menschen.

Entscheidend ist die Gegenständlichkeit der Tätigkeit. Zum einen ordnet der Gegenstand sich der Tätigkeit unter und lässt sich entwickeln bzw. umgestalten. Zum anderen wird in der psychischen Darstellung des Subjekts ein Abbild des Gegenstands generiert, was sich erst durch die eigentliche Tätigkeit ausbildet. Die Verbindung aller Tätigkeiten eines Subjekts führt zur Ausbildung der Persönlichkeit (vgl. Rückriem & Giest, 2012, S. 81ff.). Tätigkeiten sind also maßgeblich für die Entwicklung eines Individuums und dabei immer abhängig vom soziokulturellen Hintergrund.

Zusammenfassend lässt sich darstellen, dass nach Leont'ev die Tätigkeit durch ihre Gegenständlichkeit ausgezeichnet wird, die eine Abhängigkeit von sozialen Beziehungen sowie ein Zusammenspiel, das Wechselwirkungen mit der jeweiligen gesellschaftlichen Umwelt symbolisiert (vgl. Hemmecke, 2012, S. 377).

3.2.3 Das Tätigkeitssystem als Analyseinstrument nach Engeström

Um das kollektive Handeln entsprechend untersuchen und analysieren zu können, bedarf es eines Modells, das zusätzlich zu den triadischen Elementen Subjekt, Gegenstand und vermittelndem Artefakt, wie Vygotskij sie beschreibt, weitere Einflussfaktoren berücksichtigt. Auf solch einer Basis können menschliche Tätigkeiten, bspw. in Arbeitszusammenhängen, entsprechend untersucht werden. Engeström erweitert das Modell um nötige Faktoren wie Regeln, Gemeinschaft und Arbeitsteilung (vgl. Schaal, 2009, S.12). Die Gemeinschaft wird in der folgenden Darstellung Hemmeckes ersetzt durch den Begriff 'Involvierte Akteure' (s. Abb. 2).

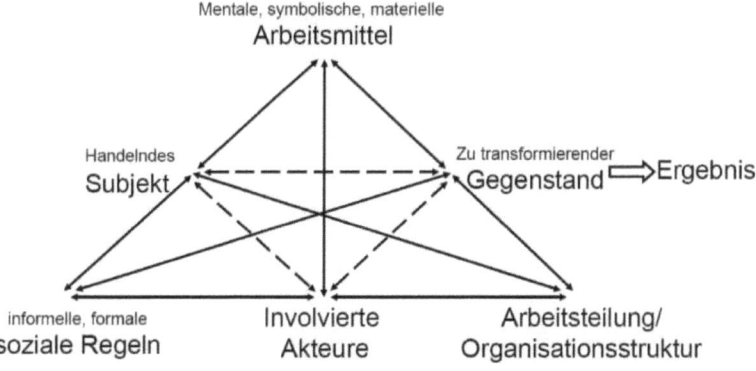

Abbildung 2: Tätigkeitssystem nach Engeström, Quelle: Hemmecke 2012, S.391

Zusätzlich inkludiert die Darstellung als Bezugsgröße ein Ergebnis, um den Outcome des zu untersuchenden Tätigkeitssystems bewerten zu können (vgl. Schaal, 2009, S. 12). Im Tätigkeitssystem Engeströms findet sich das Modell Vygotskij´s im oberen Dreieck wieder (s. Abb. 2). Der Begriff ´Artefakt` ist ersetzt durch ´Arbeitsmittel`, die materiell, symbolisch oder mental denkbar sind. Die ergänzten Einflussgrößen bilden zusätzliche Wechselbeziehungen im System aus, so dass letztendlich jede Variable Einfluss auf das Tätigkeitssystem nehmen kann. Alle Bezugsgrößen stehen in Wechselwirkung miteinander und haben Auswirkungen auf den zu transformierenden Gegenstand.

Die ergänzten Systembestandteile ermöglichen eine Betrachtung unter Einbeziehung veränderter Rahmenbedingungen und verdeutlichen den kollektiven Anspruch der Tätigkeit. Das Verhältnis von Subjekt und Objekt ist in diesem Modell als zentrale Variable anzusehen. Das handelnde Subjekt kann dabei als Individuum, Gruppe oder auch Organisation verkörpert werden. Das Objekt, oder auch der zu transformierende Gegenstand, ist als Ursache aller Handlungen zu verstehen. Dies kann durch einen realen Gegenstand abgebildet werden, es kann aber auch ein Gedankenkonstrukt darstellen.

„Der Gegenstand ist mehr als ein starres Ding: Er muß geschmiedet werden, er geht durch viele Hände, er erzeugt Leidenschaften und Kämpfe, er wird fragmentiert und wieder eingesammelt. Er ist flüchtig, jedoch überall. Er ist ein Horizont von Möglichkeiten" (Engeström, 2008, S. 18).

Dieses Zitat Engeströms verdeutlicht, dass das Tätigkeitssystem in sich flexibel ist und durchaus Widersprüchlichkeiten und Gegensätze toleriert. Es verweist außerdem auf eine äußerst intensive Aktivität hinsichtlich der Auseinandersetzung mit dem Gegenstand auf verschiedenen Handlungsebenen. Des Weiteren zeigt es vielfältige Entwicklungsmöglichkeiten auf. Für Hemmecke (2012, S. 383) charakterisiert sich die Tätigkeit „durch ständige Transformationen". Hier wird erneut eine Dynamik des Systems deutlich, die stark von den Bezugsgrößen abhängig ist.

Zusammenfassend lässt sich darstellen, dass sich Tätigkeitssysteme über ihren Gegenstand definieren, also objektbezogen sind. Das Modell ermöglicht es, handelnde soziale Systeme in Bezug auf ihre kollektive Tätigkeit zu untersuchen (vgl. Deinet et al., 2018, S. 18). Deinet et al. sprechen ebenso von möglichen Widersprüchen im System, die als „historisch akkumulierte strukturelle Spannungen" (ebd.) zu interpretieren sind. Aber gerade diese Widersprüchlichkeiten ermöglichen eine Entwicklung des Systems, die gesellschaftlich geprägt sind. Werden Widersprüche durch die Subjekte bemerkt, so resultiert daraus eine veränderte Handlung bzw. eine veränderte Arbeitstätigkeit. Alte Strukturen werden modelliert und an die neuen Begebenheiten in der Handlung angepasst und in die Praxis überführt.

Das zeigt, dass das Tätigkeitssystem basierend auf kulturhistorischer Prägung zur Entwicklung und Anpassung fähig ist. Somit verbirgt sich hinter einem Tätigkeitssystem immer auch eine Entwicklung durch ein kollektives

Lernen im Sinne eines expansiven Lernens. Engeström (2008, S. 38) beschreibt dies als Entwicklung eines Systems in Form eines „expansiven Zyklus". Hinter diesem verbirgt sich die Neuorientierung eines Systems bei Störungen und Widersprüchen.

3.2.4 Grenzen der Tätigkeitstheorie

Diese Entwicklung im Zyklus des expansiven Lernens spiegelt letztendlich eine Form kognitiven Erwartens des Systems wider. Arbeitstätigkeiten werden verändert, mit dem Versuch, Widersprüche aufzulösen. Allerdings ist fraglich, woraus eine solche Veränderungsbereitschaft resultiert. Ist es eine bewusste Verbesserung in Bezug auf die Entwicklung der Gesellschaft, oder ist es ein Ausweichen, um Widerstände zu minimieren? Die Tätigkeitstheorie ist gegenstandsbezogen und betrachtet das Kollektiv. Somit besteht auch ein Individuum nur im Kollektiv. Die einzelnen Handlungen eines Individuums resultieren in der Tätigkeit des gesamten Systems. Die Grenze dieses Systems kann darin gesehen werden, dass das einzelne Subjekt nicht in den Fokus rückt. Die Bedürfnisse resultieren aus den Motiven bezüglich des Gegenstands, der wiederum Produkt der Gemeinschaft ist. Hat ein Individuum dann eine Möglichkeit, sich auch persönlich zu entwickeln? Dies ist nur bei Erbringung einer Gegenleistung in Form einer Arbeitstätigkeit für die Gesellschaft möglich.

Aufgrund der Bedürfnisse und Motive ist eine persönliche Komponente vorhanden. Allerdings sind auch diese Be-

dürfnisse und Motive gesellschaftlich geprägt. Es hat den
Anschein einer Vortäuschung einer möglichen individuellen Entwicklung, da die Tätigkeit immer im Kollektiv zu
sehen ist und somit Handlungen nicht in gegensätzliche
Richtungen vollzogen werden können, sondern einen gemeinsamen Gegenstand bearbeiten. Demgegenüber
spricht Engeström von ´Leidenschaft und Kämpfen` (s.
Kap. 3.2.3), die ohne persönlichen Bezug nicht möglich
wären. Demnach ist eine individuelle Note anteilig gegeben, die allerdings wiederum einen Nutzen für die Gesellschaft haben muss.

3.3 Divergenz oder Konvergenz

In Kapitel drei wurden zwei scheinbar divergente Blickwinkel auf die pädagogische Beziehung erläutert. Der Anspruch, mittels anerkennender pädagogischer Beziehungen eine Eigenverantwortlichkeit der Lernenden generieren zu wollen, setzt eine bewusste Gestaltung der Beziehung voraus. In diesem Zusammenhang ist die Beziehung
als zentrales Moment pädagogischer Intervention anzusehen. Die Lernenden stehen im Fokus der Lehrenden
und werden individuell, entsprechend ihren Fähigkeiten,
dabei unterstützt, eine Eigenständigkeit zu entwickeln.

Dies bildet einen Gegensatz zur dargestellten Tätigkeitstheorie, in der nicht eine Subjektivität, sondern eine Objektivität vorrangig ist. Im Fokus steht der Gegenstand,
auf den sich die Tätigkeiten richten. Beziehungen bestehen im Tätigkeitssystem als Wechselwirkungen zwischen
den einzelnen Bezugsgrößen, deren Einfluss allerdings

nicht unterschätzt werden darf. Denn die Wechselwirkungen haben sichtliche Auswirkungen auf das Gleichgewicht des gesamten Systems. Ein Tätigkeitssystem kann
demnach nicht ohne Bezüge aufrechterhalten werden.
Allerdings erscheinen diese nebensächlich, was zunächst
auf eine Divergenz zwischen dem Anspruch an die pädagogische Beziehung und der Beziehung im Tätigkeitssystem hindeutet.

Was allerdings entwickelt sich bei dem Versuch, den vor-
gestellten ´Anspruch an die Beziehung` in der
´Wirklichkeit der Notfallsanitäterausbildung` darzustellen
und darüber hinaus möglicherweise eine Kongruenz beider Blickwinkel zu ermöglichen?

4 Anspruch und Wirklichkeit – eine Verknüpfung

> „Schöpferische Arbeit ist nur dann möglich, wenn der Mensch
> die Arbeit liebt, wenn er bei ihr bewußt Freude empfindet,
> wenn er den Nutzen und die Notwendigkeit der Arbeit ein-
> sieht, wenn die Arbeit zur wichtigsten Ausdrucksform seiner
> Persönlichkeit und seines Talents wird." (Makarenko, o.J.)

Das Zitat Makarenko`s soll den Zusammenhang von Emo-
tionen und Produktivität verdeutlichen. Tätigkeit ist
demnach nur dann produktiv, wenn sie personalisiert ist.
Nur wenn die investierte Arbeit der oder dem Ausführen-
den sinnvoll erscheint, weil ein Nutzen erkennbar ist, resultiert die Handlung in einer positiven Entwicklung. Dies
kann sowohl auf die Tätigkeitstheorie als auch auf die
pädagogische Beziehung angewendet werden. Die Aus-
drucksform von Persönlichkeit sowie der persönliche

Nutzen verweisen auf die Bedürfnisse und Motive, die notwendig sind, um eine Tätigkeit zu forcieren. Das Zitat Makarenko´s betont ebenso notwendige Emotionen, was auf einen Bezug verweist, der es ermöglicht, Emotionen zu entwickeln.

An dieser Stelle findet sich die anerkennende Haltung wieder, die Talente und Ressourcen erkennt und eine spiegelnde Identifikationsfigur darstellt. Diese Verbindung macht eine Überschneidung von Tätigkeitstheorie und Beziehungsanspruch in Teilaspekten vorstellbar. Es gilt nun zu untersuchen, inwiefern sich Anspruch und Wirklichkeit in Übereinstimmung bringen lassen. Dazu wird der Anspruch an die pädagogische Beziehung, basierend auf der Theorie Bubers, in ´die Wirklichkeit der Notfallsanitäterausbildung` am Modell des Tätigkeitssystems nach Engeström übertragen.

4.1 ´Tätigkeitssystem Notfallsanitäterausbildung`

Im Folgenden wird zunächst das ´Tätigkeitssystem Notfallsanitäterausbildung` dargestellt. Dabei werden unterschiedliche Bezugsgrößen zueinander in Beziehung gebracht, um bewerten zu können, welchen potentiellen Einfluss einzelne Variablen auf den Untersuchungsgegenstand haben. Bei Betrachtung der Abbildung (s. Abb. 3) soll deutlich werden, dass das ´Tätigkeitssystem Notfallsanitäterausbildung` diverse Bezugsgrößen aufweist, die variabel Einfluss auf den Prozess der Ausbildung und somit auch auf den Outcome nehmen.

In die Ausbildung sind unterschiedliche Akteure involviert, die ausschlaggebend an der Ausbildung beteiligt sind. Dabei findet eine Arbeitsteilung zwischen den verschiedenen Bereichen der Ausbildungsinhalte statt, wie bspw. der praktischen Ausbildung auf den Rettungswachen sowie in den Krankenhäusern und der primär theoretischen Ausbildung in der Schule. Die einzelnen Blöcke ergänzen sich wechselseitig und sind so entsprechend durchmischt.

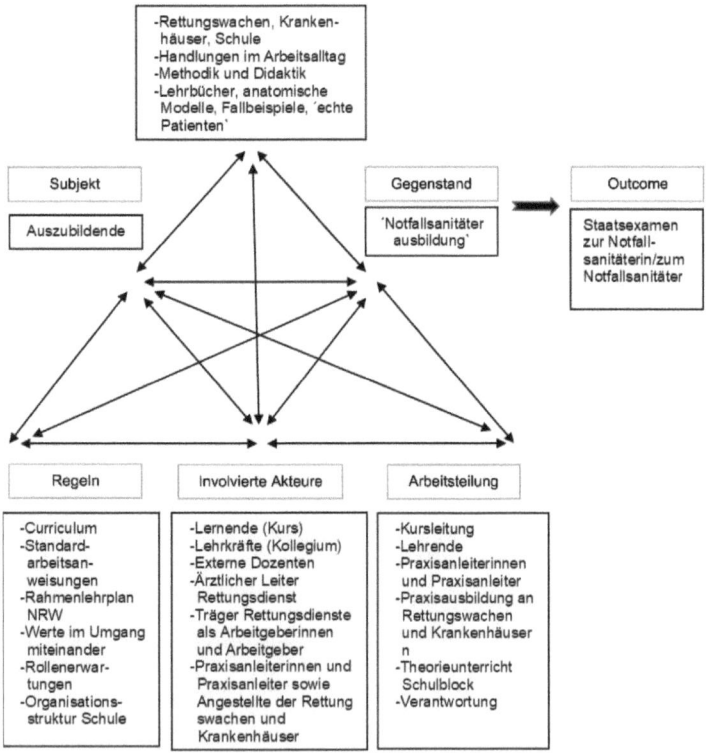

Abbildung 3: 'Tätigkeitssystem Notfallsanitäterausbildung', eigene Darstellung in Anlehnung an Engeström

Die Arbeitsteilung kann gleichzeitig Arbeitsmittel generieren, die im Krankenhaus und auf den Rettungswachen
bereitgestellt werden, wie bspw. Materialien für bestimmte Maßnahmen, die für Handlungen im späteren beruflichen Alltag benötigt werden. Dabei werden Arbeitsmittel
auch durch ´echte Patienten` abgebildet, die in der schuli-
schen Ausbildung nur in simulierten Notfallszenarien
dargestellt werden können. Dies generiert die Möglichkeit
einer tätigen Auseinandersetzung der Auszubildenden
mit verschiedenen Ausbildungsinhalten. Durch die umge-
setzten Handlungen verändert sich der Gegenstad des
Tätigkeitssystems, da der Ausbildungsstand dadurch kontinuierlich weiterentwickelt wird. Allerdings steigert auch
die Zahl unterschiedlichster Akteure und Arbeitsteilungen
das Potential für Störungen.

Die Subjekte, in diesem Fall die Auszubildenden, müssen
sich mit dem Gegenstand konsequent auseinandersetzen
und über aktives Handeln in verschiedensten Situationen
und mit unterschiedlichsten Arbeitsmitteln den Outcome
maximieren. Ein maximaler Outcome in diesem System ist
ein erfolgreich abgeschlossenes Staatsexamen zur Notfallsanitäterin oder zum Notfallsanitäter.

Die Regeln basieren primär auf gesetzlichen Grundlagen
und Arbeitsanweisungen des jeweiligen Kreises, in dem
die Ausbildung absolviert wird. Zwar bestehen alle Bezugsgrößen in einem Beziehungsgefüge, aber die Beziehung als eigentlicher Wirkfaktor im System wird bislang
außer Acht gelassen. Bei genauerer Betrachtung wird
dennoch deutlich, dass jede einzelne Beziehung ausschlaggebend für ein Gleichgewicht im Tätigkeitssystem

ist. Somit kann von einem 'Wirkfaktor Beziehung' gesprochen werden, da eine Beziehung zwischen den Bezugsgrößen unumgänglich ist, um das Tätigkeitssystem aufrechtzuerhalten.

Es ist nun zu hinterfragen, welcher Einfluss dem Wirkfaktor zugesprochen werden kann. Dabei ist insbesondere der Lehr-Lernprozess zwischen Lehrenden und Lernenden in den Fokus zu rücken. Um dies differenziert darstellen zu können, wird das 'Tätigkeitsmodell Notfallsanitäterausbildung' entsprechend reduziert und angepasst auf das System 'Lehr-Lernprozess in der Notfallsanitäterausbildung'.

4.1.1 Der Lehr-Lernprozess im Tätigkeitssystem

Zunächst erfolgt eine Darstellung des Ist-Zustands des Lehr-Lernprozesses in der Ausbildung zur Notfallsanitäterin oder zum Notfallsanitäter mittels Tätigkeitssystem (s. Abb. 4). Die Bezugsgrößen werden dem System entsprechend angepasst und definiert. Anschließend werden die Beziehungsstrukturen innerhalb des Systems in Abhängigkeit einzelner Variablen herausgearbeitet, um potentielle Störungen zu identifizieren.

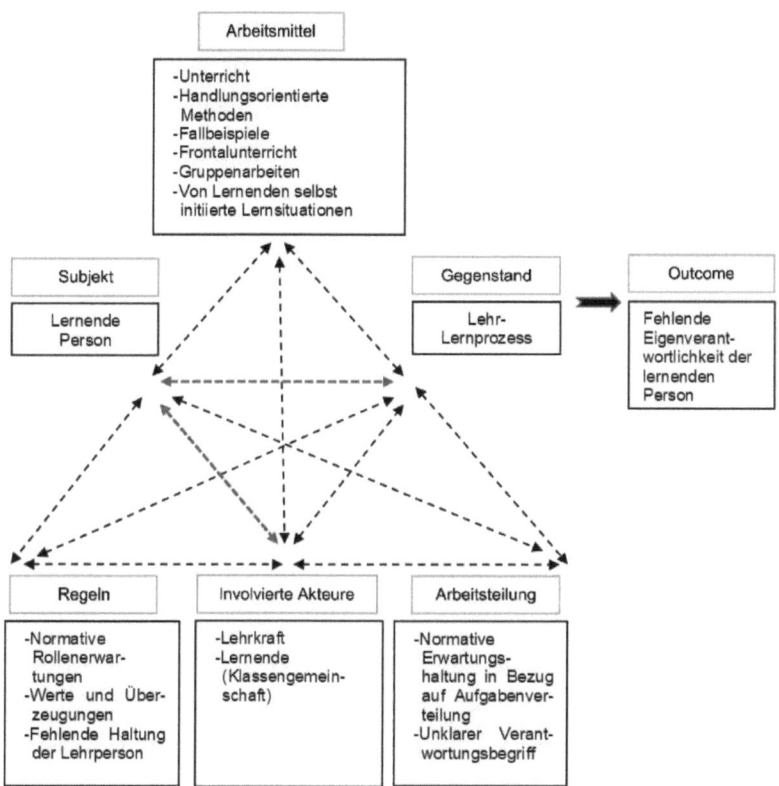

Abbildung 4: Ist-Zustand 'Tätigkeitssystem Lehr-Lernprozess`, eigene Darstellung in Anlehnung an Engeström

4.1.2 Unsichere Beziehungsstrukturen verhindern Eigenverantwortlichkeit

Ist der Lehr-Lernprozess in der Ausbildung zur Notfallsanitäterin oder zum Notfallsanitäter Gegenstand des Tätigkeitssystems (s. Abb. 4), so steht dieser im Mittelpunkt allen Handelns. Im Sinne der Tätigkeitstheorie bezieht sich jegliche Aktivität auf den Lehr-Lernprozess und zwar in Form einer aktiven Auseinandersetzung. Somit führt das Handeln aller Akteure zu einer Veränderung des Gegenstands. Ohne Aktivität ist kein Lernen möglich. Der Lehr-Lernprozess setzt sich aus den Vorerfahrungen der Beteiligten zusammen und ist dementsprechend gesellschaftlich und kulturhistorisch geprägt.

Der Umgang mit dem Lehr-Lernprozess basiert auf normativen Rollenerwartungen und entwickelt sich nur durch die gemeinschaftliche aktive Auseinandersetzung mit dem Gegenstand des Tätigkeitssystems weiter. Als Outcome zeigt sich, wie eingangs beschrieben, die fehlende Eigenständigkeit der Lernenden.

Eine Verbesserung des Lehr-Lernprozesses setzt, laut Tätigkeitstheorie, eine Aktivität des Subjekts, also der lernenden Person, voraus. Somit muss diese in Beziehung mit dem Lehr-Lernprozess gebracht werden, um eine Verbindung zum zu bearbeitenden Gegenstand aufzubauen. An dieser Stelle ist aufgrund des Outcomes ein Störfaktor bzw. eine unzureichende oder fehlende Beziehungslinie zu vermuten. Dies ist auf eine fehlende Aktivität der lernenden Person zurückzuführen, da offensichtlich keine tätige Handlung erkennbar ist. Die fehlende Eigenverantwortlichkeit ist somit Ergebnis fehlender Handlungen. Die Aktivität, die von den Lernenden gefordert wird, kann hier gleichgesetzt werden mit der Suche nach Antworten, die von ihnen zu initiieren ist (s. Kap. 2), um eine Beziehung zum Lerngegenstand und somit zum Lehr-Lernprozess zu entwickeln.

Die Lehrkraft ist bemüht, durch Arbeitsmittel und die methodisch-didaktische Umsetzung, im Unterricht die Lehrinhalte zu veranschaulichen. Diese sollen einen Bezug der lernenden Person zum Lehr-Lernprozess ermöglichen. Da durch die Wahl der Arbeitsmittel offensichtlich keine ausreichende Beziehung zwischen lernender Person und Lernprozess entwickelt wird, ist auch an dieser Stelle im Tätigkeitssystem ein potentielles Problem vorhanden. Möglicherweise sind die Arbeitsmittel für die Lernenden ohne Bezug, so dass kein Anschlusslernen initiiert wird, oder die Arbeitsmittel sind in der jeweiligen Situation unangemessen. Dies deutet auf nicht ausreichend ausgeprägte Beziehungslinien sowohl zwischen lernender Person und Arbeitsmittel als auch zwischen Lehrkraft und Arbeitsmittel hin. Der fehlende Bezug kann aber ebenso ein Ergebnis mangelnder Beziehung zwischen Lehrperson und lernender Person sein, da auch diese Beziehungslinie erforderlich ist, um eine Verbindung beider Akteure zum Arbeitsmittel zu gewährleisten.

Es darf nicht außer Acht gelassen werden, dass auch die Lehrkraft eine Beziehung zum Lerngegenstand aufweisen muss, um die klassische Beziehungstrias (Lernende Person – Lerngegenstand – Lehrkraft) entstehen zu lassen (s. Kap. 3.1.2). Bei näherer Betrachtung des Tätigkeitssystems wird deutlich, dass die normativen Rollenerwartungen sich auf das Verhalten und die Interaktionen der involvierten Akteure, also auf die Lernenden und die Lehrenden, auswirken. Diese Erwartungen bilden möglicherweise nicht die Realität ab und führen so zu Unsicherheiten im Verhalten, die sich auf die Arbeitsteilung übertragen. So entsteht in der Bezugsgröße ´Arbeitsteilung` eine normative Erwartungshaltung, die eine eindeutige Aufgabenklärung verhindert.

Es ist denkbar, dass eine fehlende Haltung der Lehrkraft die Bezugsgröße ´Regeln` destabilisiert und somit eine fehlende Verantwortungsübernahme der Lernenden, die im Rahmen der Arbeitsteilung deutlich werden muss, daraus resultiert. Die Basis des Systems ist instabil und bildet kein nachhaltiges Fundament. Dies schwächt die Beziehungslinien der Bezugsgrößen ´Regeln` und ´Arbeitsteilung` zur Lehrperson sowie zur lernenden Person. Diese Unsicherheiten resultieren zudem erneut in einer unsicheren Beziehungslinie zwischen Lehrkraft und lernender Person.

Fakt ist, dass bei Unsicherheiten, die das System durch Gewichtsverlagerung in einen Stillstand versetzen, kein Systemgleichgewicht mehr generierbar ist. Dieser Stillstand führt dazu, dass eine Suchbewegung nicht entsprechend initiiert oder falls vorhanden nicht angemessen unterstützt werden kann. Daraus resultiert die Frage, wie bei fehlender Beziehung zwischen Lehrenden und Lernenden eine angemessene Begleitung erfolgen soll, die neugierig auf den Lehr-Lernprozess macht.

Die Entwicklung einer pädagogischen Beziehung wird zusätzlich erschwert durch unzureichende Definitionen einzelner Bezugsgrößen, die wiederum unsichere Interaktionen hervorrufen. Dementsprechend hat die lernende Person keine Möglichkeit, unter Einbeziehung aller Variablen eine stabile Beziehung zum Lehr-Lernprozess zu entwickeln. Dadurch wird eine Aktivität und somit eine selbstgesteuerte Tätigkeit der Lernenden letztendlich unterdrückt. Die Unsicherheit, die sich auf das gesamte Tätigkeitssystem auswirkt, wird durch die gestrichelten Beziehungslinien dargestellt (s. Abb. 4).

Ein weiterer Faktor, der das System beeinflusst, ist eine Überbetonung des einzelnen Subjekts, die durch Selbstreferenzialität der jeweiligen Systeme geprägt ist (vgl. Müller-Commichau, 2014, S. 52). Aus systemisch-konstruktivistischer Sicht bedarf es einer Perturbation des Systems, die ein Anschlusslernen entwickeln kann. Anschlusslernen ist nur möglich, wenn neue Impulse an bisherige Muster und Strukturen anschließen und sich darüber hinaus weiterentwickeln können (vgl. Arnold, 2007, S. 69). Im Beziehungsdreieck Lernende Person – Lehrkraft – Lehr-Lernprozess entwickelt sich dadurch ein deutliches Ungleichgewicht (s. Abb. 5).

Durch kurzweilige strukturelle Kopplung der Systeme kann eine Verbindung zum Lehr-Lernprozess ermöglicht werden, wenn das System der lernenden Person an entsprechende Deutungsmuster anknüpfen kann. Diese Impulse, oder auch Perturbationen, enden allerdings wieder in einer Ich-Bezogenheit, so dass kein ausgewogenes Verhältnis in diesem Dreieck vorherrschen kann. Die Irritation initiiert zwar eine Bewegung des Systems, allerdings fällt dieses wieder in alte Muster und Strukturen zurück, um dort bis zu einer weiteren Irritation zu verharren. Die Bewegung des Systems ist aufgrund der Selbstreferenzialität nicht ausreichend, um das Ungleichgewicht wieder auszugleichen. Auch die Lehrkraft stellt ein selbstreferenzielles System dar, dass sich gleichermaßen auf sich bezieht und ein ausgewogenes Verhältnis zum Lehr-Lernprozess zusätzlich stört (s. Abb. 5).

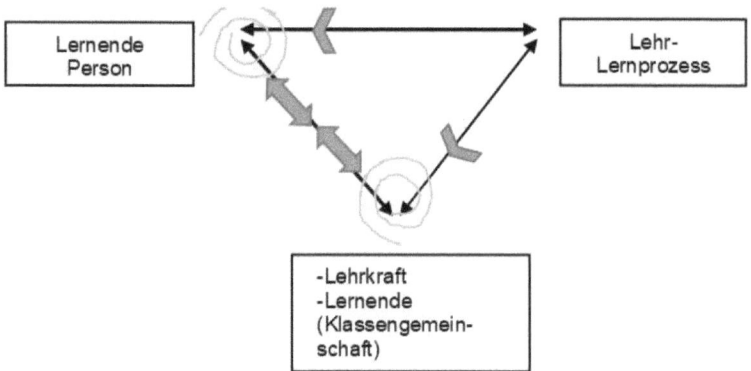

Abbildung 5: Selbstreferenzielle Systeme (kreisförmige Darstellung) im Beziehungsdreieck: Lernende Person - Lehrkraft - Lehr-Lernprozess, Ausschnitt aus dem 'Tätigkeitssystem Lehr-Lernprozess`, eigene Darstellung

Daraus resultiert für das gesamte Tätigkeitssystem in einer Verschiebung des Gleichgewichts hin zum Subjekt, also der lernenden Person. Dadurch wird ein gemeinschaftliches Handeln, die aktive Tätigkeit in Bezug auf den Gegenstand, nicht ohne Behinderungen zugelassen. Die gerichtete Aktivität, die laut Tätigkeitstheorie notwendig ist, um das Subjekt mit dem Gegenstand in einen Entwicklungsprozess zu bringen, ist nur möglich, wenn ein Bezug zum Gegenstand besteht. Dieser muss generiert werden, wozu weitere Beziehungen einzelner Variablen im System unumgänglich sind.

Im dargestellten Ist-Zustand (s. Abb. 4) ist der Bezug der lernenden Person zum Lehr-Lernprozess nicht ausreichend, um eine Aktivität zuzulassen, die aus Handlungen im Lehr-Lernprozess resultieren. Es sollte zudem verdeutlicht werden, dass die Beziehung zwischen Lehrkraft und lernender Person durch Unsicherheiten weiterer Einflussgrößen nicht stabil genug ist, um daraus weitere Beziehungslinien zu entwickeln. Demnach ist zu hinterfragen, ob eine veränderte Beziehungsstruktur mehr Sicherheit für das gesamte System bringt und somit auch eine Gleichgewichtsveränderung bewirkt, die eine gerichtete Aktivität, bezogen auf den Lehr-Lernprozess, unterstützt.

4.1.3 Auswirkungen einer anerkennenden Beziehungsgestaltung im ´Tätigkeitssystem Lehr-Lernprozess`

Der zuvor beschriebene Mangel an Beziehungsstrukturen kann übersetzt werden in einen Mangel an Beziehung. Der Mangel an Beziehung führt zu einem Mangel an Wirkung und somit auch an Handlung. Die Ursache ist primär bei der Lehrperson zu vermuten, da diese über Beziehungsstrukturen innerhalb des Systems einen ausschlaggebenden Einfluss auf das gesamte Tätigkeitssystem hat. Es ist also vor allem ´Beziehungskompetenz` gefordert, um den Auszubildenden eine Beziehungsstruktur zu bieten, auf die diese aufbauen können. Somit stellt die Beziehung für das Tätigkeitssystem einen hervorzuhebenden Wirkfaktor dar. Wie ist Beziehung aber nun als Wirkfaktor einzusetzen, um den Outcome zu optimieren?

Ohne definierte Bezugsgrößen, ist Interaktion unsicher und missverständlich. Im Folgenden wird nun überprüft, ob durch eine anerkennende Beziehungsgestaltung eine Aktivität der Lernenden gefördert werden kann und inwiefern dies Einfluss auf das gesamte ´Tätigkeitssystem

Lehr-Lernprozess` hat. In der Darstellung des Ist-Zustands des `Tätigkeitssystems Lehr-Lernprozess` (s. Abb. 4) ist eine fehlende Grundsubstanz aufgefallen, die eine Instabilität des Systems hervorruft. Somit ist es unerlässlich, zunächst die Grundlinien zu stärken (s. Abb. 6). Dafür ist es erforderlich, als Lehrperson eine Haltung einzunehmen, die Stabilität bietet. Es ist die Identifikationsfigur der Lehrkraft gefordert, die zum einen als Stütze für die Lernenden Sicherheit bietet, die zum anderen aber auch eine Fähigkeit zur Veränderung innehat. Eine Veränderungsbereitschaft vorzuleben, was letztendlich auch Kritikfähigkeit voraussetzt, fördert die Bereitschaft des Gegenübers zur Veränderung (s. Kap. 3.1.2).

Diese Haltung drückt sich ebenfalls in der Bejahung des Gegenübers aus. Für Müller-Commichau (2014, S. 19) ist es unumgänglich, dass die Haltung durch ein Handeln begleitet wird. Das Handeln kann primär in der Sprache gesehen werden, die im Tätigkeitssystem als Arbeitsmittel einzusetzen ist. Es geht vor allem darum, Erwartungen und Ansprüche deutlich zu machen, da dies letztendlich die geforderte Stabilität ermöglicht. Allerdings setzt ein solches Handeln eine Beziehung zwischen Lehrkraft und lernender Person und somit eine bewusste Interaktion voraus. Um diese zu ermöglichen, gilt es nun, ein weiteres Arbeitsmittel zu wählen, dass dabei entsprechend Unterstützung bietet. Dieses ist durch die dialogische Begegnung nach Buber dargestellt (s. Abb. 6).

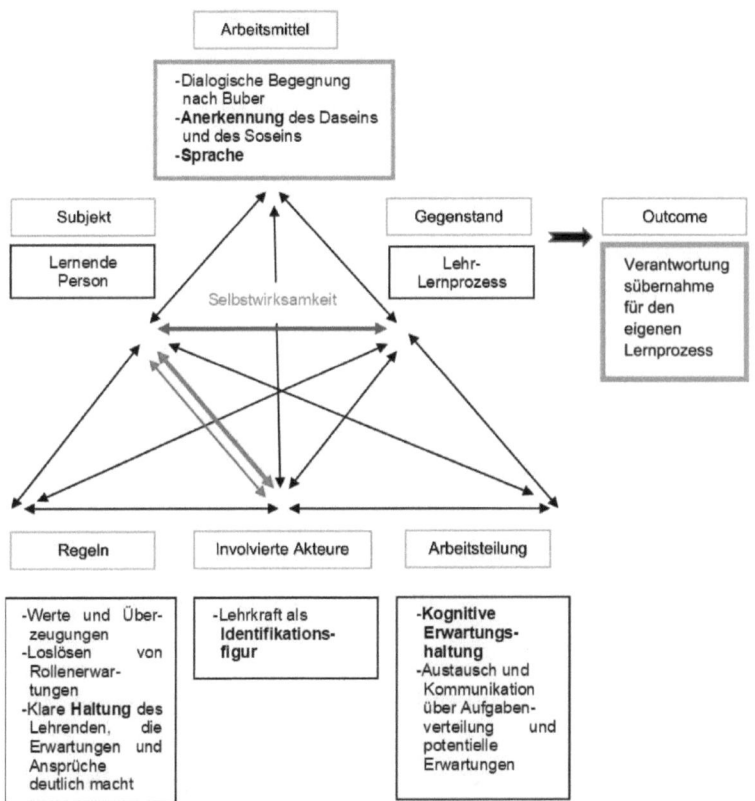

Abbildung 643: Der Anspruch einer anerkennenden Beziehungsgestaltung im 'Tätigkeitssystem Lehr-Lernprozess`, eigene Darstellung in Anlehnung an Engeström

Das gewählte Arbeitsmittel basiert auf einer Beziehung, die durch Begegnungen in Ich-Du-Momenten gestärkt wird. Das wiederum stellt den Anspruch an die Lehrkraft, die lernende Person wie beschrieben zunächst im Sosein zu erkennen und vor allem auch im Dasein anzuerkennen. Die Handlung wird im Gebrauch von Sprache verdeutlicht. Die Versprachlichung der Anerkennung gilt als entschei-

dendes Moment der lernenden Person seine Ressourcen
vor Augen zu führen. Diese intensivierte Begegnung resultiert in einer gestärkten Beziehungslinie zwischen Lehrkraft und lernender Person, aber auch in einer Stärkung
des gesamten Beziehungsdreiecks Lernende Person - Involvierte Akteure – Arbeitsmittel (s. Abb. 6).

Zusätzlich wirkt sich die veränderte Haltung der Lehrperson innerhalb der Bezugsgröße ´Regeln` verstärkend auf
das Tätigkeitssystem aus. Diese Haltung ermöglicht durch
das gewählte Arbeitsmittel auch Beziehungslinien zur
Bezugsgröße ´Arbeitsteilung`. Die Bereitschaft zur Verän-
derung in Kombination mit dem ´Arbeitsmittel Sprache`
entwickelt eine kognitive Erwartungshaltung in Bezug auf
die ´Aufgabenverteilung`. Daraus resultieren gestärkte
Beziehungslinien des gesamten Tätigkeitssystems (s. Abb.
6).

Durch die gewählte dialogische Begegnung wird die Beziehung zwischen Lehrkraft und lernender Person deutlich gefestigt. Hierfür ist ein Pendeln zwischen Nähe und
Distanz erforderlich, dass gleichzeitig ein Pendeln zwischen den Grundworten Ich-Du und Ich-Es bedeutet. Dieses Pendeln in pädagogischen Handlungssituationen
schafft eine Dynamik im Lehr-Lernprozess.

Eine durch Pendelbewegungen initiierte Dynamik ist für
das Tätigkeitssystem unabdingbar. Denn auch das Tätigkeitssystem stellt kein starres System dar und kann durch
veränderte Dynamiken und Bezugsgrößen variiert werden. Um ein Pendeln zuzulassen, ist es nötig, sich von
normativen Rollenstrukturen und Rollenerwartungen zu

lösen, was ebenfalls in der Haltung der Lehrperson deutlich werden muss. Die Begegnung in Ich-Du-Momenten findet unabhängig von jeglicher Rollenzuweisung statt. In der 'Es-Welt' allerdings sind Rollen und ein objektiver Bezug zur Umwelt wieder vorhanden, so dass keine völlige Aufgabe der Rollen nötig ist und diese außerhalb der Begegnung einen Rahmen bieten können. Allerdings ist dann eine kognitive Erwartungshaltung an Rollenstrukturen vorherrschend.

Die dynamische Pendelbewegung zwischen Lehrkraft und lernender Person ruft letztendlich ein Pendeln aller Beziehungslinien hervor, so dass ein dynamisches Systemgleichgewicht zustande kommt. Das Pendeln zwischen Nähe und Distanz ermöglicht den Lernenden auch, sich durch eine Pendelbewegung aktiv mit dem Gegenstand auseinanderzusetzen, da dieses Pendeln die Abhängigkeiten aller Variablen miteinschließt. Eine Einseitigkeit des Systems, hervorgerufen durch ein Ungleichgewicht, wird so verhindert. Die Lehrperson hat durch sensibles Beobachten die Möglichkeit bei fehlender Dynamik einzugreifen, indem sie Ich-Du-Momente fördert und so das System wieder in Bewegung versetzt. Das System ist als dynamisch anzusehen, da kleinste Veränderungen eine Veränderung des gesamten Systems hervorrufen. Das Pendeln ermöglicht eine Ausgeglichenheit unterschiedlicher Zustände im System, wie bspw. zwischen Ich-Du- und Ich-Es-Momenten. Dies bietet zum einen Stabilität durch Objektbezug und zum anderen Veränderungsbereitschaft durch Nähe.

Dynamik ist essentiell, um die Lernenden in Aktivität zu versetzen. Durch die Versprachlichung der Anerkennung wird deren Selbstbewusstsein gestärkt. Die Entwicklung des Selbstwertgefühls ist immer in Relation „des Selbst in Beziehung zu anderen" (Warne & McAndrew, 2013, S. 137) zu sehen. Somit sind die vorherrschenden Beziehungsstrukturen ausschlaggebend, um ein positives Selbstwertgefühl entwickeln zu können. Die Auszubildenden erkennen so durch die beschriebene Versprachlichung, wo ihre individuellen Ressourcen liegen, und werden darin bekräftigt, diese zu nutzen. Das wiederum fördert Motivation sowie Mut, neuen Situationen zu begegnen, und stellt somit eine Stärkung der Selbstwirksamkeitserfahrung dar. Hierbei wird das Potential zur Entwicklung und Veränderung nicht in den Defiziten gesehen, sondern vor allem in den schon vorhandenen Ressourcen.

Die Lernenden haben Vertrauen in sich selbst, um wie gefordert auf die eigenständige Suche nach Antworten zu gehen, sich also aktiv handelnd mit dem Lehr-Lernprozess auseinanderzusetzen. Die Beziehungslinie zwischen lernender Person und Lehr-Lernprozess wird somit gestärkt. Der Outcome, der sich nun zeigt und durch den ´Wirkfaktor Beziehung` verändert wurde, ist eine Eigenverantwortlichkeit auf Seiten der Lernenden. Der ´Wirkfaktor Beziehung` auf Basis der dialogischen Begegnung nach Buber setzt ein Loslösen von festgeschriebenen Rollenstrukturen voraus. Dies ist umsetzbar in einem Interaktionsgeschehen, indem die Lehrpersonen als Lernbegleiterinnen und Lernbegleiter auftreten und un-

terstützend am Lehr-Lernprozess mitwirken. Was allerdings geschieht in Situationen, in denen aus Begleitung
Bewertung wird?

Im rettungsdienstlichen Alltag werden Situationen, die
eine Bedrohung, also eine akute Lebensgefahr für die Patientinnen und Patienten, nicht ausschließen, als 'kritisch'
bezeichnet. Auch in Bezug auf die Ausbildung zur Notfallsanitäterin oder zum Notfallsanitäter gibt es
'besondere Situationen', die für die pädagogische Beziehung zwischen Lehrenden und Lernenden eine vermeintliche Bedrohung bzw. Widersprüchlichkeit darstellen.
Beurteilungs- und Bewertungssituationen in Examensprüfungen sind demnach als 'kritisch' einzustufen.

In Prüfungssituationen verändert sich die Dynamik zwischen den Beteiligten hinsichtlich einer abschließenden
normativen Beurteilung der erbrachten Leistung. Für die
Lehrkräfte an den Rettungsdienstschulen sind diese
'besonderen Situationen' neu und zeigen häufig Unsicherheiten auf, die sich besonders auf Beziehungsaspekte
zwischen den Lehrenden als Prüfende und den zu prüfenden Personen beziehen. Aufgrund der Neuheit der Ausbildung zur Notfallsanitäterin oder zum Notfallsanitäter
und der daraus resultierenden Unsicherheit der Lehrkräfte wird im Folgenden die 'kritische Prüfungssituation'
analog der vorangegangenen Analysen näher betrachtet.
Im Fokus steht dabei nach wie vor die Beziehung zwischen Lehrenden und Lernenden, die anhand des Tätigkeitssystems analysiert wird. Was geschieht mit der pädagogischen Beziehung zwischen Lehrenden und Lernen-

den, wenn sie sich als Prüfende und zu prüfende Personen begegnen?

4.1.4 Bewertungs- und Beurteilungssituationen mit Fokus auf Examensprüfungen im Tätigkeitssystem

Im ʹTätigkeitssystem Examensprüfungenʹ liegt ein Gegenstand vor, mit dem die Subjekte, die zu prüfenden Personen, in der Regel keine positiv motivierte Handlung verbinden. An dieser Stelle ist prinzipiell eine Tendenz zur Vermeidung einer Auseinandersetzung mit dem entsprechenden Objekt zu vermuten, was eine gerichtete Aktivität unterdrückt. Insgesamt weist das ʹTätigkeitsystem Examensprüfungenʹ aufgrund der ʹkritischen Situationʹ eine höhere Fragilität auf (s. Abb. 7).

Prüfungssituationen, vor allem Examensprüfungen, sind belastend und versetzen die zu prüfende Person in Stress. Die Beziehungslinie zwischen Subjekt und Gegenstand ist demnach von vornherein geschwächt. In solchen Momenten spielen, ebenso wie in Lehr-Lernsituationen, Vorerfahrungen eine große Rolle (s. Kap. 2.2.2), die unter Umständen eine Ausbildung dieser Beziehungslinie verhindern können. Die Bezugsgrößen sind in diesem Modell definiert (s. Abb.7).

Vor dem Hintergrund der Bezugsgröße ʹArbeitsteilungʹ wird von den zu prüfenden Personen erwartet, in der Prüfungssituation zu Handeln und Leistung zu erbringen, was diesen auch bewusst ist. Das verhindert allerdings nicht eine Unsicherheit bezogen auf die individuelle Vorbereitung. Die Bezugsgröße ʹRegelnʹ basiert auf Werten im

Umgang miteinander, gesetzlichen Regelungen zum Ablauf der entsprechenden Prüfung sowie Vorgaben zu Erwartungshorizonten. Trotz der definierten Regeln verbleiben Unsicherheiten auf Seiten der Auszubildenden, aufgrund der für sie unvorhersehbaren Prüfungssituation. Dies zeigt sich auch in einer unsicheren Beziehungslinie zwischen der zu prüfenden Person und dem Arbeitsmittel.

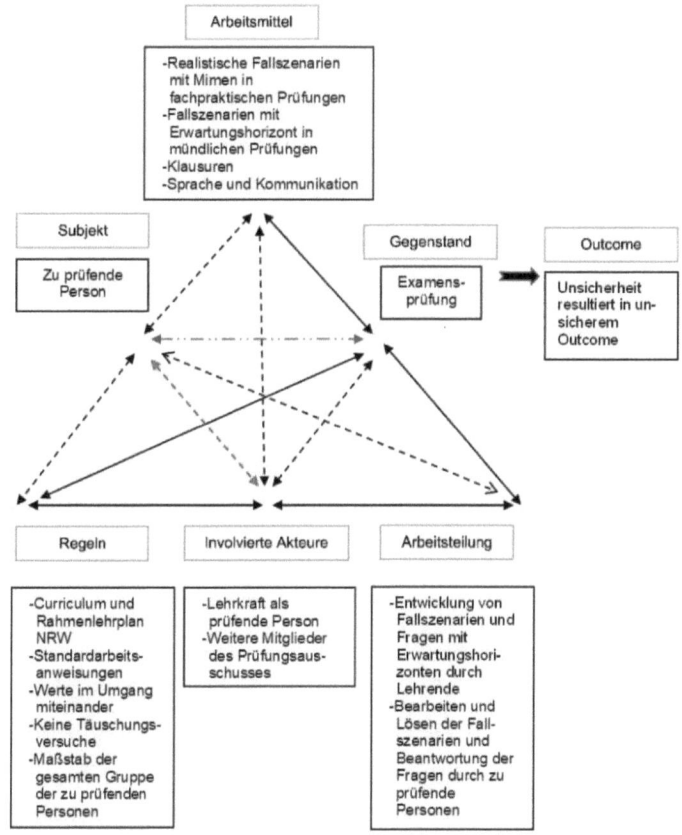

Abbildung 7: Ist-Zustand ʹTätigkeitssystem Examensprüfungʹ, eigene Darstellung in Anlehnung an Engeström

Die Erfahrung zeigt, dass die Versprachlichung von Erwartungen und Anforderungen in Prüfungssituationen
nicht dazu beitragen kann, alle Unsicherheiten der Auszubildenden aufzulösen. Verstärkt wird dies durch die
fehlenden Erfahrungen der prüfenden Person in Examensprüfungen. Auch dort sind, zum einen aufgrund der Neuheit der Ausbildung, zum anderen aufgrund der neuen
Funktion als prüfende Person, Unsicherheiten im System
klar erkennbar. Die Beziehung zwischen zu prüfender
Person und prüfender Person ist kritisch zu betrachten.
Dabei spielen ´Machtverhältnisse`, auch in Abhängigkeit
zum Selbstwertgefühl, eine übergeordnete Rolle, was vor
allem auf Vorerfahrungen und Bewältigungsstrategien
der Beteiligten begründet ist (vgl. Warne & McAndrew,
2013, S. 136).

Die prüfende Person entscheidet letztendlich aktiv über
den Outcome. Allerdings ist diese Entscheidung abhängig
von vorangegangenen Handlungen der zu prüfenden Person. Häufig wird dieser Entscheidungsmoment aber als
übergeordnete Machtstruktur wahrgenommen. Tatsächlich aber müssen beide Akteure im System handeln, um
einen Outcome zu generieren. Die ineinandergreifende
Handlung entwickelt den Gegenstand mit entsprechen-
dem Resultat.

Im dargestellten Tätigkeitssystem (s. Abb. 7) ist zu erken-
nen, dass die von der zu prüfenden Person ausgehende
Unsicherheit eine Handlung in Bezug auf den Gegenstand
´Prüfungssituation` unterdrückt. Der Fokus liegt auf einer
Vermeidungsreaktion. Demnach ist es umso bedeutender,
die Beziehungslinie zwischen zu prüfender Person (ler-

nender Person) und prüfender Person (Lehrkraft) genauer zu betrachten. Haben Unsicherheit und vermeintliche Machtverhältnisse so großen Einfluss, dass die Beziehung sich verändert?

Macht implementiert immer auch Einfluss (vgl. Askelson & Lober, 2013, S. 119). In dem dargestellten System hat die prüfende Person Einfluss durch Entscheidungsgewalt. Für die zu prüfende Person kann dieser Einfluss existentiell sein. Ist ein Staatsexamen zum wiederholten Mal nicht bestanden, besteht keine weitere Möglichkeit, den Beruf Notfallsanitäterin oder Notfallsanitäter zu ergreifen. Somit suggeriert Macht ebenso Abhängigkeit, wobei sich allerdings die Frage stellt, wie sehr die zu prüfende Person tatsächlich von der prüfenden Person abhängig ist. Beeinflusst Beziehungsgestaltung die Wahrnehmung hinsichtlich vermeintlicher Machtstrukturen?

4.1.5 Bewertung und Beurteilung – ´kritische Situationen` für die Beziehung?

Beurteilungs- und Bewertungssituationen am Beispiel einer mündlichen Examensprüfung sind stets sensible, als ´kritisch` einzustufende Situationen zwischen Lehrenden und Lernenden, die dann die Position von prüfenden und zu prüfenden Personen einnehmen. Findet hier ein Rollenwechsel statt oder ist die Reduktion auf eine Rolle nicht mehr im Fokus (s. Kap. 4.1.3)? Die bislang begleitenden Lernberaterinnen und Lernberater übernehmen jetzt die Funktion urteilender Prüferinnen und Prüfer.

„Überall wo Menschen oder Systeme handeln gibt es Bedingungen der Macht" (Miller, 2012, S. 122). Diese Aussage impliziert, dass jede Handlung unabhängig von Prüfungssituationen an ´Machtstrukturen` und im Endeffekt
auch an Rollenzuweisungen gebunden ist. Im Sinne des
Tätigkeitssystems ist die Handlung an einem Objekt daran
gebunden, dieses für die Gesellschaft zu verändern. Somit
verbirgt sich auch hier eine Abhängigkeit. Auch die Handelnden selbst sind abhängig von vorangegangenen
Handlungen am Objekt durch gesellschaftliche Vorprä-
gung. Im Sinne Martin Bubers gibt es allerdings diese Abhängigkeiten in der Begegnung nicht. Die Ich-Du-
Momente sind dadurch, dass sie unabhängig jeglicher Rol-
lenzuschreibungen stattfinden, ebenso unabhängig von
Machtstrukturen.

Die Beziehungsgestaltung auf Basis von Anerkennung (s.
Abb. 6) fördert das Erleben von Selbstwirksamkeit und
dadurch Selbstvertrauen (s. Kap. 4.1.3). Wenn die Auszubildenden im Verlauf ihrer Ausbildung lernen, sich selbst
zu vertrauen sowie für ihr Handeln Verantwortung zu
übernehmen, so ist die ´gefühlte Abhängigkeit` der zu prü-
fenden Personen in Prüfungssituationen nicht in dem
Ausmaß vorhanden. Ist den Lernenden bewusst, dass sie
auch in Prüfungssituationen Mitverantwortung für den
Outcome tragen, durch ihr eigenes Verhalten sowie den
vorangegangenen Lehr-Lernprozess, so reduziert sich das
gefühlte Ausmaß von Macht und Abhängigkeit deutlich.

Dies geschieht dadurch, dass man sich in einer Beziehung
nicht zu sehr abhängig macht von der anderen Person. Je
größer die Abhängigkeit einer Person von einer anderen,

desto ausgeprägter ist die Macht (vgl. Askelson & Lober, 2013, S. 119). Wenn die lernende Person eigenverantwortlich ihren Lernprozess steuert, reduziert sich die Abhängigkeit von den Lehrenden und somit anteilig auch von den Prüfenden.

Die Basis für Unabhängigkeit ist nach wie vor Anerkennung (s. Abb. 8). Die zu prüfende Person muss im Moment der Prüfung zunächst im Dasein anerkannt werden. Dies ist möglich durch eine fundamentale Wertschätzung sowie dadurch, dass das Antreten zur Prüfung grundsätzlich bejaht wird. Im Verlauf der Prüfung steht im Vordergrund, auch die Ergebnisse anzuerkennen. Die Anerkennung des Soseins ist nur möglich, wenn Ideen und Begründungen im Prüfungsverlauf zunächst wertschätzend angenommen werden. Dies setzt voraus, jede zu prüfende Person im Rahmen ihrer Möglichkeiten zunächst 'verstehen zu wollen`. Kann eine prüfende Person gleichzeitig auch beratende Person sein? Als potentielles Arbeitsmittel für eine beratende Funktion ist der sokratische Dialog denkbar, der es erleichtert, auf Basis von Anerkennung, unabhängig von Rollen, die Beziehungsstruktur in Prüfungssituationen aufrechtzuerhalten. Die Art der Gesprächsführung ist geprägt von Wertschätzung und Vertrauen in das Können des Gegenübers. Die hier dargestellte Mäeutik unterstreicht die Begleitung der Gesprächspartnerin oder des Gesprächspartners bei der eigenständigen Entwicklung von Antworten.

Dies betont erneut die nötige Haltung, um die aufkommende Spannung zu reduzieren. Die mäeutische Haltung basiert, wie zuvor beschrieben, auf Stabilität mit Verän-

derungsbereitschaft und beinhaltet eine Akzeptanz kognitiver Deutungsmuster der zu prüfenden Person, wenn
diese auch nicht immer nachvollziehbar erscheinen. Folglich ergibt sich, deren Emotionsmuster nicht zu überge-
hen (vgl. Müller-Commichau, 2014, S. 58).

Der sokratische Dialog als Arbeitsmittel ermöglicht eine
Spannungsreduktion durch eine „Position des Nicht-
Wissens" (Höher, 2018, S. 40). Für die prüfende Person
bedeutet dies, vom Modus des Wissens zum Modus des
Fragens zu wechseln. Hinter dieser Aussage steckt der
Begriff der Macht, die von den ´vermeintlich Wissenden´,
den Prüfenden, auszugehen scheint. Geht die prüfende
Person nun aber eine Haltung des Nichtwissens ein, so
suggeriert das der zu prüfenden Person, ein geschätzter
Gesprächspartner zu sein. Denn diese Einstellung ermöglicht es, andere, begründete Sichtweisen zunächst einmal
gedanklich zuzulassen. Die prüfende Person tritt dabei
nicht nur als Experte auf, sondern versucht für die zu prüfende Person erreichbar zu sein (vgl. Hoefert, 2011, S. 71).

„Ich weiß, dass ich nichts weiß" (Höher, 2018, S. 40), ist
die sokratische Grundhaltung, die sich im Prüfungsgeschehen nicht primär auf Fachwissen beziehen sollte,
sondern, vor allem auf die Begegnung. Sich auf die Prüfungssituation einzulassen, ohne gedanklich vorgefertigte
Frage-Antwort-Schemata zu erwarten, ermöglicht ebenso
Begegnungen in Prüfungssituationen. Diese besondere
Art der Interaktion bietet Stabilität für die zu prüfende
Person und stärkt die Beziehung zwischen prüfender und
zu prüfender Person. Zudem werden Unsicherheiten in
Bezug auf die Prüfungssituation, Arbeitsmittel, Erwartun-

gen und Arbeitsteilung reduziert, so dass sich auch hier stärkere Beziehungslinien ausbilden können. Dadurch wird der prüfenden Person eine aktive Auseinandersetzung mit Fokus auf den zu bearbeitenden Gegenstand ermöglicht, ohne durch Unsicherheiten abgelenkt zu werden (s. Abb. 8).

Allerdings setzt diese Haltung voraus, dass die zu prüfende Person sich ausreichend vorbereitet hat und sich, ebenso wie es von der prüfenden Person erwartet wird, der Situation angemessen verhält. Letztendlich steht dabei nicht ein Rollenwechsel im Fokus, sondern ein Funktionswechsel. Die Lehrkraft, die die Funktion einer oder eines Prüfenden einnimmt, kann dabei die vertrauten Beziehungsstrukturen beibehalten. Die Haltung ist ausschlaggebend für einen Abbau von Unsicherheiten auf Seiten des Subjekts, wodurch eine gemeinschaftliche Handlung am Gegenstand ´Prüfungssituation` möglich wird.

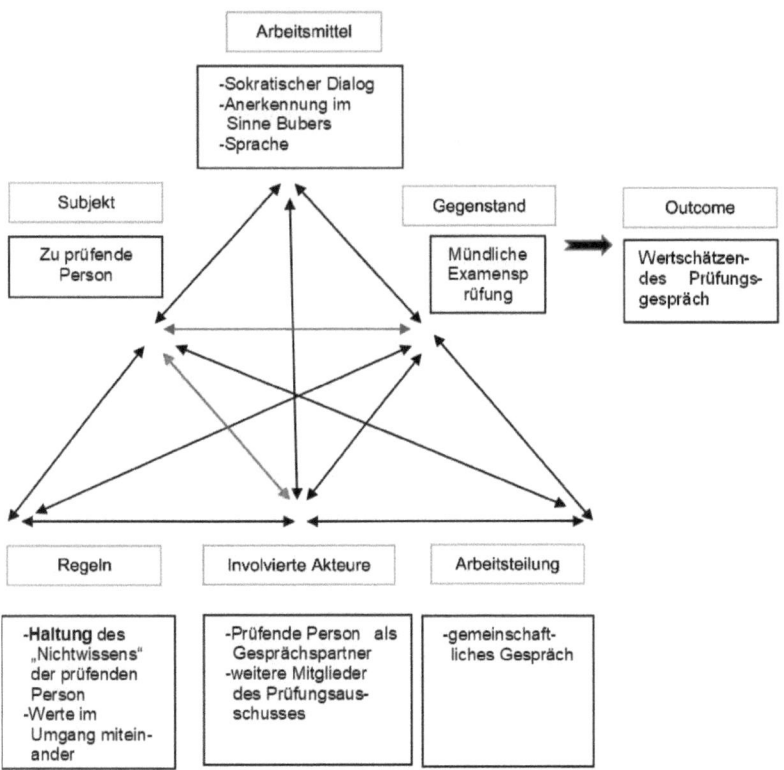

Abbildung 8: Der Anspruch einer anerkennenden Beziehungsgestaltung im 'Tätigkeitssystem mündliche Examensprüfung', eigene Darstellung in Anlehnung an Engeström

Fraglich ist allerdings, ob die Begegnung nach Buber in Prüfungssituationen des Rettungsfachpersonals angemessen ist. So zeichnen sich diese doch durch geforderte Sachlichkeit und Objektivität aus. Möglicherweise verzerrt eine intensive Ich-Du-Wahrnehmung die eigentliche Beurteilung. In solchen Momenten geht es nicht primär darum, das Empfinden und Handeln des Gegenübers zu spiegeln und zu bestätigen, sondern darum, die Leistung tatsächlich zu bewerten. Um eine möglichst sachliche Umsetzung zu gewährleisten, ist es effektiver, die Prüfung überwiegend in den Grundworten Ich-Es umzusetzen. In diesen ist ein Objektbezug gegeben, der gerade dadurch Stabilität bietet. Außerdem schafft dies ebenfalls eine professionelle Distanz, die für das Prüfungsgeschehen notwendig ist und dabei trotzdem die ´Anderheit` anerkennt.

Eine solche Umsetzung steht nicht im Widerspruch zur pädagogischen Beziehung im Lehr-Lernprozess, da auch diese aus Pendelbewegungen zwischen Ich-Du- und Ich-Es-Momenten besteht. Denn vor allem diese Art der Beziehungsgestaltung hat das Potential, dass die Lernenden Eigenverantwortlichkeit und Selbstvertrauen für ihren Lernprozess und folglich auch für Prüfungssituationen entwickeln. Pendelbewegungen stabilisieren die Beziehungslinien, indem sie das Systemgleichgewicht bei Bedarf ausgleichen, und bringen so mehr ´Sicherheit` in das ´Tätigkeitssystem Examensprüfungen`. Allerdings sind die Beziehungslinien in diesem System aufgrund der ´kritischen Prüfungssituation` konsequent als fragil anzusehen.

In der präklinischen Ausbildung stehen medizinisch-fachliche Erklärungen und darauf fundierte Begründungen im Vordergrund. Es wird gefordert, situativ begründete, handlungsorientierte Entscheidungen zu treffen, um ggf. eine akute Lebensgefahr für die jeweiligen Patientinnen und Patienten abzuwenden. Demnach ist es nicht möglich, die zu prüfende Person dabei zu unterstützen, eine eigene Meinung zu entwickeln, und diese bedingungslos anzuerkennen. Maßnahmen und Handlungen müssen auch in medizinischen Fachfragen begründet werden, so dass nur ein minimaler Ermessensspielraum gegeben ist. Dieser gründet dabei immer auf einer fraglichen Patientenschädigung.

Die Mäeutik unterstützend zu nutzen, um vorhandenes Wissen zum Vorschein zu bringen, ist möglich, allerdings ist dafür ein umfangreiches Fachwissen aller Beteiligten obligatorisch. Eine abschließende normative Bewertung der erbrachten Leistung ist in Prüfungssituationen unumgänglich. Eine Einflussgröße ist auch hier das 'Wie der Kommunikation' (s. Kap. 3.1.2), also die Art, sich einander zu begegnen und miteinander zu kommunizieren.

Bildlich gesehen ist der zu bewältigende Marsch der Lernenden in Prüfungssituationen noch nicht beendet. Die Prüfungssituation bildet vorerst den Abschluss eines langen Entwicklungsprozesses, allerdings mit einer letzten Steigung. Auch hier ist eine Begleiterin oder ein Begleiter erforderlich, um zum einen effektiv darauf vorzubereiten und zum anderen in der entsprechenden Situation zu unterstützen. Die Vorbereitung symbolisiert das geöffnete Fenster, durch das Möglichkeiten im Rahmen des Lehr-Lernprozesses aufgezeigt werden, welcher dann während des 'Marsches' aktiv gestaltet wird. Der Endspurt wird ebenso gemeinsam bestritten, wobei die prüfende Person als Wegposten zu sehen ist, um durch gezieltes Fragen Wegzehrung und vielleicht sogar Ansporn zu bieten, um den letzten Anstieg zu bewältigen. Die Professionalität zeigt sich darin, auch in Prüfungssituationen als (Weg-)Begleiterinnen und (Weg-)Begleiter zu fungieren sowie die vermeintliche Machtposition nicht auszunutzen.

Die Professionalität als Regenbogen ist dabei wie eine Art Brücke zu verstehen, den zu prüfenden Personen einen Weg durch die Prüfungssituation anzubieten. Allerdings muss die angebotene Brücke auch genutzt werden, da Zeitumfang und Inhalt in Prüfungen begrenzt sind. Dieses Angebot schließt in einer Prüfungssituation zudem mit einer normativen Bewertung der erbrachten Leistung ab. Spätestens ab diesem Punkt ist die Funktion einer oder eines Beratenden nicht mehr vorhanden. Ein Wechsel der Funktion, von beratender Person zu prüfender Person, kann vollzogen werden, ohne die grundlegende Haltung und folglich auch die Basis der pädagogischen Beziehung zu verändern.

4.2 Die pädagogische Beziehung als verbindende Größe im ´Tätigkeitssystem Notfallsanitäterausbildung´

Abschließend lässt sich zusammenfassen, dass Beziehung und Tätigkeit nicht konträr zueinanderstehen, sondern sich gegenseitig ergänzen. Die Beziehung im Tätigkeitssystem ist zwar der eigentlichen Handlung untergeordnet, allerdings ist im vorherigen Abschnitt (s. Kap. 4.1) deutlich geworden, dass Beziehung notwendig ist, um Tätigkeit zu entwickeln. Zudem ist Handlung erforderlich, um Beziehung erfahrbar werden zu lassen.

Ebenso ist dargestellt geworden, dass der Anspruch einer pädagogischen Beziehung das ´Tätigkeitssystem Notfallsanitäterausbildung` intensiv unterstützen und positiv beeinflussen kann. Allerdings ist Beziehung allein nicht ausreichend, um ein Gleichgewicht im Tätigkeitssystem aufrechtzuerhalten. Dafür sind ebenso weitere Bezugsgrößen des Systems erforderlich. Sind diese klar definiert, kann über Beziehungsstrukturen Handlung initiiert werden. Der Gleichgewichtszustand eines Systems erfordert Bezüge der Variablen untereinander, um diesen aufrecht erhalten zu können. Die Pendelbewegung in einer Beziehung ermöglicht das System in Pendelbewegungen zu versetzen und somit ein Gleichgewicht wiederholt neu herstellen zu können. Dies setzt wiederum bewusste Interaktion voraus, was die Beziehung als Wirkfaktor unterstreicht.

Im dargestellten 'Tätigkeitssystem Notfallsanitäterausbildung' ermöglicht der 'Wirkfaktor Beziehung' eine Outcome-Verbesserung, sowohl in Bezug auf den Gegenstand 'Lehr-Lernprozess', als auch anteilig auf den Gegenstand 'Examensprüfungen'. Der Outcome in Prüfungssituationen ist allerdings zu einem hohen Maße abhängig von der Vorbereitung der zu prüfenden Person und somit auch vom Lehr-Lernprozess, weshalb die Beziehung in der Prüfungssituation primär eine Verbesserung der Prüfungsatmosphäre hervorrufen kann.

Der dargestellte Anspruch an die pädagogische Beziehung und das Tätigkeitssystem sind als zwei Theorien zu betrachten, die gleichwertig nebeneinander bestehen und sich bei Bedarf gegenseitig ergänzen können. Es ist eine Konvergenz beider Theorien herzustellen, ohne dass diese ihre Eigenständigkeit verlieren.

5 Fazit und Ausblick

5.1 ´Wirkfaktor Beziehung` als entscheidende Größe der Prozess-Verbesserung mit Einflussnahme auf den Outcome

Der ´Wirkfaktor Beziehung` stellt, wie eingangs beschrieben und in der Analyse der Tätigkeitsmodelle erörtert, eine einflussreiche Variable dar. Als Fazit der vorliegenden Arbeit lässt sich der ´Wirkfaktor Beziehung` als die einflussreichste Variable beschreiben, die der Lehrperson zur Verfügung steht. Da die Einflussnahme unbewusst erfolgt, ist konsequent zu berücksichtigen, keine unbeabsichtigten negativen Einflüsse zu generieren.

Der ´Wirkfaktor Beziehung` zwischen therapeutischem Fachpersonal und ratsuchender Person ist erwiesenermaßen vorhanden (s. Kap. 1.5) und bezieht sich zunächst auf die beratenden Einwirkungen im Prozess der Therapie. Dementsprechend ist die Interaktion untereinander und somit der ´Heilprozess` positiv zu beeinflussen. Der ´Heilerfolg` bzw. der Outcome obliegt anschließend der oder dem Ratsuchenden, in Abhängigkeit von den sich entwickelnden Reaktionen. Der Prozess beinhaltet demnach eine ´Hilfe zur Selbsthilfe`, die im Ergebnis genutzt werden kann, um eine Heilung zu unterstützen.

Der Begriff ´Heilung` bedeutet letztendlich Entwicklung. Dabei sind eindeutig Parallelen zur pädagogischen Beziehung zwischen lernender Person und Lehrperson zu erkennen. Die nicht vorhandene Linearität zwischen Prozess und Outcome wird dabei durch die Wirkunsicherheit im Lehrhandeln abgebildet. Der ´Wirkfaktor Beziehung` ist jedoch ein effektiver Einflussfaktor in der Prozessgestaltung. Die pädagogische Beziehung beeinflusst die Interaktion zwischen Lehrperson und lernender Person im Ausbildungsprozess. Der Anspruch an die pädagogische Beziehung nach Buber ermöglicht eine aktive Gestaltung dessen.

Die im Tätigkeitssystem nach Engeström differenziert abgebildeten Prozesse, im Lehr-Lernprozess sowie in der mündlichen Examensprüfung (s. Kap. 4.1) stellen im Zusammenspiel mit weiteren Variablen jeweils einen expansiven Zyklus im Tätigkeitssystem dar (s. Kap. 3.2.3). Dieser Zyklus symbolisiert ebenfalls eine Entwicklung und beeinflusst dadurch den jeweiligen Outcome eines Systems. Eine Entwicklung vollzieht sich bei einer ratsuchenden Person in der Psychotherapie hinsichtlich einer Verhaltensänderung. Das trifft auf die lernende Person ebenso zu, da diese durch den Einfluss der pädagogischen Beziehung Eigenverantwortlichkeit für ihr Handeln im Lernprozess übernimmt. Es ist ersichtlich, dass der ´Wirkfaktor Beziehung` im Lehr-Lerngeschehen aktiv genutzt werden kann und dabei maßgeblichen Einfluss auf die resultierenden Handlungen der Lernenden ausübt.

Um den Outcome zu maximieren, muss der Prozess produktiv gestaltet werden. Im Verlauf der vorliegenden Untersuchung ist der Lehr-Lernprozess wiederholt, in Anlehnung an Arnold (2013, S. 77), mit einem ´Marsch` verglichen worden, also einem Wegstück, dass Lernende und Lehrperson gemeinsam zu bewältigen haben. Es wurde dabei herausgearbeitet, dass der Fokus auf der

'Wegstrecke' liegen muss, die in diesem Fall den Prozess symbolisiert. Die Wegstrecke ist entscheidend, da sie ein Entwicklungspotential bereithält. Es ist nicht zwingend erforderlich den direkten Weg zu nehmen, sondern den, der die individuelle Entwicklung positiv unterstützt. Dabei können auch 'Umwege' durchaus förderlich sein.

Eine Prozessverbesserung ist obligatorisch, um den Outcome positiv zu beeinflussen. Allerdings ist dies, wie in der 'Therapeut-Klient-Beziehung', ebenso abhängig von der resultierenden Handlung bzw. Reaktion der lernenden Person. Der 'Wirkfaktor Beziehung' zwischen Lehrperson und lernender Person im Lehr-Lernprozess fördert auf Basis einer pädagogischen Beziehung eine Entwicklung hinsichtlich einer Eigenverantwortlichkeit. Dies stellt den maximalen Outcome im 'Tätigkeitssystem Lehr-Lernprozess' dar. Dabei ist zu betonen, dass der Wirkfaktor aktiv gestaltet werden muss, wobei sich erneut der Anspruch an die pädagogische Beziehung herauskristallisiert, der in Anlehnung an Buber auf Anerkennung basiert.

Eine größere Herausforderung stellt die Umsetzung des geforderten Anspruchs in Prüfungssituationen dar, die wie beschrieben durchaus 'kritische' Situationen für die pädagogische Beziehung darstellen. Der maximale Outcome, eine bestandene Prüfung, ist in hohem Maße abhängig von der Vorbereitung der zu prüfenden Person. Eine anerkennende Haltung der prüfenden Person kann die Prüfungsatmosphäre entspannen und Unsicherheiten auflösen. Somit ist auch in diesem Fall eine Prozessverbesserung zu erkennen. Der Outcome ist jedoch nicht allein abhängig vom Prüfungsprozess, sondern ebenso vom vorangegangenen Lehr-Lernprozess.

Demnach bedeutet eine Prozessverbesserung im Lehr-Lernprozess mit maximalem Outcome gleichzeitig eine Outcome-Verbesserung für Prüfungssituationen bei gleichbleibendem Wirkfaktor. Der 'Wirkfaktor Beziehung` ist auch in diesem Fall unterstützend einzusetzen, um zusätzlich eine Prozessverbesserung zu generieren. Es ist anzunehmen, dass die zu prüfende Person durch die Eigenverantwortlichkeit für ihr Handeln und der daraus resultierenden Selbstwirksamkeitserfahrung zusätzlich Sicherheit für Prüfungssituationen entwickelt. In diesem Fall kann ein nicht optimaler Prozess mit verändertem Wirkfaktor trotzdem einen positiven Outcome zur Folge haben, da kleine Unsicherheiten keinen unmittelbaren Einfluss auf die Handlung im Prüfungsprozess mehr haben.

Die Frage, die allerdings zunächst bestehen bleibt ist, inwiefern der Spagat zwischen dem Anspruch an die pädagogische Beziehung und der 'Wirklichkeit` der präklinischen Ausbildung zu überwinden ist.

5.2 Eine Haltung bietet Entwicklungspotential und verringert den Spagat zwischen Anspruch und Wirklichkeit

Der dargelegte Prozess der präklinischen Ausbildung zeigt die Möglichkeit einer Persönlichkeitsentwicklung der Lernenden durch die 'heilende Wirkung` der pädagogischen Beziehung mit positivem Einfluss auf den Outcome. Der Anspruch an die pädagogische Beziehung stellt hohe Anforderungen an die Persönlichkeitsstruktur der Lehrenden. Unbewusste Sympathien sowie Antipathien der Lehrenden einzelnen Lernenden gegenüber stehen im Widerspruch zu einer bedingungslosen Anerkennung. Bedingungslos anzuerkennen setzt voraus, einander losgelöst von jeglicher Sympathie und Antipathie zu begegnen.

Zusätzlich setzen die Anforderungen an Professionalität in der Erwachsenenbildung eine Persönlichkeitsstruktur mit ausgeprägter Selbstreflexivität voraus, die es ermöglicht, sich wiederholt neu auf Begegnungen ´einzulassen` sowie auf Unsicherheiten. Demnach müssen die Lehrenden eine persönliche Entwicklung zulassen, die eine entsprechende Haltung herausarbeitet oder bekräftigt. Die Haltung der Lehrenden symbolisiert dabei die notwendige Identifikationsfigur. Diese ist, wie mehrfach erwähnt, ausschlaggebend, um den Lernenden Stabilität zu bieten, und beinhaltet zugleich eine Veränderungsbereitschaft hinsichtlich kognitiver Verhaltensmuster. Es ist nicht zielführend sich ausschließlich analog veralteter Rollenbilder zu verhalten, da dies eine Reflexion sowie eine Veränderungsbereitschaft im Sinne kognitiven Erwartens, seitens der Lernenden sowie seitens der Lehrenden unnötig erscheinen lässt.

Vielmehr geht es darum, sich aufeinander einzulassen und durch eine anerkennende, wertschätzende Haltung klare und deutliche Worte zu finden, um ´Sprache als Arbeitsmittel` nutzen zu können. Dies zeigt, dass im Anspruch an die pädagogische Beziehung unmittelbar Tätigkeit intendiert ist. Durch die entsprechende Haltung der

Lehrperson, die in einer Handlung der Lernenden resultiert, erfährt das Tätigkeitssystem eine Balance, die es ermöglicht, Ungleichgewichte auszugleichen. Es wird deutlich, dass auch ein Handeln der Lehrperson notwendig ist, um Anerkennung auf Basis einer pädagogischen Beziehung erfahrbar werden zu lassen. Dies wurde im Verlauf primär durch den Gebrauch von Sprache beschrieben, die von der Lehrkraft bewusst einzusetzen ist. Es ist ebenso dargestellt worden, dass für eine Handlung auch Beziehung notwendig ist um Motive und Bedürfnisse zu verdeutlichen.

Der beschriebene Anspruch an die pädagogische Beziehung ermöglicht ein Umdenken hinsichtlich festgeschriebener Rollenbilder, die maßgeblich eine Ausprägung des Spagates zwischen Anspruch und Wirklichkeit hervorgerufen haben. Die dadurch vorhandene Möglichkeit des Loslösens von starren Denk- und Erwartungsmustern zeigt sich durch die erwähnte Veränderungsbereitschaft sowohl seitens der Lernenden als auch seitens der Lehrenden. Dieses dargebotene Entwicklungspotential verringert den Spagat zwischen Anspruch und Wirklichkeit, da der Anspruch an die pädagogische Beziehung einen individuellen Handlungsspielraum in der ʹWirklichkeitʹ der präklinischen Ausbildung bereithält. Das ermöglicht einen Gleichgewichtszustand im Tätigkeitssystem, der wiederkehrend herzustellen ist. Eine vollständige Aufhebung des Spagates ist allerdings nicht in Gänze zu erreichen, da die konstante Wirkunsicherheit im Lehrhandeln grundsätzlich Spannungspotential bietet.

Für die Lehrenden an den Rettungsdienstschulen ist es zunächst ein Spagat, eine solche Haltung zu entwickeln. Wie erwähnt, ist die Zurückhaltung und das Nichteingreifen in bestimmte Prozesse berufsbiographisch neu zu lernen, was eine bewusste Umsetzung erfordert und die aktive Anwendung des ´Wirkfaktors Beziehung` in der Ausbildung des Rettungsfachpersonals erschwert. Es ist demnach ratsam, dass Lehrpersonal an die dialogische Haltung Bubers heranzuführen und damit vertraut zu machen. Die Umsetzung obliegt dann, wie auch in jeglichem anderen Beratungsprozess, der zu beratenden Person, in diesem Fall den Lehrkräften. Das lässt eine höchst individuelle und undifferenzierte Anwendung vermuten. Folglich wird eine Umsetzung im Sinne Bubers konstant subjektiv geprägt sein. Das allerdings spiegelt den Anspruch Bubers wider, der die Individualität bzw. ´das Sosein` unterstützt. Somit muss die Form von Anerkennung ebenso auf Seiten der Lehrkräfte Anwendung finden.

Um Reflexion und Austausch darüber zu gewährleisten, sind regelmäßige Teamsitzungen des Kollegiums, evtl. in Form eines ´reflecting team`, erforderlich. Dadurch ist ein Erfahrungsaustauch auf Basis einer kollegialen Beratung, im Sinne einer dialogischen Haltung, bei Fragen und Unsicherheiten möglich. Dabei ist jedoch kein Handlungskatalog zugrunde zu legen, sondern eine persönliche Beratung, die auf individuellen Erfahrungen basiert. Es ist denkbar, dass gerade diese neue Herangehensweise an unsichere und teilweise ´kritische` Situationen Potential für einen reflektierten Reifeprozess der Lehrkräfte bereithält, der eine Form der individuellen Professionalisierung ermöglicht.

Abschließend lässt sich zusammenfassen, dass der 'Wirkfaktor Beziehung' die Schlüsselrolle in der Interaktion zwischen Lehrenden und Lernenden darstellt, der als sensible Stellschraube sowohl den Lehr-Lernprozess als auch Beurteilungs- und Bewertungsprozesse maßbeglich innerviert. Um die pädagogische Beziehung im Hinblick auf eine positive Prozessentwicklung sowie zur Generierung eines maximalen Outcomes einzusetzen, ist die 'Rolle' der Lehrkraft durch eine 'Haltung' der Lehrkraft zu ersetzen, die auf Anerkennung basiert. Diese Haltung fördert eine Verantwortungsübernahme der Lernenden für ihren eigenen Lernprozess und kann in Bewertungs- und Beurteilungssituationen beibehalten werden. Die abschließende Prüfungssituation stellt zwar eine kritische Situation für die pädagogische Beziehung dar, ist dabei aber maßgeblich abhängig von der vorangegangenen Beziehungsstruktur im Lehr-Lernprozess. Somit ist die pädagogische Beziehung als Konstante zu sehen, die sowohl im Sinne Bubers als auch in der Anwendung der Tätigkeitstheorie zu keinem Widerspruch zwischen Lehr-Lernprozess sowie Beurteilungs- und Bewertungssituationen führt. Beide Theorien bestehen gleichwertig nebeneinander, können aber durch wechselseitige Ergänzungen positiven Einfluss auf den Outcome nehmen. Es ist eine Konvergenz zwischen dem beschriebenen Anspruch an die pädagogische Beziehung und der Tätigkeitstheorie möglich, die allerdings die Unabhängigkeit beider Theorien nicht auflöst.

Der 'Wirkfaktor Beziehung' basiert auf einer Haltung der Lehrperson, die Entwicklungspotential zur Prozessverbesserung innehat. Diese Entwicklung ermöglicht durch daraus resultierende Handlungen einen maximalen Outcome. Der 'Wirkfaktor Beziehung' ist somit ausschlaggebend für die Umsetzung von Handlung im Prozess der Entwicklung, der den Outcome maßgeblich beeinflusst.

5.3 Ausblick

Aus der Sichtweise einer noch unerfahrenen Lehrkraft in der präklinischen Notfallmedizin ist es wünschenswert, weitere evidenzbasierte Daten zu diesem Themengebiet darzulegen. Die Ausbildung zur Notfallsanitäterin oder zum Notfallsanitäter entwickelt sich weiter und mit ihr auch die Lehrkräfte. Um diese Entwicklung mit Fokus auf die pädagogische Beziehung zu unterstützen, ist es ratsam, weitere Anschlusspunkte zu den Ergebnissen der vorliegenden Arbeit bereitzustellen.

Das der 'Wirkfaktor Beziehung' eine 'Heilung' hinsichtlich einer Entwicklung zur Verantwortungsübernahme ermöglicht, ist deutlich geworden. Wie genau eine bewusste Umsetzung dessen zu gewährleisten ist, die in den Lehrkollegien die Ausbildung einer entsprechenden Haltung fördert, stellt einen Ausblick dar, auf diesen Ergebnissen aufzubauen.

Aus persönlich motivierter Sicht ist es notwendig, Strategien zu entwickeln, die Lehrkräfte an den Rettungsdienstschulen bei dieser Aufgabe zu unterstützen. Dabei ist zunächst interessant, welche Haltungen die Lehrenden aus ihrer Persönlichkeitsstruktur motiviert aufweisen. Es ist ebenso zu recherchieren, inwieweit Anteile einer dialogischen Haltung aktuell vorhanden sind. Um dies abzubilden, sind empirische Untersuchungen basierend auf Interviews erforderlich. Resultierend aus den Ergebnissen können Handlungsvorschläge erarbeitet werden. Diese sollen Unterstützung bieten sich mit der dialogischen Haltung vertraut zu machen, oder die Haltung zu festigen. Die Vorgehensweise stellt eine Möglichkeit dar, den ʹWirkfaktor Beziehungʻ bewusst in das Unterrichtsgeschehen zu implementieren.

Ergänzend dazu ist die Besonderheit von Prüfungssituationen in der Ausbildung des Rettungsfachpersonals, speziell in Examensprüfungen, eingehender zu untersuchen. Dabei ist vor allem zu hinterfragen, welchen Einfluss vermeintliche Machtstrukturen tatsächlich aufweisen und inwiefern diese beeinflussbar sind. Der ʹWirkfaktor Beziehungʻ ist dabei weiterhin zu fokussieren. Diese Fragestellung erfordert eine empirische Herangehensweise, die neben den zu prüfenden Personen gleichermaßen die prüfenden Personen berücksichtigt. Denn auch diese stellen in der präklinischen Ausbildung eine unsichere Variable dar, da ihnen überwiegend noch Erfahrungen auf diesem Gebiet fehlen. Um Erfahrungswerte aus der Praxis der Rettungsdienstschulen nutzen zu können und diese produktiv weiterzuentwickeln, sollte der ʹWirkfaktor Beziehungʻ auf Basis empirisch auswertbarer Daten im Fokus bleiben.

Literatur

Arnold, Rolf (2006): Die Systemik der Berufsbildung. In: Voß, Reinhard (Hrsg.): LernLust und EigenSinn. Systemisch-konstruktivistische Lernwelten. 2. Auflage. Heidelberg: Carl-Auer Verlag, S. 201-212.

Arnold, Rolf & Gómez Tutor, Claudia (2006): Emotionen im Lernprozess Erwachsener. In: Nuissl, Ekkehard/Schiersmann, Christiane/Siebert, Horst (Hrsg.): REPORT (29). Zeitschrift für Weiterbildungsforschung 1/2006, Bielefeld: W. Bertelsmann Verlag, S. 37-47.

Arnold, Rolf (2007): Ich lerne, also bin ich. Eine systemisch-konstruktivistische Didaktik. Heidelberg: Carl-Auer Verlag.

Arnold, Rolf (2010): Systemtheoretische Grundlagen einer Ermöglichungsdidaktik. In: Arnold, Rolf & Schüßler, Ingeborg (Hrsg.): Ermöglichungsdidaktik. Grundlagen der Berufs- und Erwachsenenbildung. 2., unveränderte Auflage. Baltmannsweiler: Schneider Verlag Hohengehren.

Arnold, Rolf (2013): Systemische Erwachsenenbildung. Die transformierende Kraft des begleiteten Selbstlernens. Band 10. Baltmannsweiler: Schneider Verlag Hohengehren.

Askelson Natoshia M./Lober Aquilino, Mary/Campo, Shelly (2013): Überzeugen. Wie man Menschen im Dialog für sich gewinnt. In: Offermanns, Peter/Georg, Jürgen/Weller, Robert (dt. Hrsg.): Resilienz und Resilienzförderung bei Pflegenden. Bern: Verlag Hans Huber, S. 111-128.

Bohnsack, Fritz (2008): Martin Bubers personale Pädagogik. Bad Heilbrunn: Klinkhardt.

Buber, Martin (2017): Das Dialogische Prinzip: Ich und Du. Zwiesprache. Die Frage an den Einzelnen. Elemente des Zwischenmenschlichen. 14. Auflage. Gütersloh: Gütersloher Verlagshaus.

Buddeberg, Eva (2011): Verantwortung im Diskurs. Grundlinien einer rekonstruktiv - hermeneutischen Konzeption moralischer Verantwortung im Anschluss an Hans Jonas, Karl-Otto Apel und Emmanuel Lévinas. In: Halfwassen, Jens/Perler, Dominik/Quante, Michael (Hrsg.): Quellen und Studien zur Philosophie. Band 102. Berlin u.a.: De Gruyter.

Deinet, Ulrich/Reis, Claus/Reutlinger, Christian/Winkler, Michael (Hrsg.) (2018): Potentiale des Aneignungskonzepts. Weinheim u.a.: Beltz Juventa.

Friesenhahn, Johanna (2017): Kommunikation als Basis wirkungsvollen Führungs-kräfte-Coachings. Von der Dyade zur Triade im Setting mit Pferden. Wiesbaden: Springer.

Fuchs, Sandra (2015): Was müssen Lehrkräfte können? Kompetenzanforderungen an Lehrende und pädagogisches Personal in der Weiterbildungspraxis. In: Schrader, Josef (Hrsg.): DIE Zeitschrift für Erwachsenenbildung. Lehren lernen/können 3(2015). Bielefeld: W. Bertelsmann Verlag, S. 27-29.

Gieseke, Wiltrud (2015): Professionalität und Professionalisierung in der Erwachsenenbildung/Weiterbildung. In: Tippelt, Rudolf & von Hippel, Aiga (Hrsg.): Handbuch Erwachsenenbildung/Weiterbildung. Wiesbaden: Springer Fachmedien.

Gieseke, Wiltrud (2017): Berufs- und Lernkultur unter Professionsdruck. Überlegungen aus erwachsenenpädagogischer Sicht. In: Albrecht, Claudia & Schneider, Johanna (Hrsg.): Lernortverknüpfung. Didaktische Ansätze und Perspektiven berufsintegrierenden Studierens. Tagungsband. PRAWIMA (PRaxisWIssenschaftsMAster). Evangelische Hochschule Dresden.

Gudjons, Herbert (2006): Neue Unterrichtskultur – veränderte Lehrerrolle. Bad Heilbrunn: Klinkhardt.

Hattie, John & Zierer, Klaus (2016): Kenne deinen Einfluss! „Visible Learning" für die Unterrichtspraxis. Baltmannsweiler: Schneider Verlag Hohengehren.

Herzog, Walter (2011): Professionalität im Beruf von Lehrerinnen und Lehrern. In: Berner, Hans & Isler, Rudolf (Hrsg.): Lehrer-Identität – Lehrer-Rolle – Lehrer-Handeln. Band 8. Baltmannsweiler u.a.: Schneider Verlag Hohengehren, S. 49-77.

Hoefert, Hans-Wolfgang (2011): Selbstmanagement in der Beziehung zu Patienten. In: Hoefert, Hans-Wolfgang (Hrsg.): Selbstmanagement in Gesundheitsberufen. Bern: Verlag Hans Huber.

Höher, Friederike (2018): Menschliche Resilienz in Unternehmen – Dialog als Ressource. Grundlagen und Methoden. Opladen u.a.: Verlag Barbara Budrich.

Kleve, Heiko (2009): Luhmann – oder: die zwei Dialoge. In: Soziale Arbeit im Dialog gestalten. Theoretische Grundlagen und methodische Zugänge einer dialogischen Sozialen Arbeit. Opladen u.a.: Verlag Barbara Budrich, S. 69-80.

Klika, Dorle (2000): Hermann Nohl. Sein „Pädagogischer Bezug" in Theorie, Biographie und Handlungspraxis. In: Bennack, Jürgen/Keck, Rudolf W./Klöcker, Michael/Nolte Josef (Hrsg.): Beiträge zur Historischen Bildungsforschung. Band 25. Köln u.a.: Böhlau Verlag.

Korte, Hermann (2017): Einführung in die Geschichte der Soziologie. 10. Auflage. Wiesbaden: Springer.

Krautz, Jochen & Schieren, Jost (2013): Persönlichkeit und Beziehung als Grundlage der Pädagogik. Weinheim u.a.: Beltz Juventa.

Krotz, Friedrich (2008): Handlungstheorien und Symbolischer Interaktionismus als Grundlage kommunikationswissenschaftlicher Forschung. In: Winter, Carsten/Hepp, Andreas/Krotz, Friedrich (Hrsg.): Theorien der Kommunikations- und Medienwissenschaft. Wiesbaden: VS Verlag für Sozialwissenschaften, S. 29-47.

Kurtscheid, Heidemarie (2016): Wertschätzung, Empathie und Authentizität – die Kraft der Personenzentrierten Haltung in der professionellen Begegnung. In: Färber, Hans-Peter/Seyfarth, Thomas/Blunck, Anette/Vahl-Seyfarth, Ellen/Leibritz, Joachim/Mohler, Gert (Hrsg.): Mitteilen – Zuhören – Verstehen. Die verschlungenen Wege der Kommunikation. Mössingen: Books on Demand, S. 13-24.

Lang, Hermann (Hrsg.) (2003): Wirkfaktoren der Psychotherapie. 3. Auflage. Würzburg: Königshausen & Neumann.

Liesenfeld, Stefan (Hrsg.) (2017): 100 Worte von Martin Buber – Alles wirkliche Leben ist Begegnung. Neuausgabe 2017. München: Verlag Neue Stadt.

Liszt, Verena (2018): Professionalisierung in der Erwachsenenbildung. Qualitative Untersuchung von Absolventen und Absolventinnen der Wirtschaftspädagogik. Wiesbaden: Springer.

Ludwig, Joachim (2011): Transformationskompetenz für Professionalität in der Erwachsenenbildung. In: Gieseke, Wiltrud & Ludwig, Joachim (Hrsg.): Hans Tietgens. Ein Leben für die Erwachsenenbildung. Theoretiker und Gestalter in der zweiten Hälfte des 20. Jahrhunderts. Dokumentation des Kolloquiums am 23.10.2009 an der Humboldt-Universität zu Berlin. Erwachsenenpädagogischer Report. Band 16. Berlin: HU-Berlin, S. 285-290.

Luhmann, Niklas (2008): Rechtssoziologie. 4. Auflage. Wiesbaden: VS Verlag für Sozialwissenschaften.

Luhmann, Niklas (2009): Soziologische Aufklärung 2. Aufsätze zur Theorie der Gesellschaft. 6. Auflage. Wiesbaden: VS Verlag für Sozialwissenschaften.

Luxem, Jürgen/Runggaldier, Klaus/Karutz, Harald/ Flake, Frank (Hrsg.): Notfallsanitäter Heute. 6., neu konzipierte und komplett neu überarbeitete Auflage. München: Elsevier.

Matt-Windel, Susanna (2005): Dialog als Handlungskompetenz – nicht nur für den so-zialpädagogischen Berufsalltag. Ein Einblick auf den Aspekt des Hörens. In: Muth, Cornelia: Im Vertrauen und in Verantwortung – 10 Jahre dialogische Pädagogik. Dialogisches Lernen. Band 5. Stuttgart: ibidem-Verlag, S. 25-42.

Mettler-von Meibom, Barbara (2007): Mit Wertschätzung führen. Wege zum nachhaltigen Erfolg in Lehr- und Lernprozessen. Der pädagogische Blick 15 (2007), S. 156-167.

Meueler, Erhard (2016): Didaktik der Erwachsenenbildung/Weiterbildung als offenes Projekt. In: Tippelt, Rudolf & von Hippel, Aiga (Hrsg.): Handbuch Erwachsenenbildung/Weiterbildung. Wiesbaden: Springer Fachmedien.

Miller, Tilly (2012): Inklusion – Teilhabe – Lebensqualität. Tragfähige Beziehungen gestalten. Systemische Modellierung einer Kernbestimmung Sozialer Arbeit. Stuttgart: Lucius & Lucius.

Moschner, Barbara & Dickhäuser, Oliver (2018): Selbstkonzept. In: Rost, Detlef H./Sparfeldt, Jörn H./Buch, Susanne R. (Hrsg.): Handwörterbuch Pädagogische Psychologie. 5., überarbeitete und erweiterte Auflage. Weinheim u.a.: Beltz, S. 750-756.

Müller-Commichau, Wolfgang (2014): Anerkennung in der Pädagogik. Ein Lehrstück. Baltmannsweiler: Schneider Verlag Hohengehren.

Müller-Commichau, Wolfgang (2018): Souveränität durch Anerkennung. Überlegungen zu einer dekonstruktiven Erwachsenenpädagogik. Baltmannsweiler: Schneider Verlag Hohengehren.

Nittel, Dieter & Seltrecht, Astrid (2008): Der Pfad der „individuellen Professionalisierung". Ein Beitrag zur kritisch-
konstrukti-
ven erziehungswissenschaftlichen Berufsgruppenforschung. Fritz Schütze zum 65. Geburtstag. BIOS - Zeitschrift für Biographieforschung. Oral History und Lebensverlaufsanalysen 21(1), S. 124-145.

Pachner, Anita (2013): Selbstreflexionskompetenz. Voraussetzung für Lernen und Veränderung in der Erwachsenenbildung. In: Gruber, Elke & Hackl, Wilfried (Hrsg.): Magazin Erwachsenenbildung.at. Das Fachmagazin für Forschung, Praxis und Diskurs. Ausgabe 20 (2013). Wien: Books on Demand, Kap. 06.

Pachner, Anita (2018): Reflexive Kompetenzen – Bedeutung und Anerkennung im Kontext erwachsenenpädagogischer Professionalisierung und Professionalität. In: Gruber, Elke & Nuissl, Ekkehard (Hrsg.): Zeitschrift für Weiterbildungsforschung. Validierung non-formalen und informellen Lernens. Ausgabe 2-3 (2018). Volume 41 Wiesbaden: Springer, S. 141-157.

Pätzold, Henning (2008): Verantwortungsdidaktik. Grundlagen und Perspektiven. In: Pätzold, Henning (Hrsg.). Verantwortungsdidaktik. Zum didaktischen Ort der Verantwortung in der Erwachsenenbildung und Weiterbildung. Baltmannsweiler: Schneider Verlag Hohengehren, S. 3-18.

Pätzold, Henning (2014): Vom professionellen Umgang mit Verantwortung. In: Rihm, Thomas (Hrsg.): Teilhaben an Schule. Wiesbaden: Springer, S. 357-368.

Peter, Sabine (2005): Was mir widerfährt ist Anrede an mich. In: Muth, Cornelia (Hrsg.): Im Vertrauen und in Verantwortung – 10 Jahre dialogische Pädagogik. Dialogisches Lernen. Band 5. Stuttgart: ibidem-Verlag, S. 43-53.

Pörtner, Marlies (2017): Ernstnehmen – Zutrauen – Verstehen. Personenzentrierte Haltung im Umgang mit geistig behinderten und pflegebedürftigen Menschen. 11. Auflage. Stuttgart: Klett-Cotta.

Reich, Kersten (2006): Konstruktivistische Didaktik auf dem Weg, die Didaktik neu zu erfinden. In: Voß, Reinhard (Hrsg.): LernLust und EigenSinn.

Systemisch-konstruktivistische Lernwelten. 2. Auflage. Heidelberg: Carl-Auer Verlag, S. 179-190.

Rosa, Lisa (dt. Hrsg.); Engeström, Yrjö (2008): Entwickelnde Arbeitsforschung. Die Tätigkeitstheorie in der Praxis. Berlin: Lehmanns Media.

Rückriem, Georg & Giest, Hartmut (Hrsg.) (2012): Aleksej N. Leont´ev. Tätigkeit – Bewusstsein – Persönlichkeit. Band 40. ICHS (International Cultural Human Sciences). Berlin: Lehmanns Media.

Schaal, Sam (2009): Arbeitstätigkeit in Organisationen: Betrachtung aus Sicht der Tätigkeitstheorie, der Akteur-Netzwerk-Theorie und des boundary object. In: Schulz, Klaus-Peter & Geithner, Silke (Hrsg.): Forschungspapiere der Fakultät für Wirtschaftswissenschaften Technische Universität Chemnitz. Reihe „Lerntätigkeit & Arbeitsgestaltung" Nr. 01(2009).

Schäfer, Erich (2017): Lebenslanges Lernen. Erkenntnisse und Mythen über das Lernen im Erwachsenenalter. Berlin: Springer.

Schüßler, Ingeborg (2012): Ermöglichungsdidaktik – Grundlagen und zentrale didaktische Prinzipien. In: Schüßler, Ingeborg/Nuissl, Ekkehard/Gieseke, Wiltrud (Hrsg.): Reflexion zur Selbstbildung. Festschrift für Rolf Arnold. Theorie und Praxis der Erwachsenenbildung. Bielefeld: W. Bertelsmann Verlag, S. 131-151.

Siebert, Horst (2010): Konstruktivistische Leitlinien einer Ermöglichungsdidaktik. In: Arnold, Rolf & Schüßler, Ingeborg (Hrsg.): Ermöglichungsdidaktik. Grundlagen der Berufs- und Erwachsenenbildung. 2., unveränderte Auflage. Baltmannsweiler: Schneider Verlag Hohengehren.

Stadler, Christian & Kern, Sabine (2010): Psychodrama. Eine Einführung. Wiesbaden: Springer.

Terhart, Ewald (2011): Lehrerberuf und Professionalität. Gewandeltes Begriffsverständnis – neue Herausforderungen. In: Helsper, Werner & Tippelt, Rudolf (Hrsg.): Pädagogische Professionalität. Zeitschrift für Pädagogik. Beiheft 57. Weinheim: Beltz, S. 202-224.

Völkel, Andreas & Völkel, Bärbel (2006): Es könnte auch anders sein – Lehrerbildung im Spannungsfeld zwischen Erfahrung und Antizipation. In: Voß, Reinhard (Hrsg.): LernLust und EigenSinn. Systemisch-konstruktivistische Lernwelten. 2. Auflage. Heidelberg: Carl-Auer Verlag, S. 233-242.

Warne, Tony & McAndrew, Sue (2013): Die Spiele am Arbeitsplatz. Effizienz und Teamarbeit. In: Offermanns, Peter/Georg, Jürgen/Weller, Robert (dt. Hrsg.): Resilienz und Resilienzförderung bei Pflegenden. Bern: Verlag Hans Huber, S. 129 -142.

Wirtz, Markus Antonius (Hrsg.) (2017): Dorsch – Lexikon der Psychologie. 18., überarbeitete Auflage. Bern: Hogrefe Verlag.

Wolf, Gertrud (2006): Der Beziehungsaspekt in der Dozent-Teilnehmer-Beziehung als Ressource und Determinante lebenslangen Lernens. In: Nuissl, Ekkehard/Schiersmann, Christiane/Siebert, Horst (Hrsg.): REPORT (29). Zeitschrift für Weiterbildungsforschung 1(2006). Bielefeld: W. Bertelsmann Verlag, S. 27-36.

Online-Literatur

Bundesinstitut für Berufsbildung (BIBB) (2019): Professionsentwicklung und Professionalisierung.

https://www.bibb.de/de/39869.php

(zugegriffen am 19.09.19).

Bundesministerium der Justiz und für Verbraucherschutz (BMJV) (2013): Ausbildungs-
und Prüfungsverordnung für Notfallsanitäterinnen und Notfallsanitäter.

https://www.gesetze-im-internet.de/notsan-aprv/BJNR428000013.html

(zugegriffen am 07.07.19).

Bundesministerium der Justiz und für Verbraucherschutz (BMJV) (2013): Gesetz über den Beruf der Notfallsanitäterin und des Notfallsanitäters (Notfallsanitätergesetz – NotSanG).

https://www.gesetze-im-internet.de/notsang/BJNR134810013.html

(zugegriffen am 05.09.19).

Bundespresseamt/Presse- und Informationsamt der Bundesregierung (BPA) (2013): Gesundheitsberufe. Neue Ausbildung zum Notfallsanitäter.

https://archiv.bundesregierung.de/archiv-de/neue-ausbildung-zum-notfallsanitaeter-391044

(zugegriffen am 10.09.19).

Dalferth (2017): Konstruktive Selbstentwicklung und Organisationsentwicklung. Beziehungsqualität als nachhaltige Ressource für konstruktive Entwicklung und Veränderung von Person und Organisation vor dem Hintergrund der Erwachsenenbildung als Beziehungs- und Entfaltungswissenschaft – Qualitative Studie am Beispiel einer ehemaligen Corporate Academy. Dissertation. Eberhard Karls Universität Tübingen. Unveröffentlichtes Manuskript.

https://publikationen.uni-tuebingen.de/xmlui/handle/10900/78678

(zugegriffen am 11.09.19).

Dörrich, Eva Maria Valeska (2017): Die Übertragbarkeit der Wirkfaktoren der Psychotherapie nach Grawe et al. auf die Beratung. Masterarbeit. Hochschule Neubrandenburg. Unveröffentlichtes Manuskript.

https://digibib.hs-nb.de/file/dbhsnb_thesis_0000001677/dbhsnb_derivate_0000002361/M asterthesis-Doerrich-2017.pdf

(zugegriffen am 25.09.19).

Hattie, John (2003): Teachers Make a Difference. What is the research evidence. Paper presented at the Building Teacher Quality. What does the research tell us. ACER Research Conference, Melbourne, Australia.

https://research.acer.edu.au/cgi/viewcontent.cgi?article=1003&context=research_conference_2003

(zugegriffen am 11.09.19).

Hemmecke, Jeanette (2012): Repertory Grids als Methode zum Explizieren impliziten Wissens in Organisationen: Ein Beitrag zur Methodenentwicklung im Wissensmanagement. Dissertation. Universität Wien. Unveröffentlichtes Manuskript.

http://othes.univie.ac.at/27576/1/2012-10-23_9957490.pdf

(zugegriffen am 09.10.19).

Jahn, Robert / Brünner, Kathrin / Schunk, Florian (2016): „Neue" Rollen des beruflichen Bildungspersonals und deren Wahrnehmung durch die pädagogischen Akteure. Eine interpretative Analyse dominanter Rollenbilder von Berufschullehrern und Ausbildern. In: Jahn, Robert & Jenewein, Klaus (Hrsg.): Arbeitsberichte „Berufs- und Betriebspädagogik". BBP-Arbeitsbericht Nr. 88. Universität Magdeburg.

http://digital.bibliothek.uni-halle.de/pe/content/titleinfo/2531326

(zugegriffen am 20.09.19).

Krumm, Hans-Jürgen (2014): Auf die Lehrenden kommt es an! In: Goethe Institut (Hrsg.): Online Fachmagazin Sprache. Ausgabe Juli 2014.

https://www.goethe.de/de/m/spr/mag/20406817.html

(zugegriffen 03.10.19).

Makarenko, Anton Semjonowitsch (o.J.):

http://www.felixmichaelwolf.de/zitat-des-tages-anton-semjonowitsch-makarenko/

(zugegriffen am 16.10.19).

Meyer, Hilbert (2013): Auf die Lehrenden kommt es an! Vortrag an der Hochschule Hannover.

https://docplayer.org/20978178-Auf-die-lehrenden-kommt-es-an.html

(zugegriffen am 20.09.19).

Schäffter, Ortfried (o.J.): Irritation als Lernanlass. Bildung zwischen Helfen, Heilen und Lehren.

https://www.erziehungswissenschaften.hu-
berlin.de/de/ebwb/team/ehemalige-
mitarbeiterin-
nen/schaeffter/downloads/III_34_Irritation_als_Lernanlass.pdf.
(zugegriffen am 04.10.19).

Spektrum – Lexikon der Psychologie (2000):

https://www.spektrum.de/lexikon/psychologie/wirkfaktoren/16873
(zugegriffen: 18.09.19).

Universität Tübingen (2011): Newsletter Uni Tübingen aktuell Nr. 2/2011:
Forschung.

https://uni-tuebingen.de/de/21424
(zugegriffen am 05.09.19).

Zessin, Anette (2009): Wirkfaktoren und Behandlungsergebnisse der stö-
rungsspezifischen Gruppenpsychotherapie bei Patienten mit Borderline-
Persönlichkeiten. Dissertation. Medizinische Fakultät Universität Lübeck.
Unveröffentlichtes Manuskript.

https://www.zhb.uni-luebeck.de/epubs/ediss782a.pdf
(zugegriffen am 24.09.19).

Autorinnen und Autoren

Prof. Dr. habil Thomas Prescher
Wilhelm Löhe Hochschule ◆ Professur für Berufspädagogik ◆
Thomas.Prescher@wlh-fuerth.de

Julia Schäffer, M.A.
Notfallsanitäterin und Lehrkraft an einer Akademie für Gesundheitsberufe im Bereich Rettungsdienstschule
julia-rooch@web.de

Ingo Winterstein
Notfallsanitäter - Berufspädagoge im Gesundheitswesen B.A. und Dozent
an einer Berufsfachschule für Notfallsanitäter
ingowinterstein@gmx.de

Die Reihe „Pädagogische Praxisimpulse" richtet sich an AutorInnen, die aus der Praxis und für die Praxis niedrigschwellig ihre Erkenntnisse und Forschungsarbeiten darstellen und einer Leserschaft zur Verfügung stellen wollen. Für die LeserInnen soll damit die Möglichkeit geschaffen werden komplexe und theoretische Sachverhalte nachvollziehbar und für ihre Praxis anschlussfähig aufbereitet vorzufinden. Idealerweise beinhalten die Beiträge immer auch konkrete Umsetzungsvorschläge und Anwendungsbeispiele.